決定版 朝つめるだけ!

作りおきのお弁当

89

阪 千恵

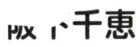

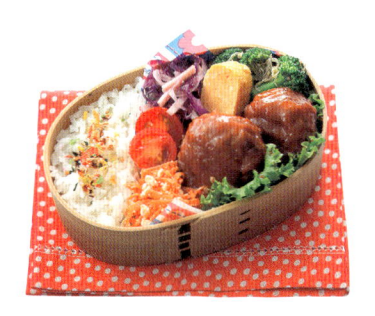

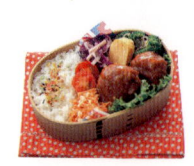
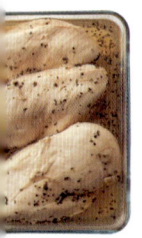
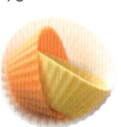

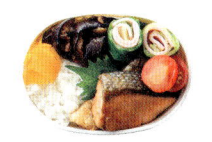
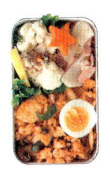

Contents

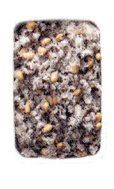
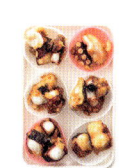
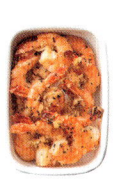
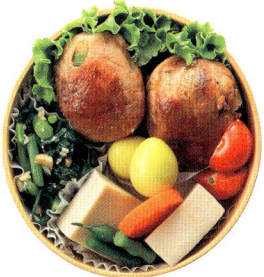

PART.4 - 野菜のおかず -

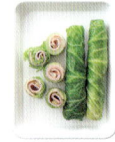
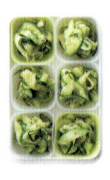
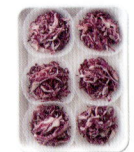
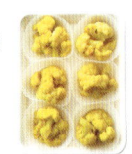
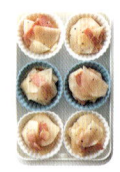
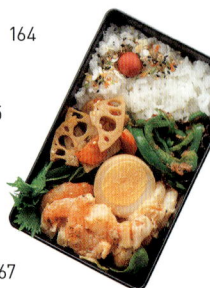

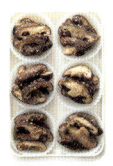

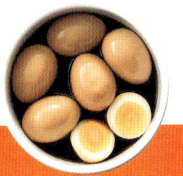
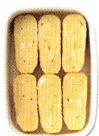

PART.5
- 卵・豆製品・こんにゃくのおかず -

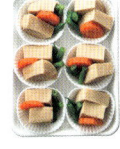

PART.6
- 缶詰・乾物のおかず -

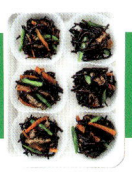

PART.7
- 作りおきスープ＆スープの素 -

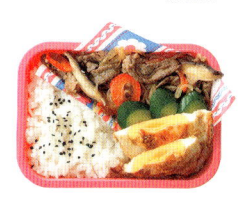
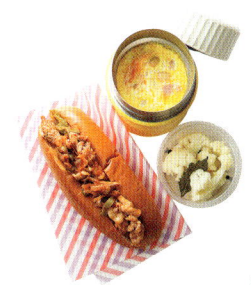

ガマンしないでたっぷり食べる！！
作りおきのやせるお弁当！

「やせたいけど、空腹をガマンするのはイヤ！」
「忙しい朝にダイエットのことまで考えるのはムリ！」
そんなときにおすすめなのが、
作りおきできる、やせるお弁当おかず。
ゆるやかな糖質オフで、おいしくて日持ちもする
ボリュームたっぷりの最強おかずがあれば、
「朝つめるだけ！」でかんたんに
栄養のバランスの整ったお弁当ができますよ。

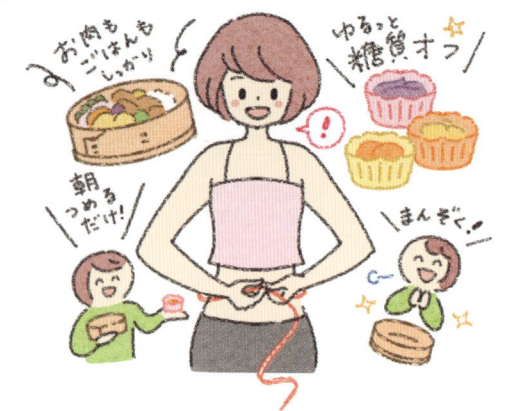

ぜーんぶ
朝つめるだけ！

だし巻き卵も！

野菜がたっぷり！

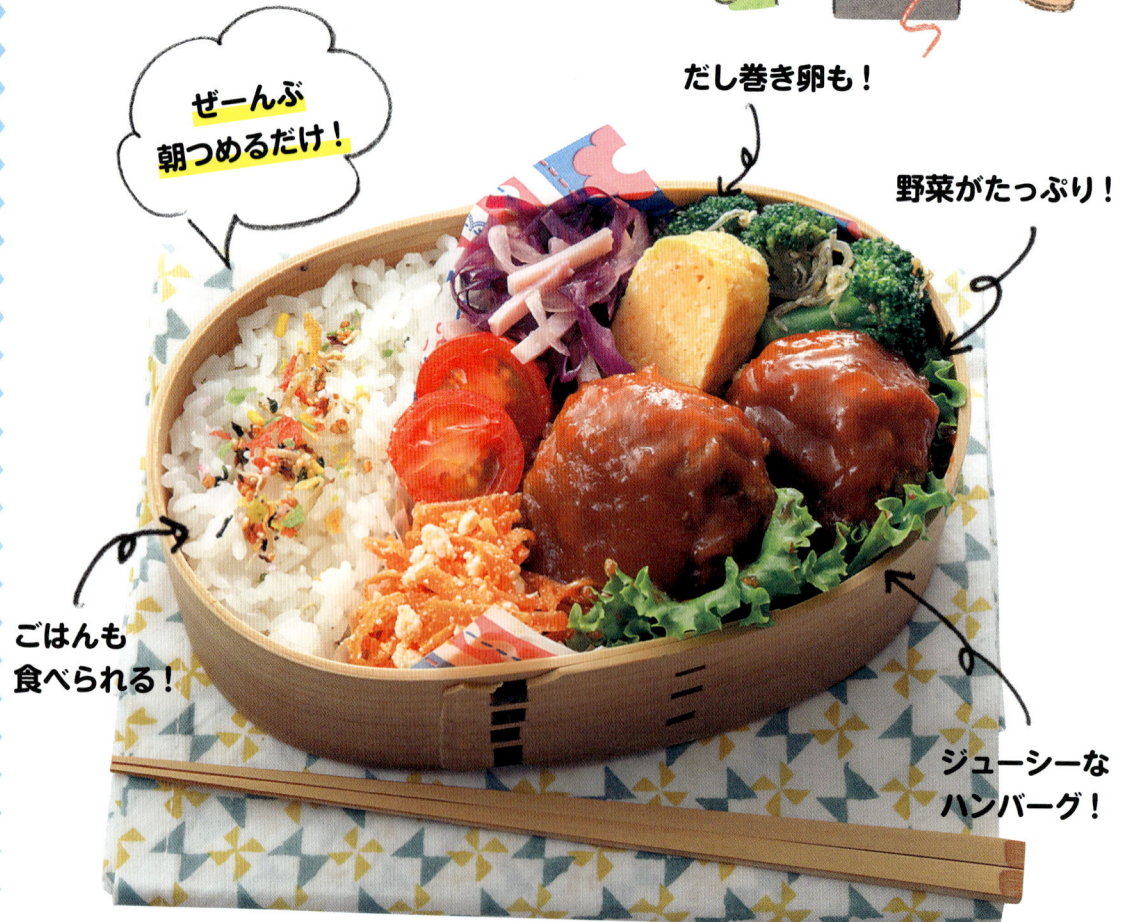

ごはんも
食べられる！

ジューシーな
ハンバーグ！

こんなに食べてもやせられる！

ゆる糖質オフの お弁当ルール

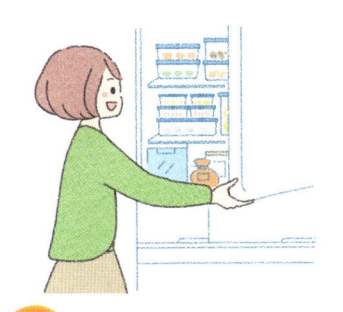

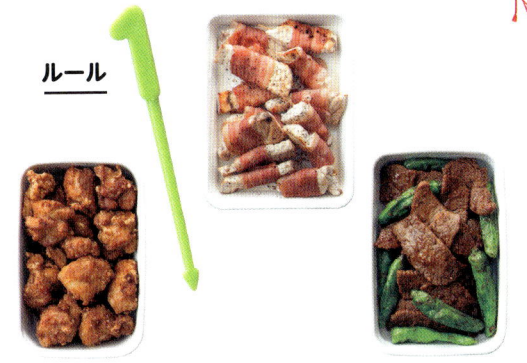

肉または魚介のおかずから メインおかずを1品選ぶ

たんぱく質は欠かさずに食べてほしいので、から揚げやハンバーグ、鮭の照り焼きなどから、食べたいおかずを1品選んでください。同じ味わいや調理法、肉おかずばかり、魚介おかずばかりが続かないようにまんべんなく選ぶと、楽しく続けられ、ダイエット効果もアップします。

野菜や卵・豆製品・こんにゃくの サブおかずから2～4品選ぶ

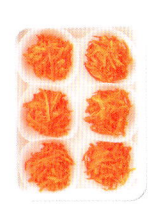

メインおかずを選んだら、サブおかずを2～4品選びます。特に野菜やこんにゃくおかずにはビタミン、ミネラル、食物繊維などが豊富。一番先に食べることで、血糖値の急上昇を防ぎ、太りにくい体にしてくれます。卵・豆製品のおかずは、たんぱく質が少し足りないときに組み合わせてもよいでしょう。

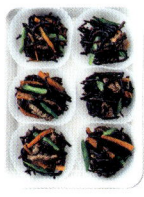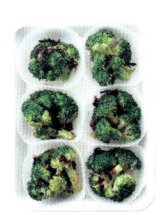

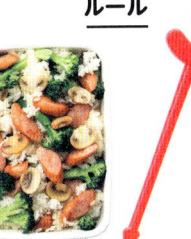

炭水化物も分量を守れば、 食べてもOK！

本書ではごはんやパン、めんが主役のお弁当メニューを多数ご紹介しています。ごはんは1回に食べる量を80～120gに設定しています。めんはたんぱく質や野菜をたっぷり入れてボリュームを出し、パンは糖質が低めのパンを利用したり、具だくさんのサンドイッチにします。

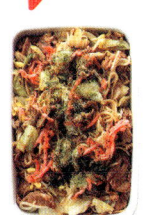

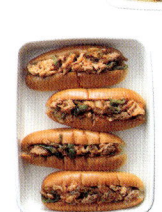

お弁当1食分の糖質量は 20～40g台を目安に

組み合わせるおかずが決まったら、あとは全体の糖質量をチェック！　本書は、1日の糖質量を100～120gに設定し、そのうちお弁当は20～40g台になるようにご提案しています。自分で組み合わせる場合も、これくらいの数値を参考にしてください。

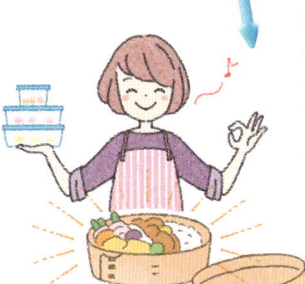

お弁当おかずにおすすめ！やせ食材

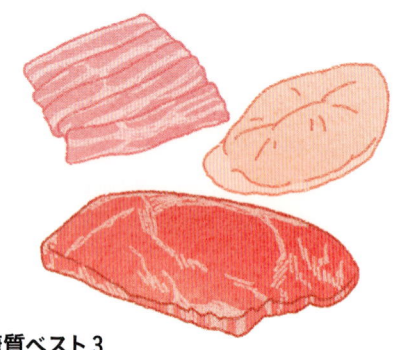

☐ 肉類

鶏肉、豚肉、牛肉、ひき肉は糖質が低く、筋肉や血、髪などを作る良質なたんぱく質が豊富です。カロリー制限のダイエットでは、脂質が多い肉類は控えることがマストでしたが、ゆる糖質オフでは積極的に食べましょう。特にダイエット中は脂肪と同時に筋肉が落ちがち。筋肉の量が減ると基礎代謝が下がってしまい、かえってやせにくくなります。お弁当おかずの定番のハムやベーコン、ウインナーも大丈夫です。

肉類の低糖質ベスト3

1 位 鶏ひき肉・豚ひき肉 0g **2** 位 鶏肉 0g〜0.1g **3** 位 豚肉 0.1g〜0.2g

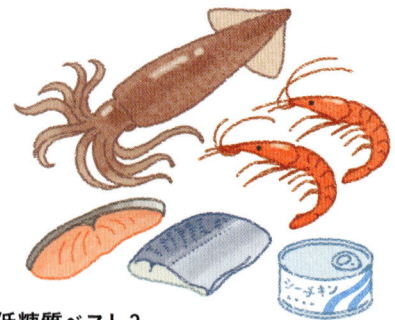

☐ 魚介類

鮭やめかじき、たら、さばやあじなどの青背魚、えび、たこ、いかなどはどれも低糖質で良質なたんぱく質が含まれています。特に鮭には抗酸化作用のあるアスタキサンチン、あじやさばなど青背魚には、血中のコレステロールや中性脂肪を減らすEPAやDHAが豊富です。ツナオイル缶、さば水煮缶、鮭水煮缶などを使ってもよいでしょう。

魚介類の低糖質ベスト3

1 位 鮭や鮭水煮缶・たいやたらの白身魚 0.1g

1 位 まぐろ・あじの青背魚・ツナオイル缶 0.1g

1 位 いか・えび・たこ 0.1g

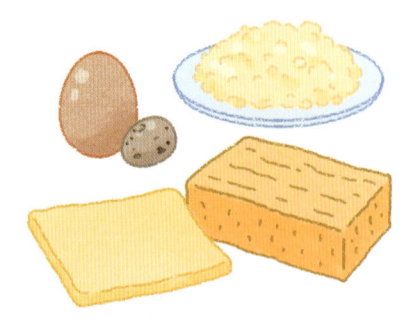

☐ 卵・大豆製品

卵とうずら卵、厚揚げ、油揚げ、大豆水煮、おからなどの大豆製品は糖質が低く、良質なたんぱく質も含まれています。卵とうずら卵にはビタミンCと食物繊維以外のすべての栄養素が含まれており、厚揚げ、油揚げ、大豆水煮などの豆製品は、カルシウムやイソフラボンが豊富です。どれも腹持ちがいいので、メインおかずがあっさりしている場合にプラスすると、満足度がアップします。

卵・大豆製品の低糖質ベスト3

1 位 鶏卵・うずら卵 0.3g **2** 位 油揚げ 0.5g **3** 位 おから（生） 0.6g

たっぷり食べても太らない、低糖質のやせ食材を覚えておきましょう！

野菜やきのこ類

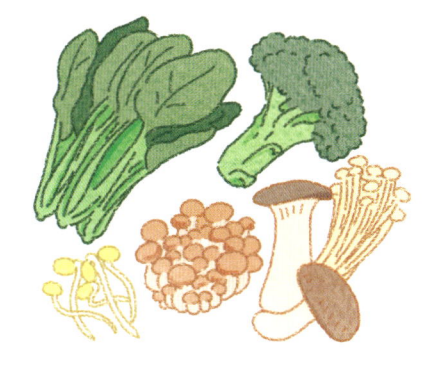

ブロッコリーやほうれん草、小松菜などの青菜、ゴーヤやズッキーニ、豆もやし、きのこ類などは、野菜の中でも特に糖質が低く、ビタミン・ミネラル・食物繊維も含まれているため、たっぷり作ってお弁当につめましょう。緑の野菜は、塩ゆでをしてしっかりと水けをきったり、絞ったりして使うと、おいしく長持ちします。かぼちゃや根菜、いも類などは糖質が高めですので基本は控えめに。でも、本書のレシピは味つけや分量を工夫しているので安心して食べられます。

野菜・きのこ類の低糖質ベスト3

1位 マッシュルーム　0.1ｇ　　**2**位 ほうれん草・小松菜・ゴーヤ　0.3ｇ　　**3**位 まいたけ　0.3ｇ

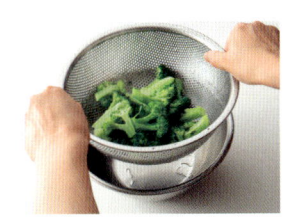

**ざるに上げて
水けをきる**

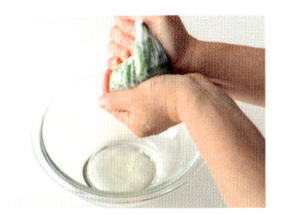

**キッチンペーパーに包んで
水けを絞る**

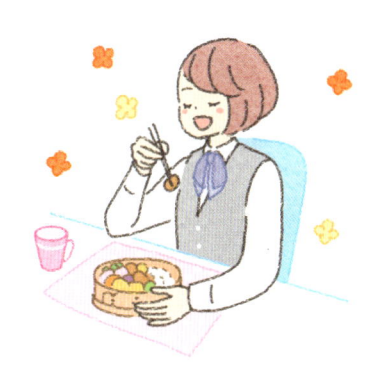

調味料について

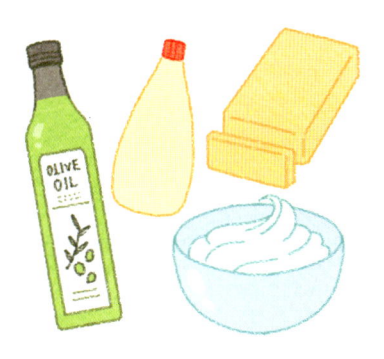

ゆる糖質オフのダイエットは、オリーブオイルやバター、生クリーム（乳脂肪分45％）、普通のマヨネーズなどは積極的に使ってもOKです。これらの調味料は、血糖値を上げないので料理に取り入れて味にコクや深みをプラスしましょう。酢やビネガーも、作りおきおかずを長持ちさせるためにもおすすめです。本書では人工甘味料を使わず、砂糖やみりんなどの甘味料を上手に使っています。薄力粉や片栗粉はたっぷり使うと糖質が上がってしまうので、少なめを心がけましょう。

数値は100ｇあたりの糖質量です。

作りおきおかずの保存と温めのポイント

たっぷり作っても保存方法がイマイチだと、おかずがパサついたり、食感が悪くなることも。お弁当につめる際も、おかずが傷まないようにする工夫が必要です。

- 保存アイテム -

おかずの種類に合わせて保存アイテムを使い分けるとよいでしょう。保存する際はまずは手洗いをしっかりとしましょう。温かいおかずは冷ましてから、清潔で乾いた箸やスプーンなどで取り分け、つめるようにしてください。

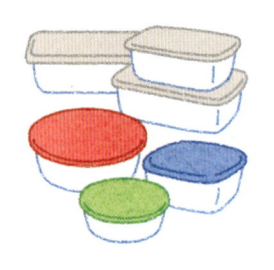 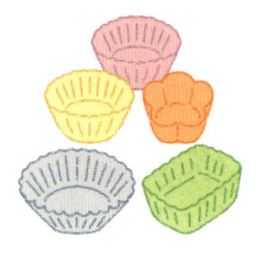 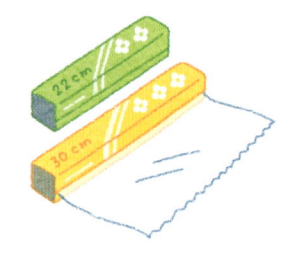

保存容器

ホーロー容器は保冷効果にすぐれ、ガラス容器は匂いがつきにくく、プラスチック製容器はサイズが豊富。ふた付きのものを選び、しっかりと密閉して保存します。

チャック付き保存袋

汁けや粘度のあるおかずを入れます。冷蔵も冷凍もできるタイプが便利で、余分な空気を抜いて密閉して使いましょう。

おかずカップ

シリコンカップはそのままレンジで温められるタイプを、耐水性の紙製カップは汁けの多いおかずをつめる際、味うつりを防げて便利です。アルミカップはグラタン風おかずなどに。

ラップ

おかずやごはんを包んだり、乾燥を防ぐために使います。大小サイズをそろえておくとよいでしょう。

- 冷蔵保存の方法 -

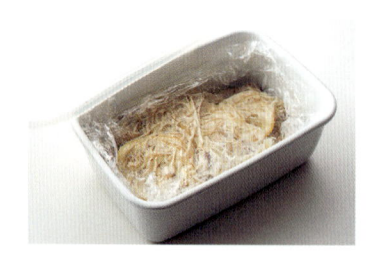 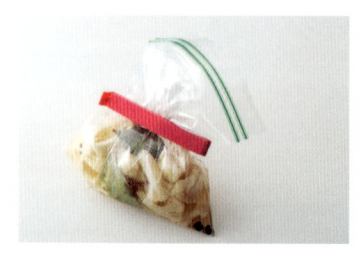 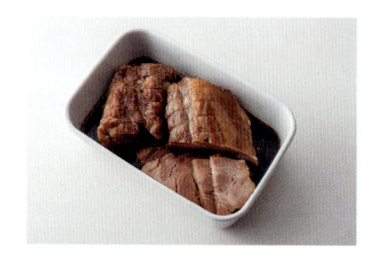

落としラップをする

煮汁やソースのあるおかずを保存容器で保存する場合は、表面にラップがぴっちりと貼り付くように覆い、ふたをして。

空気を抜いて保存する

ピクルスや漬け物などは、保存袋に入れてしっかりと空気を抜いて密閉し、素材が液体に浸かるようにしましょう。

使うだけ切り分ける

切り分けられるおかずは、お弁当に使うぶんだけ切るようにして、残りはかたまりのまま保存しましょう。

- 冷凍保存の方法 -

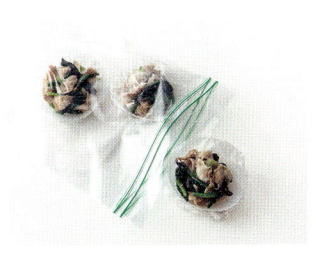

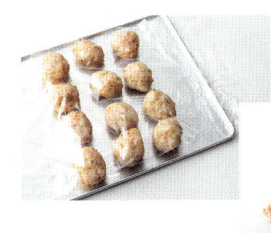

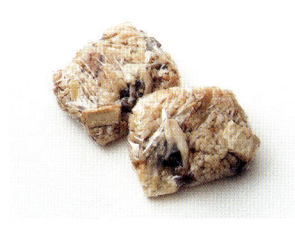

シリコンカップで小分け冷凍

レンジ加熱できるシリコンカップにおかずをつめ、1個ずつラップで包んでから保存袋に入れて冷凍しましょう。

バラバラに凍結して保存袋で冷凍

から揚げやナゲットなどの揚げ物は、先に金属トレイにのせてバラバラに凍らせてから保存袋に移して冷凍します。

ごはんものは重さをはかり、小分け冷凍

ごはんものは粗熱がとれたら1回分ずつ重さをはかり、なるべく平らにしてラップに包んでから保存します。

- 温め・解凍の方法 -

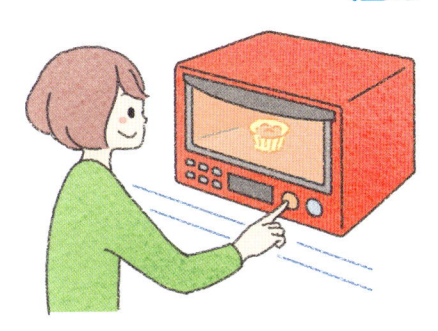

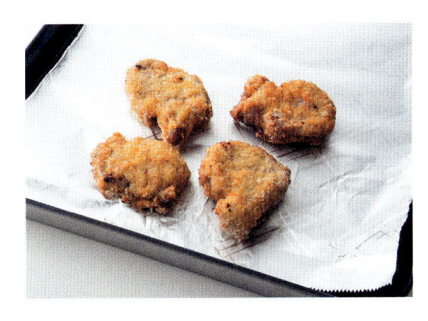

基本は電子レンジで加熱

冷蔵保存の場合、電子レンジで中まで加熱し、しっかりと冷ましてからつめます。冷凍保存の場合は大きめのお肉などは600Wの電子レンジで1個あたり3分前後、小さめのおかずは1分30秒〜2分が目安です。あえものなどの冷凍おかずは、電子レンジの解凍メニューを使うか、冷蔵庫で自然解凍してから水けをきってつめてください。

揚げ物はレンジ+トースター

から揚げやフライなどの揚げ物は、電子レンジの温めだけだと衣がべちゃっとしがちです。電子レンジで温めてから、オーブントースターで軽く加熱するのがおすすめ。揚げたてのようなカリッとした状態がよみがえります。

冷凍づめOK！について

この本で「冷凍づめOK!」のマークがついているレシピは、凍ったままお弁当につめられます。お昼に食べるときには解凍され、食べごろになります。ただ、解凍時に出る水分は傷みの原因ともなり得るので、夏場は避けましょう。また、調理時やお弁当を持ち運ぶ環境、季節など状況はさまざまですので、心配な方は中までしっかり温めて水けをきって冷ましてからつめるとより安心です。水けの多い葉物野菜やたれが多いレシピの場合、お弁当用の吸水シートや耐水・耐油性があって破れにくい不織布タイプのキッチンペーパーを一緒に入れたり、容器を分けたりしてもよいでしょう。

お弁当のつめ方のコツ

きれいにおいしくつめる方法を覚えましょう。
P.46の豆もやし入りつくね弁当で説明していきます。

- つめるおかずはコレ！ -

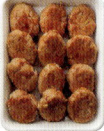
P.47
豆もやし入り
つくね

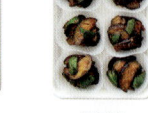
P.148
なすとピーマンの
みそ炒め

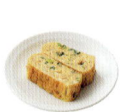
P.177
しらす入り
卵焼き

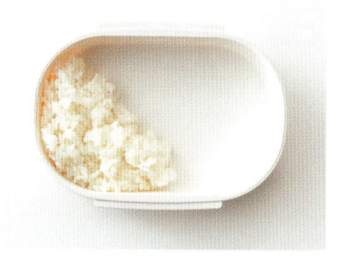

1. ごはんをつめる

ごはんは温かいうちにお弁当箱につめてそのままおきます。斜めにつめるとごはんの量が控えめでも多く見えます。

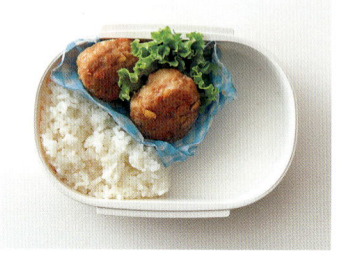

2. メインおかずをつめる

スペースをとるメインおかずから先につめます。カラフルなワックスペーパーやリーフレタスなどを仕切りに使うと華やかに。

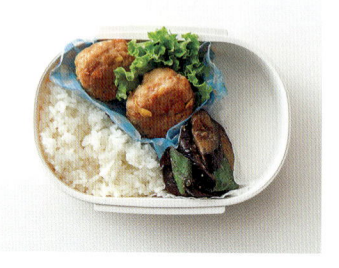

3. サブおかずをつめる

ほかに味がうつりやすいものや汁けがあるものは、おかずカップに入れてつめましょう。

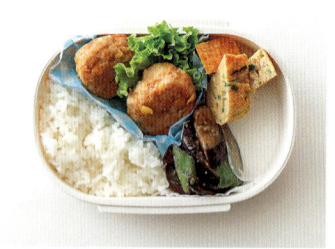

4. もう1つの サブおかずをつめる

卵焼きはお好みの大きさに切って立体感が出るようにつめるのがポイント！

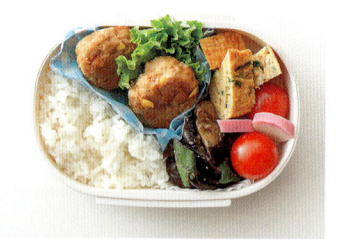

5. すきまを埋める

スペースが空いたらミニトマトなどのすきまおかず（P.74 参照）をつめます。

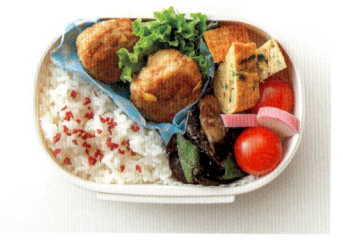

6. ふりかけをふる

ごはんにお好みのふりかけををふって彩りアップ！

Memo

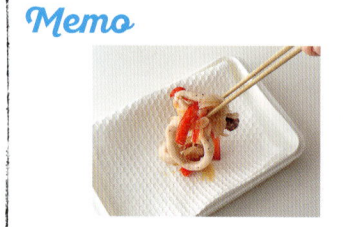

マリネやピクルスなど汁けのあるおかずは、キッチンペーパーにおいて軽く汁けをおさえてからつめるのがおすすめ。

完成！

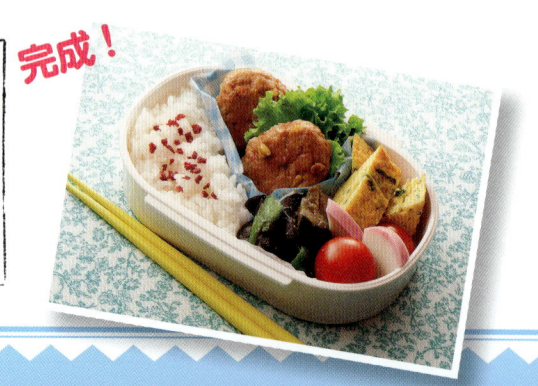

食べる人に合わせてつめ方は自由自在

食べる人に合わせてつめ方を工夫すると、見た目の印象が変わり、ダイエットが楽しくなります。

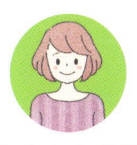

大人の女性用

★ふんわりハンバーグ弁当（P.40）のつめ方を変えてみましょう！

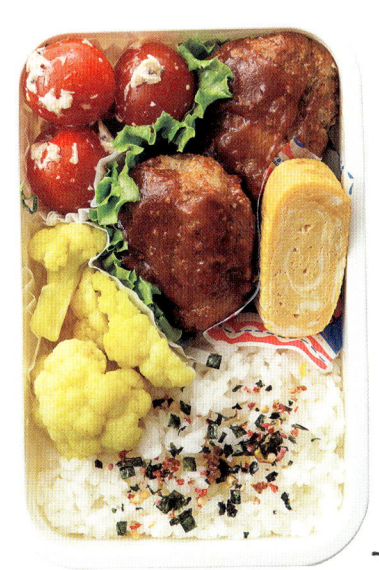

- つめるおかずはコレ！-

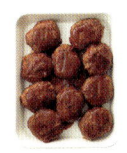

P.41
ふんわりハンバーグ

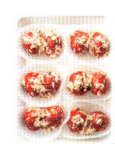

P.140
ミニトマトの
ツナマヨサラダ

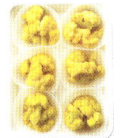

P.154
カリフラワーの
カレー風味煮

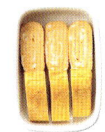

P.176
だし巻き卵

 女子中高生用

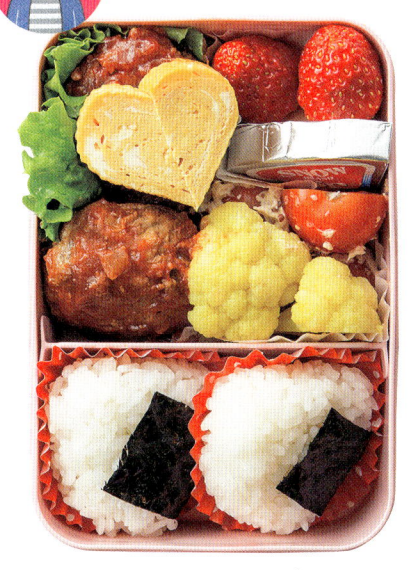

男性用

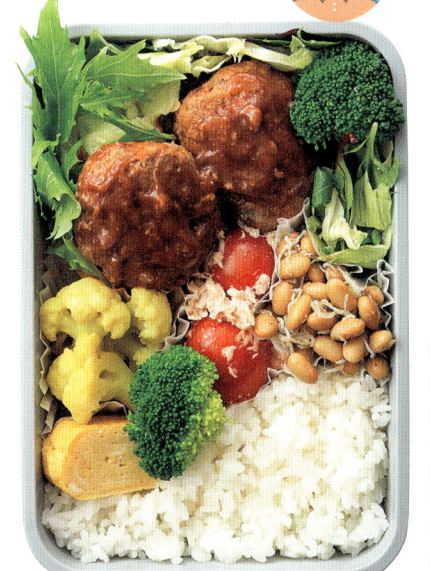

★ごはんの量はそのままにおにぎりに変更。
★だし巻き卵は斜め半分に切ってハート形に。
★カルシウムとビタミンCの補給に個包装のチーズといちごを添える。

★ごはんの量はそのままで、もう1品サブおかず（P.182 大豆のじゃこ炒め）をプラス。
★ベビーリーフやゆでブロッコリーを足してすきまを埋め、見た目も食べごたえもアップ。

この本の使い方

お弁当の組み合わせ例
やせる作りおきおかずからおいしくて食べごたえのある、お弁当の組み合わせ例をご紹介。

冷蔵・冷凍保存期間の表示
それぞれの作りおきおかずに冷蔵または冷凍保存できる日数を表示。冷凍に向いていないおかずは「NG」としています。

つめるときの温め・解凍方法
レンジで温める（電子レンジで中心部まで温まるまで加熱する）、レンジ＋トースターで温める（電子レンジで温まるまで加熱してから、オーブントースターで衣がカリッとするまで軽く温める）、そのままつめる（汁けをきる、冷凍したものはレンジ解凍か冷蔵庫で自然解凍してからつめるなど）方法をご紹介。

作りおきおかずの糖質量・カロリー表示
お弁当につめる1回分ごとの糖質量・カロリーを表示。レシピによっては個数やグラムなどで表示しているものもあります。

凍った状態でお弁当箱につめても大丈夫なおかず

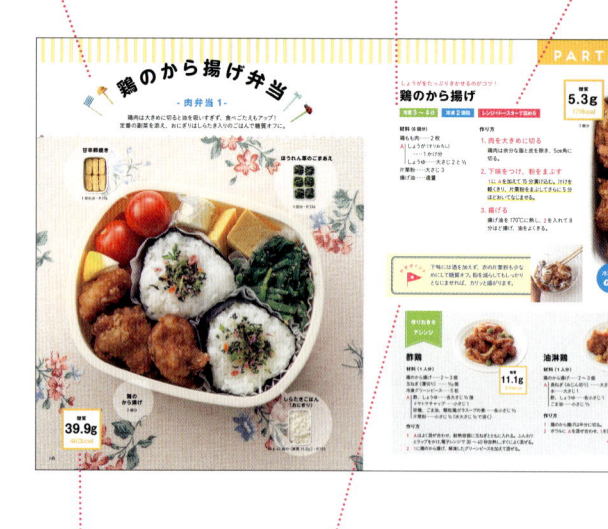

お弁当の総糖質量・総カロリーを表示
すきまおかずも含めた、お弁当の総糖質量・総カロリーを表示しています。

作りおきポイント・やせポイント
おいしく作りおくためのポイントや、やせるためのコツなどを記載。レシピの中の黄色マーカーはポイントに該当する箇所を表示しています。

メインおかずのアレンジレシピ
お弁当でご紹介した、かんたんアレンジレシピをご紹介。

この本の決まりごと
＊大さじ1＝15㎖、小さじ1＝5㎖、1カップ＝200㎖、1合＝180㎖で、いずれもすりきりで量ります。ひとつまみは親指、人さし指、中指の3本でつまんだ分量で小さじ1/6〜1/5程度、少々は親指と人さし指でつまんだ分量で、小さじ1/6未満です。
＊特に記載がない場合は、しょうゆは濃口しょうゆ、塩は自然塩、砂糖は上白糖、みそは信州みそ、オリーブオイルはエクストラバージンオイル、生クリームは動物性で脂肪分45％のもの、バターは有塩バター、マヨネーズは普通のものを使用しています。
＊だし汁は昆布、かつお節、煮干しなどでとったものです。市販のインスタントだしを表示に従って溶かしたものや、だしパックでも代用できます。
＊電子レンジは600Wのものを使用しています。500Wの場合は1.2倍、700Wの場合は0.8倍に換算して加熱してください。
＊野菜類で特に記載のない場合、洗う、皮をむく、へたや種を除くなどの下処理をすませてからの手順で説明しています。
＊電子レンジ、オーブントースター、魚焼きグリル、オーブンは機種によって加熱具合が異なる場合がありますので、様子をみながら調理してください。
＊糖質量、kcal（エネルギー量）は、「日本食品標準成分表2016（7訂）」（文部科学省科学技術・学術審議会資源調査分科会編）をもとに算出しています。
＊表示の冷蔵、冷凍の保存期間はあくまでも目安です。季節やご家庭の保存状況によって異なりますのでご注意ください。電子レンジで温め直したり、解凍する場合は、耐熱容器やラップなどを使って様子をみながら行ってください。

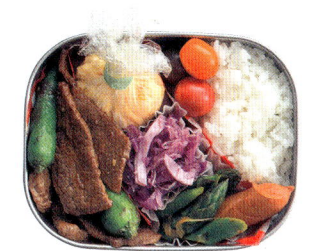

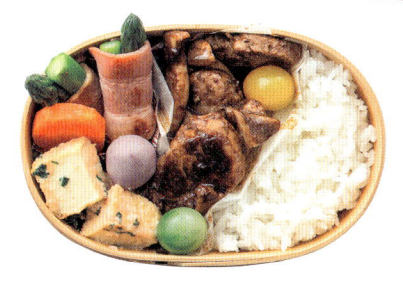

PART.I

肉のおかず

おなかも気持ちも満たされる!

おいしい肉おかずをしっかり食べることが、やせる近道です！ 鶏のから揚げ、牛焼き肉、ハンバーグなど、お弁当で人気のおかずをたくさん集めました。ランチタイムが楽しくなること間違いなしです。

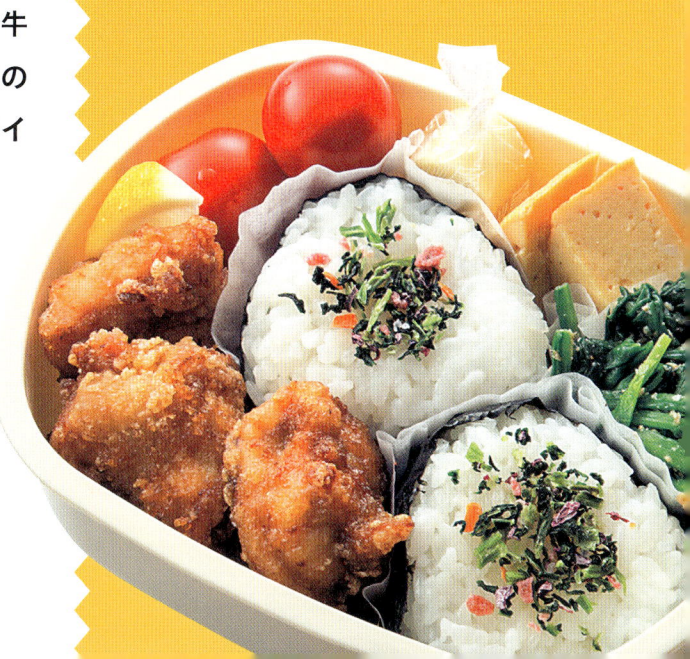

鶏のから揚げ弁当

鶏肉は大きめに切ると油を吸いすぎず、食べごたえもアップ！
定番の副菜を添え、おにぎりはしらたき入りのごはんで糖質オフに。

甘辛卵焼き

1切れ分・P.176

ほうれん草のごまあえ

1回分・P.136

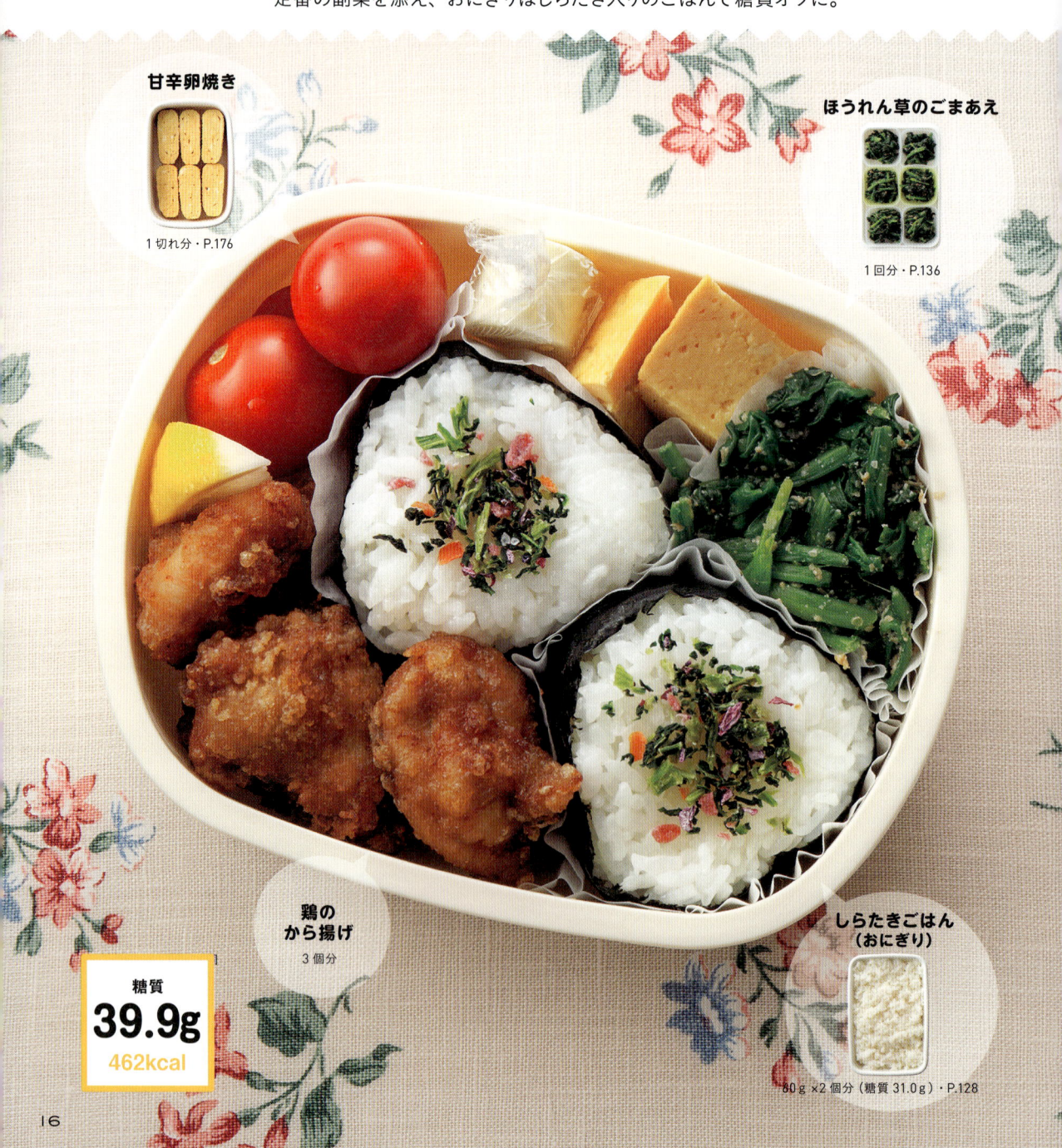

**鶏の
から揚げ**
3個分

**しらたきごはん
（おにぎり）**

80g×2個分（糖質 31.0g）・P.128

糖質
39.9g
462kcal

しょうがをたっぷりきかせるのがコツ！

鶏のから揚げ

冷蔵3〜4日　　冷凍2週間　　レンジ+トースターで温める

糖質
5.3g
179kcal

3個分

材料（6回分）

鶏もも肉……2枚
A しょうが（すりおろし）
　　……1かけ分
　しょうゆ……大さじ2と½
片栗粉……大さじ3
揚げ油……適量

作り方

1. 肉を大きめに切る

鶏肉は余分な脂と皮を除き、5cm角に切る。

2. 下味をつけ、粉をまぶす

1 に **A** を加えて15分漬け込む。汁けを軽くきり、片栗粉をまぶしてさらに5分ほどおいてなじませる。

3. 揚げる

揚げ油を170℃に熱し、**2** を入れて8分ほど揚げ、油をよくきる。

ヤセポイント
下味には酒を加えず、衣の片栗粉も少なめにして糖質オフ。粉を減らしてもしっかりとなじませれば、カリッと揚がります。

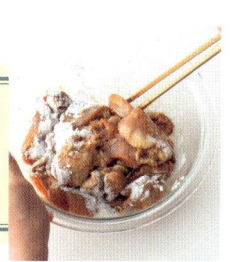

冷凍づめ
OK!

作りおきを
アレンジ

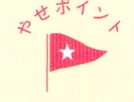

酢鶏

材料（1人分）

鶏のから揚げ……2〜3個
玉ねぎ（薄切り）……1/10個
冷凍グリーンピース……5粒
A 酢、しょうゆ……各大さじ½強
　トマトケチャップ……小さじ1
　砂糖、ごま油、顆粒鶏ガラスープの素……各小さじ1/3
　片栗粉……小さじ¼（水大さじ½で溶く）

糖質
11.1g
230kcal

作り方

1　**A** はよく混ぜ合わせ、耐熱容器に玉ねぎとともに入れる。ふんわりとラップをかけ、電子レンジで30〜40秒加熱し、すぐによく混ぜる。
2　**1** に鶏のから揚げ、解凍したグリーンピースを加えて混ぜる。

油淋鶏

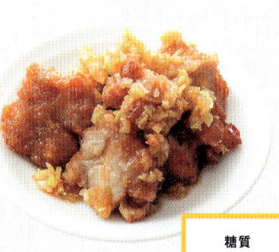

材料（1人分）

鶏のから揚げ……2〜3個
A 長ねぎ（みじん切り）……大さじ1と½
　水……大さじ1
　酢、しょうゆ……各小さじ1
　ごま油……小さじ1/3

糖質
5.9g
192kcal

作り方

1　鶏のから揚げは半分に切る。
2　ボウルに **A** を混ぜ合わせ、**1** を加えて10分漬け込む。

鶏の照り焼き弁当

- 肉弁当2 -

オムレツやマリネなどを組み合わせた栄養満点の鶏の照り焼き弁当。
食物繊維たっぷりのわかめごはんとも相性バッチリです。

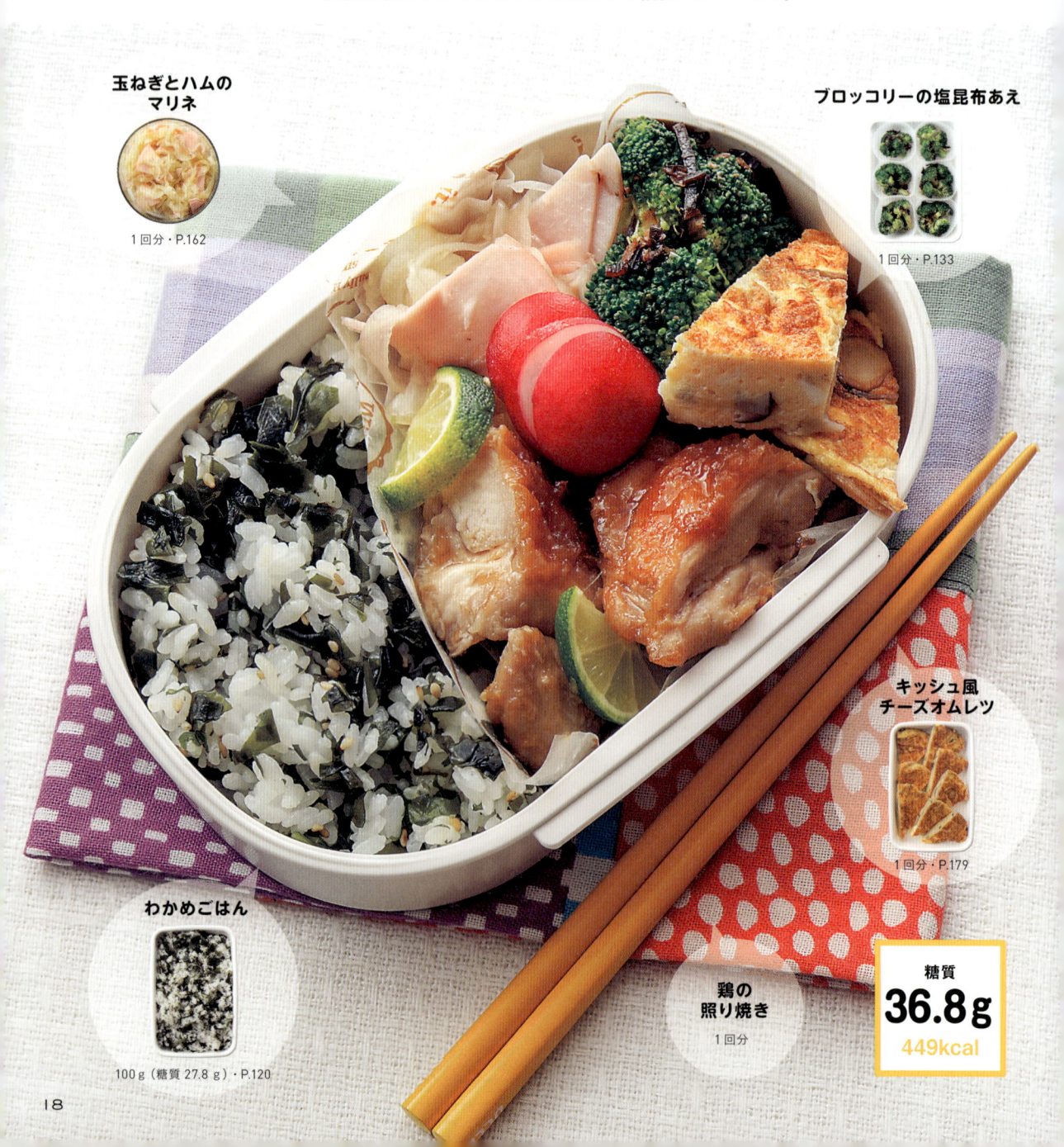

玉ねぎとハムのマリネ
1回分・P.162

ブロッコリーの塩昆布あえ
1回分・P.133

キッシュ風チーズオムレツ
1回分・P.179

わかめごはん
100g(糖質27.8g)・P.120

鶏の照り焼き
1回分

糖質
36.8g
449kcal

少量の薄力粉をまんべんなくまぶして糖質オフ！

鶏の照り焼き

`冷蔵3〜4日` `冷凍2週間` `レンジで温める`

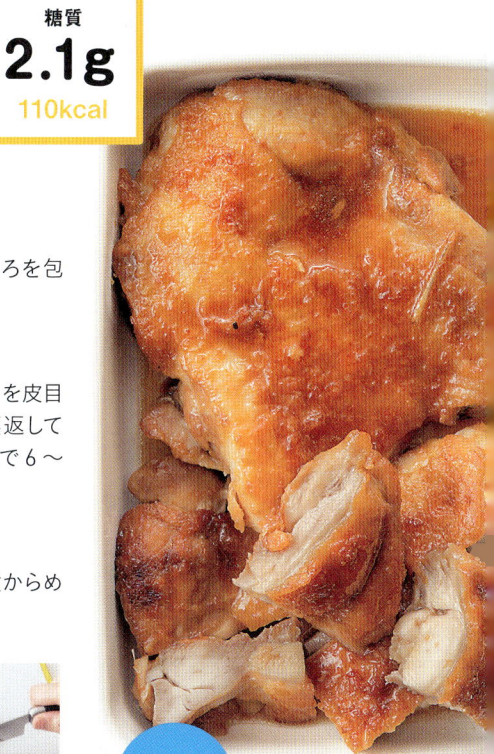

冷凍づめ
OK!

材料（6回分）

鶏もも肉……2枚
薄力粉……大さじ1
サラダ油……小さじ1
A｜しょうゆ
　　……大さじ1と1/3
　｜酒……大さじ1
　｜砂糖、しょうが（すりおろし）
　　……各小さじ1

作り方

1. 下準備をする

鶏肉は余分な脂と皮を除き、厚いところを包丁で開いて薄力粉を薄くまぶす。

2. 蒸し焼きにする

フライパンにサラダ油を中火で熱し、**1**を皮目から入れ、焼き色がつくまで焼く。裏返して同様に焼き色をつけ、ふたをして弱火で6〜8分蒸し焼きにする。

3. 冷めてから切り分ける

2の余分な脂をふき取り、**A**を加えて煮からめる。冷めてから切り分ける。

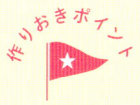 作りおきポイント
照り焼きは使う分だけを冷めてから切り分けるのがコツ。そのほうが切りやすく、肉汁も出にくいのでおいしさをキープできます。

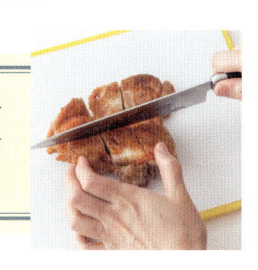

作りおきを
アレンジ

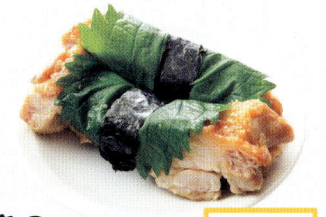

鶏の照り焼きの
青じそ巻き

糖質
2.2g
112kcal

材料（1人分）

鶏の照り焼き……1回分
青じそ……2枚
焼きのり……適量

作り方

1　鶏の照り焼きは1切れずつ青じそ1枚で巻く。
2　焼きのりは帯状に細く切り、**1**に巻いて留める。

鶏の照り焼き
ゆずごま風味

糖質
2.4g
123kcal

材料（1人分）

鶏の照り焼き……1回分
ゆずの皮（せん切り）、いりごま（白）……各適量

作り方

1　鶏の照り焼きに、ゆずの皮、ごまをたっぷりとのせる。

サラダチキン弁当

- 肉弁当 3 -

時間がたってもしっとりした口当たりのサラダチキン弁当！
見た目も黄、オレンジ、紫とカラフルでランチタイムが楽しみに！

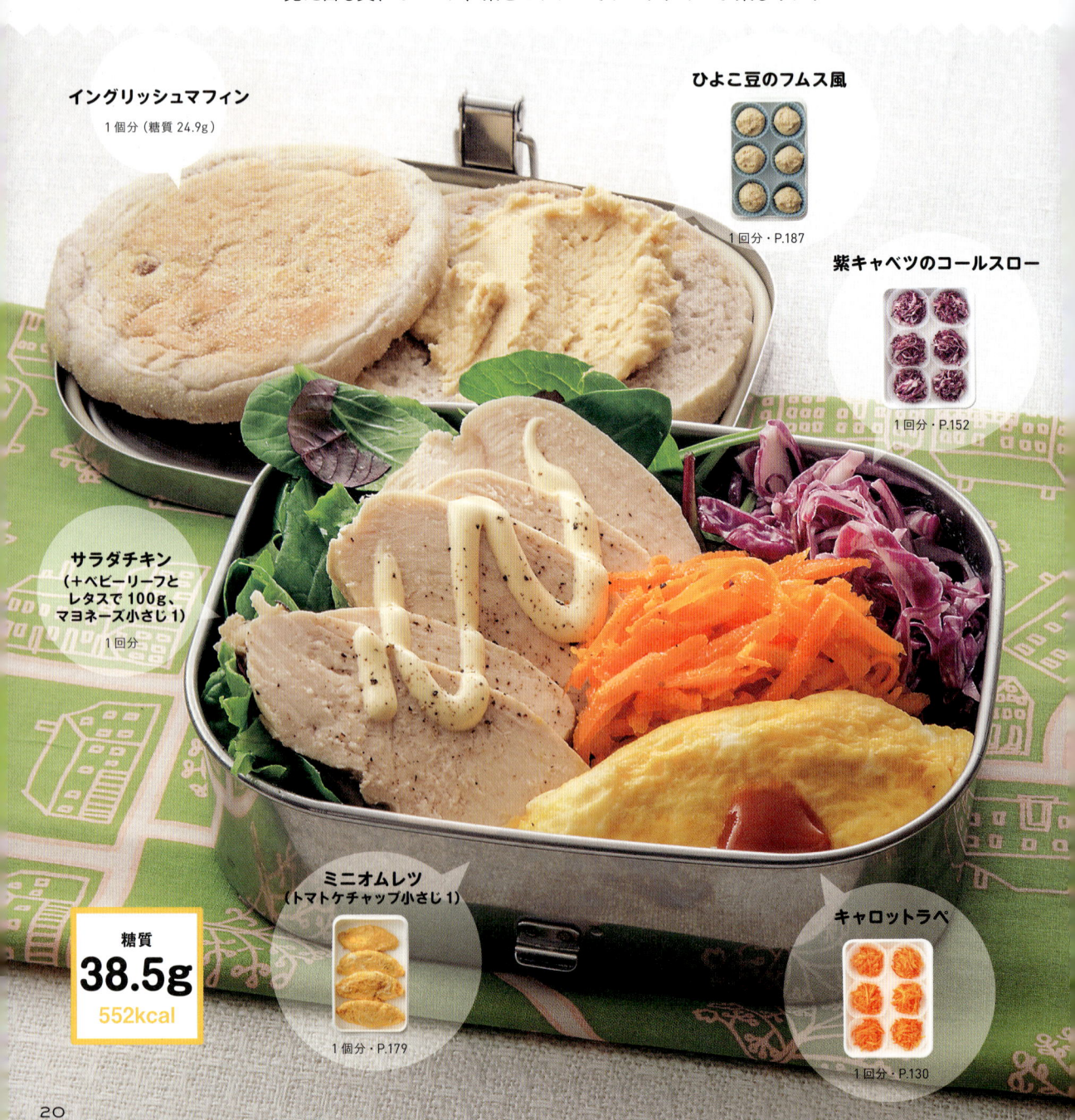

イングリッシュマフィン
1個分（糖質 24.9g）

ひよこ豆のフムス風
1回分・P.187

紫キャベツのコールスロー
1回分・P.152

サラダチキン
（＋ベビーリーフと
レタスで 100 g、
マヨネーズ小さじ 1）
1回分

ミニオムレツ
（トマトケチャップ小さじ 1）
1個分・P.179

キャロットラペ
1回分・P.130

糖質
38.5g
552kcal

ハーブの風味が最高！たっぷり作るのがおすすめです。

サラダチキン

糖質
0.9g
133kcal

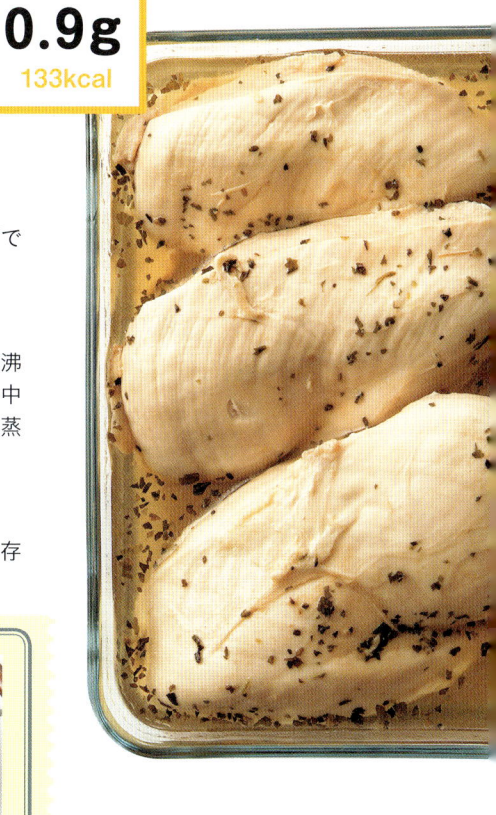

材料（6回分）

鶏むね肉……3枚
A 塩……小さじ1と½
　 固形コンソメスープの素
　　　……1と½個
　 ドライハーブ（お好みのもの）
　　　……小さじ1
　 白ワイン……大さじ2
　 水………1〜1と½カップ

作り方

1. 下ごしらえをする

鶏肉は皮を除き、厚いところを包丁で開く。

2. 蒸し煮にする

鍋にA、1を入れて中火にかける。沸騰したらアクを除いてふたをし、途中上下を返しながら弱火で12分ほど蒸し煮にする。

3. 鍋の中で冷ます

そのまま鍋の中で冷まし、汁ごと保存する。

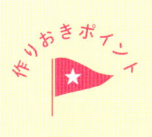

作りおきポイント　煮汁に漬けて冷ますと鶏肉の中まで味がしっかりと入り、時間がたってもパサつきません。冷凍するときは薄切りにしてから煮汁を少量つけ、小分けにしてラップや保存袋で保存しましょう。

作りおきを
アレンジ

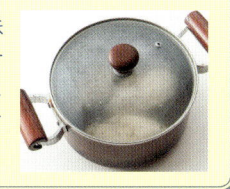

チキンソテー

材料（1人分）

サラダチキン……⅓枚
粉チーズ……大さじ1
粗びき黒こしょう……少々
オリーブオイル……小さじ1
トマトケチャップ（お好みで）……適量

糖質
2.3g
219kcal

作り方

1　サラダチキンは1cm厚さのそぎ切りにし、粉チーズ、粗びき黒こしょうをふる。
2　フライパンにオリーブオイルを中火で熱し、1の両面をカリッと焼く。お好みでトマトケチャップを添える。

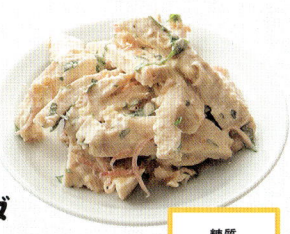

鶏の梅マヨ
＆薬味サラダ

材料（1人分）

サラダチキン……⅓枚
A 梅干し（種を除いて粗く刻む）……½個
　 青じそ（せん切り）……2枚
　 みょうが（粗みじん切り）……½個
　 マヨネーズ……大さじ1

糖質
1.5g
192kcal

作り方

1　サラダチキンは細切りにする。
2　Aを混ぜ合わせ、1をあえる。

タンドリーチキン弁当

- 肉弁当 4 -

スパイシーなチキンにミニオムライスを組み合せたボリューム弁当！
副菜にはさっぱりとしたオクラの梅おかかあえ、きゅうりのピクルスを添えて。

糖質
37.1g
541kcal

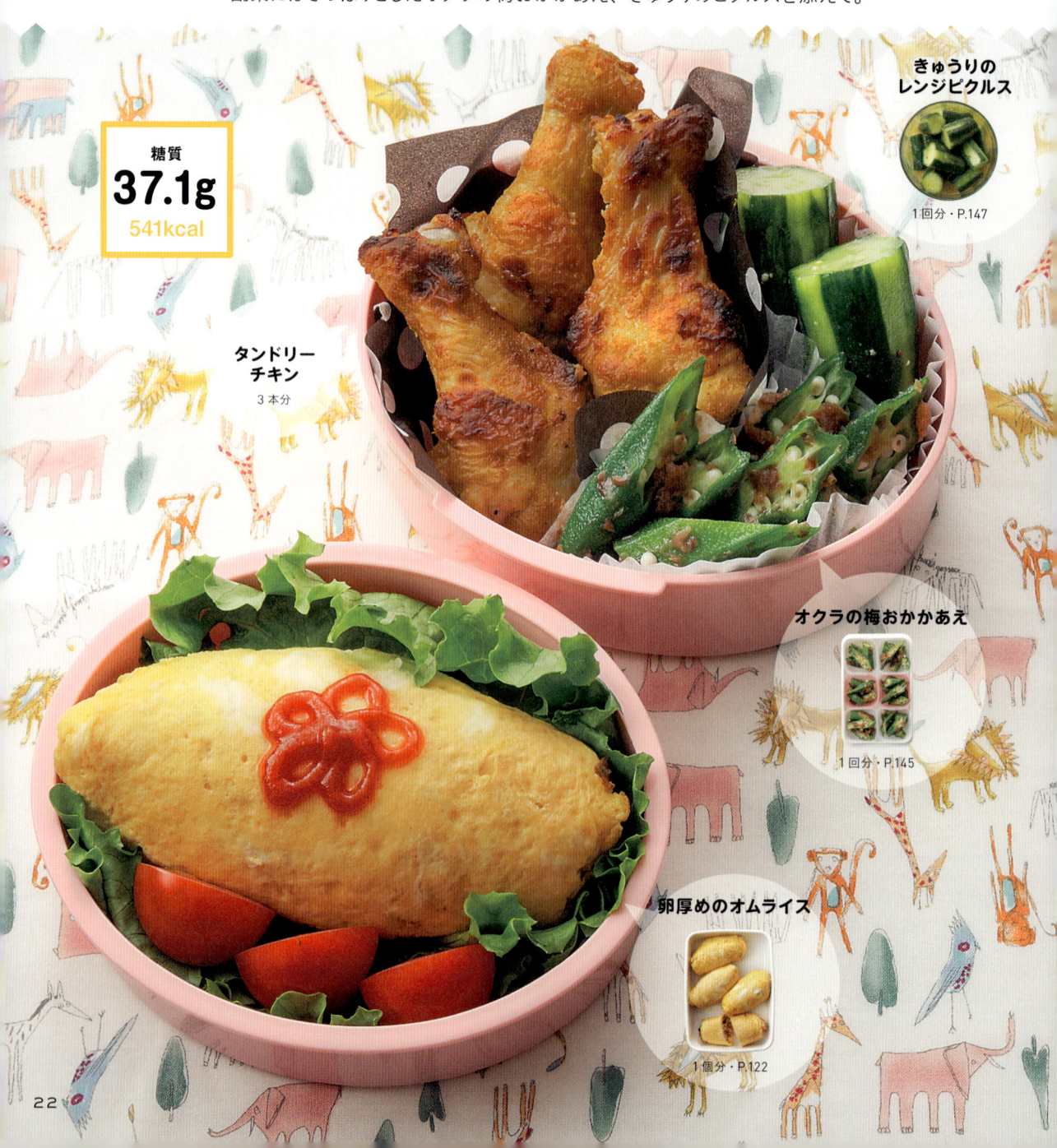

きゅうりの
レンジピクルス

1回分・P.147

タンドリー
チキン

3本分

オクラの梅おかかあえ

1回分・P.145

卵厚めのオムライス

1個分・P.122

漬け込んで焼くだけだからとってもかんたん！

タンドリーチキン

`冷蔵3〜4日` `冷凍2週間` `レンジで温める`

糖質
2.5g
225kcal

3本分

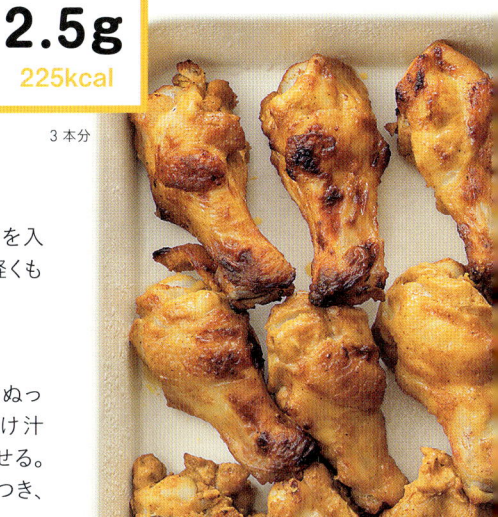

材料（12本分）

鶏手羽元……12本

A
- プレーンヨーグルト……2/3カップ
- にんにく（すりおろし）……1かけ分
- カレー粉……大さじ1
- トマトケチャップ、オリーブオイル……各大さじ1½
- 塩……小さじ1

作り方

1. 漬け込む

鶏手羽元は骨と骨の間に切り込みを入れる。保存袋に **A** とともに入れて軽くもみ込み、15分〜2時間漬ける。

2. オーブンで焼く

アルミホイルに薄く油（分量外）をぬってオーブンの天板にのせ、**1** の漬け汁を軽くぬぐって皮目を上にしてのせる。210℃のオーブンで、軽く焼き目がつき、中に火が通るまで25分ほど焼く。

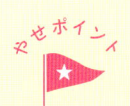

やせポイント
ダイエット中は味つけにもの足りなさを感じがち。にんにくやカレー粉などを使えば、パンチが出て満足感がアップします。

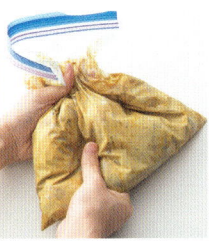

作りおきを
アレンジ

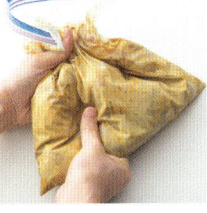

鶏手羽元の カレークリーム煮

糖質
5.6g
321kcal

材料（1人分）

タンドリーチキン……2本
玉ねぎ（薄切り）、パプリカ（赤・細切り）……各1/10個
オリーブオイル……小さじ½

A
- 生クリーム……大さじ2
- 牛乳……大さじ1
- 塩、こしょう……各少々

作り方

1 小さめのフライパンにオリーブオイルを中火で熱し、玉ねぎ、パプリカを炒める。
2 **1** にタンドリーチキン、**A** を加えて煮からめる。

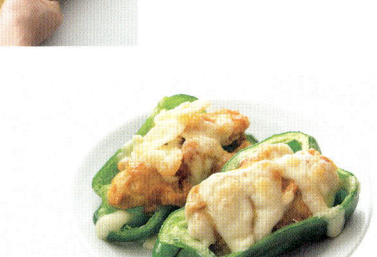

鶏のピーマンボート焼き

糖質
3.1g
260kcal

材料（1人分）

タンドリーチキン……2本
ピーマン……1と½個
溶けるチーズ……30g

作り方

1 ピーマンは縦半分に切って種を除く。
2 **1** にほぐしたタンドリーチキンを3等分にして入れ、溶けるチーズをのせる。オーブントースターでチーズが溶けるまで6〜8分焼く。

ヒレカツ弁当

- 肉弁当 5 -

ダイエットにぴったりのおいしいサクサクのヒレカツをどうぞ。
きのこの炊き込みごはんは具だくさんでおなかも満足です。

ゆで卵の塩麹漬け

1個分・P.180

キャベツのさっぱりあえ

1回分・P.152

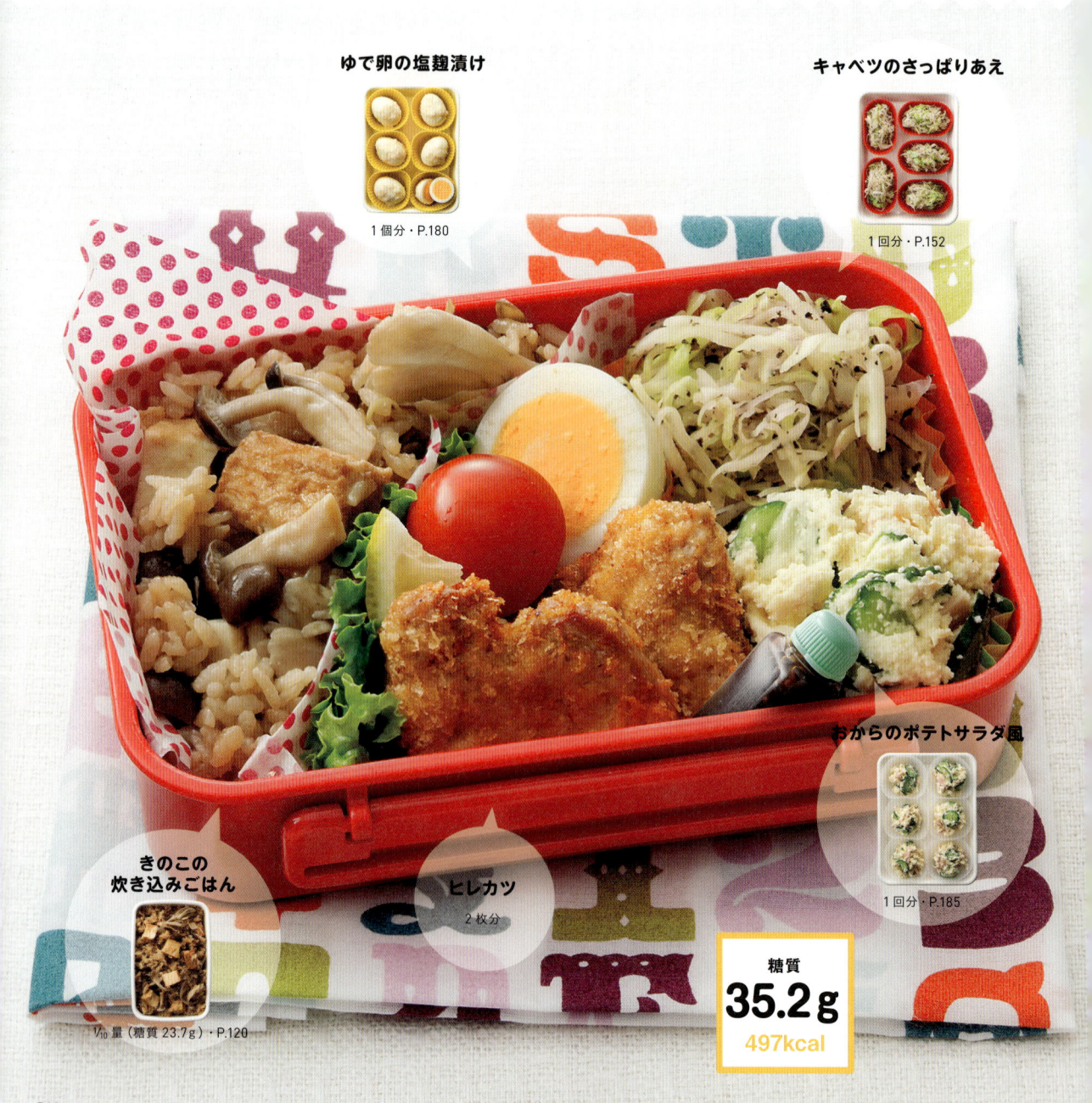

おからのポテトサラダ風

1回分・P.185

**きのこの
炊き込みごはん**

1/10 量（糖質 23.7 g）・P.120

ヒレカツ

2枚分

糖質
35.2 g
497kcal

低糖質＆高たんぱくの豚ヒレ肉でやせやすい体に。

ヒレカツ

`冷蔵3〜4日` `冷凍2週間` `レンジ＋トースターで温める`

糖質
2.7g
148kcal

2枚分

材料（約10枚分）

豚ヒレ肉……320g
塩、こしょう……各少々
薄力粉……大さじ½
溶き卵……1個分
パン粉（できるだけ細かいもの）
　　……大さじ4〜5
揚げ油……適量
ソース、レモンなど……適宜

作り方

1. 豚肉を切る

豚肉は1cm厚さに切り、塩、こしょうをふる。

2. 衣をつける

1に薄力粉、溶き卵、パン粉の順にまぶす。

3. 揚げる

揚げ油を170℃に熱し、2を入れて8分揚げ、油をよくきる。ソース、レモンなどを添える。

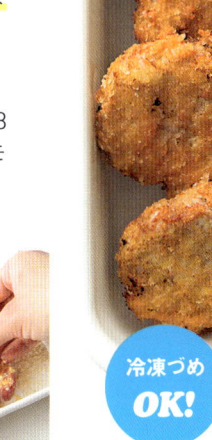

冷凍づめ
OK!

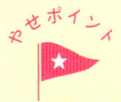

やせポイント
パン粉はできるだけ目が細かいものを選びましょう。糖質オフ＆カロリーダウンになり、揚げ上がりもサクッとした食感に。

作りおきをアレンジ

みそカツ風

材料（1人分）

ヒレカツ……2枚
A みそ、だし汁、すりごま（白）
　　……各小さじ1
　　砂糖……小さじ⅓
いりごま（黒）……少々

糖質
4.8g
180kcal

作り方

1　ヒレカツに混ぜ合わせた**A**をぬり、ごまをちらす。

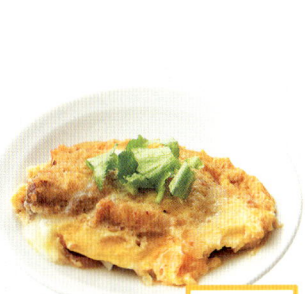

カツ煮風

材料（1人分）

ヒレカツ……2枚
玉ねぎ（薄切り）……⅛個
溶き卵……1個分
A めんつゆ（2倍濃縮）……大さじ2
　　水……大さじ1
三つ葉（あれば）……1〜2本

糖質
5.6g
242kcal

作り方

1　小さめのフライパンに玉ねぎ、**A**を入れる。弱めの中火にかけ、2〜3分煮てヒレカツを加える。

2　1に溶き卵を回し入れ、ふたをして1〜2分煮て火を通す。あれば三つ葉をのせる。

豚のしゃぶしゃぶ弁当

- 肉弁当 6 -

野菜がたっぷり食べられるやわらか豚のしゃぶしゃぶ弁当。
副菜はパンチのあるガーリックシュリンプを添えて華やかに！

**豚と野菜の
しゃぶしゃぶ**

1回分

おにぎり

50g×2個（糖質 36.8g）

ガーリックシュリンプ

1回分・P.100

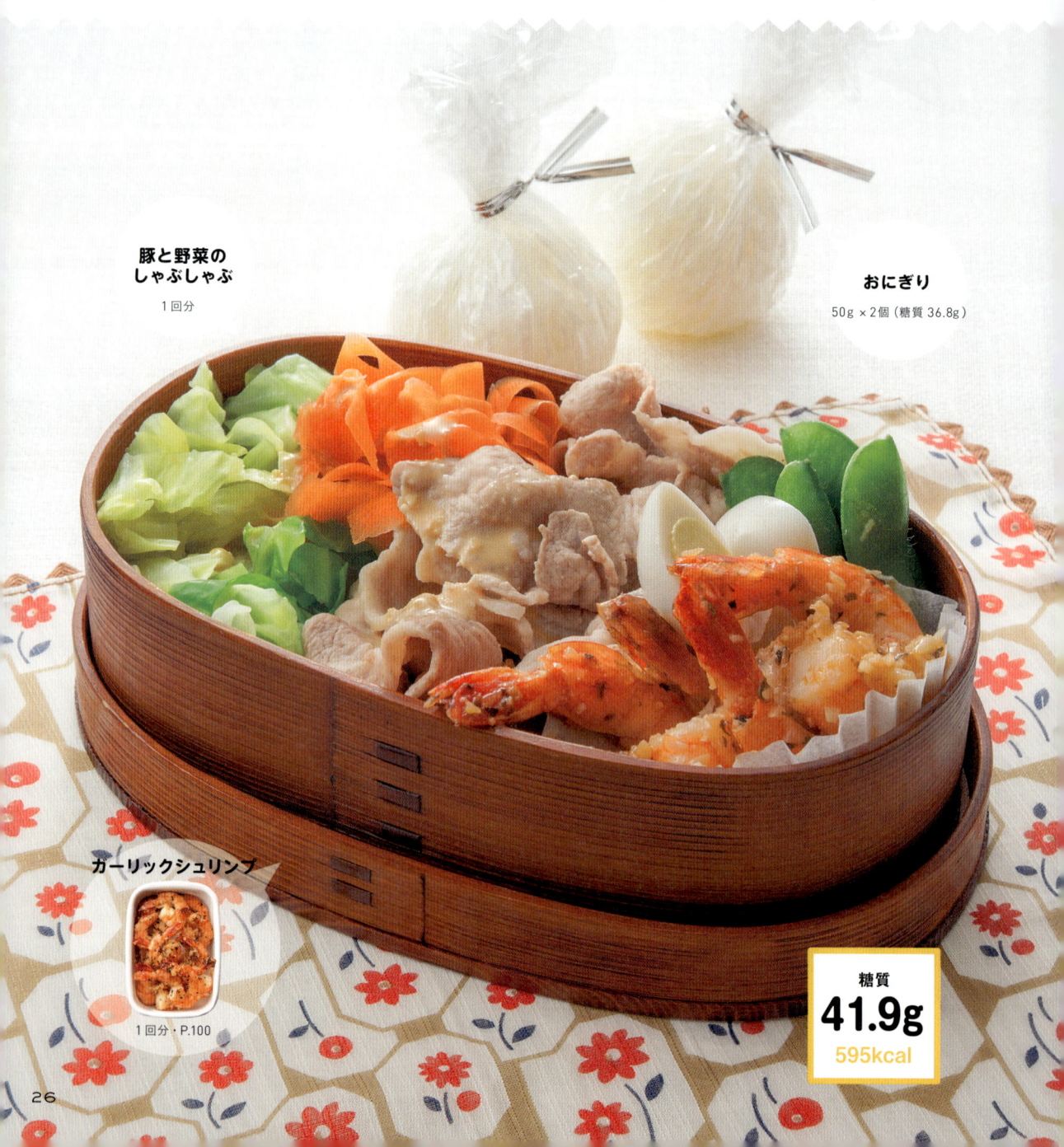

糖質
41.9g
595kcal

糖質低めの手作りだれがおいしい！

豚と野菜のしゃぶしゃぶ

`冷蔵2〜3日` `冷凍2週間` `レンジで温める`

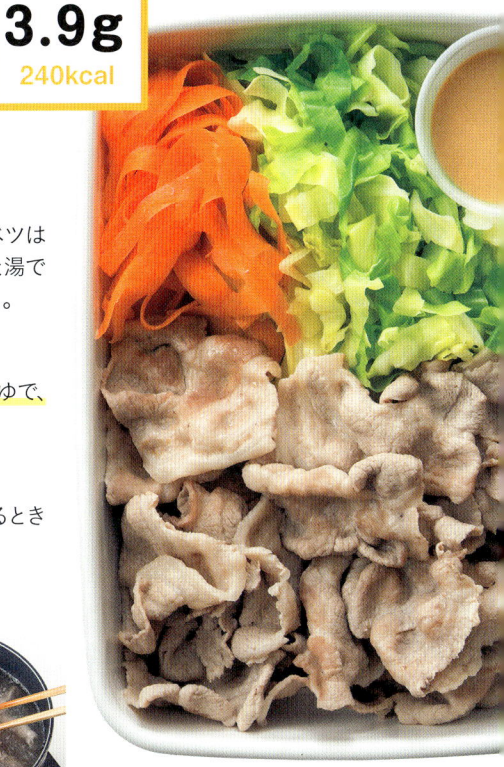

材料（4回分）

豚ロースしゃぶしゃぶ用肉
……300 g
にんじん……1/2 本
キャベツ……1/8 個
ごまだれ
 練りごま（白）
  ……大さじ1と1/2
 しょうゆ、だし汁
  ……各大さじ1
 酢……大さじ1と1/2
 砂糖、しょうが
 （すりおろし）
  ……各小さじ1/2

作り方

1. 野菜を切り、ゆでる

にんじんはピーラーで薄くむき、キャベツは太めのせん切りにする。ともに沸騰した湯で2分ほどゆで、ざるに上げて水けをきる。

2. 肉をゆでる

静かに沸く湯で豚肉の色が変わるまでゆで、ざるに上げて水けをきる。

3. ごまだれを作る

ごまだれの材料を混ぜ、お弁当をつめるときにかける。

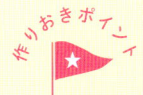作りおきポイント 豚肉は静かに沸く湯でしっかりと色が変わるまでゆでたら、ざるに上げてそのまま冷まして。時間がたってもしっとりとやわらかいままです。

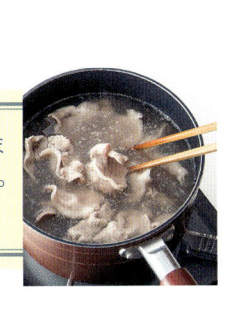

作りおきを
アレンジ

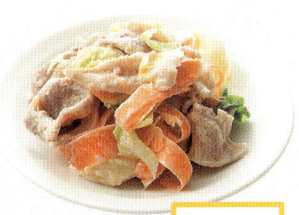

豚しゃぶの
たらこマヨあえ

糖質
3.2g
308kcal

材料（1人分）

豚と野菜のしゃぶしゃぶ……1回分
甘塩たらこ……1/5 腹
マヨネーズ……大さじ1

作り方

1 たらこは身をほぐし、マヨネーズと混ぜ合わせる。
2 1に豚と野菜のしゃぶしゃぶを加えてあえる。

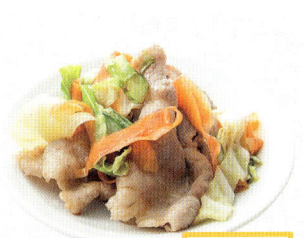

豚しゃぶの
オイスターソース炒め

糖質
3.9g
242kcal

材料（1人分）

豚と野菜のしゃぶしゃぶ……1回分
ごま油……小さじ1/2
A｜オイスターソース、酒……各小さじ1

作り方

1 フライパンにごま油を中火で熱し、豚と野菜のしゃぶしゃぶをさっと炒め、Aを加えて全体にからめる。

豚肉の野菜巻き弁当

- 肉弁当 7 -

野菜が一緒にとれる肉巻きはボリュームがあってダイエット向き。
コクのあるなすの揚げ浸し、滋味豊かな油揚げの宝煮とは相性抜群です。

糖質
48.1g
599kcal

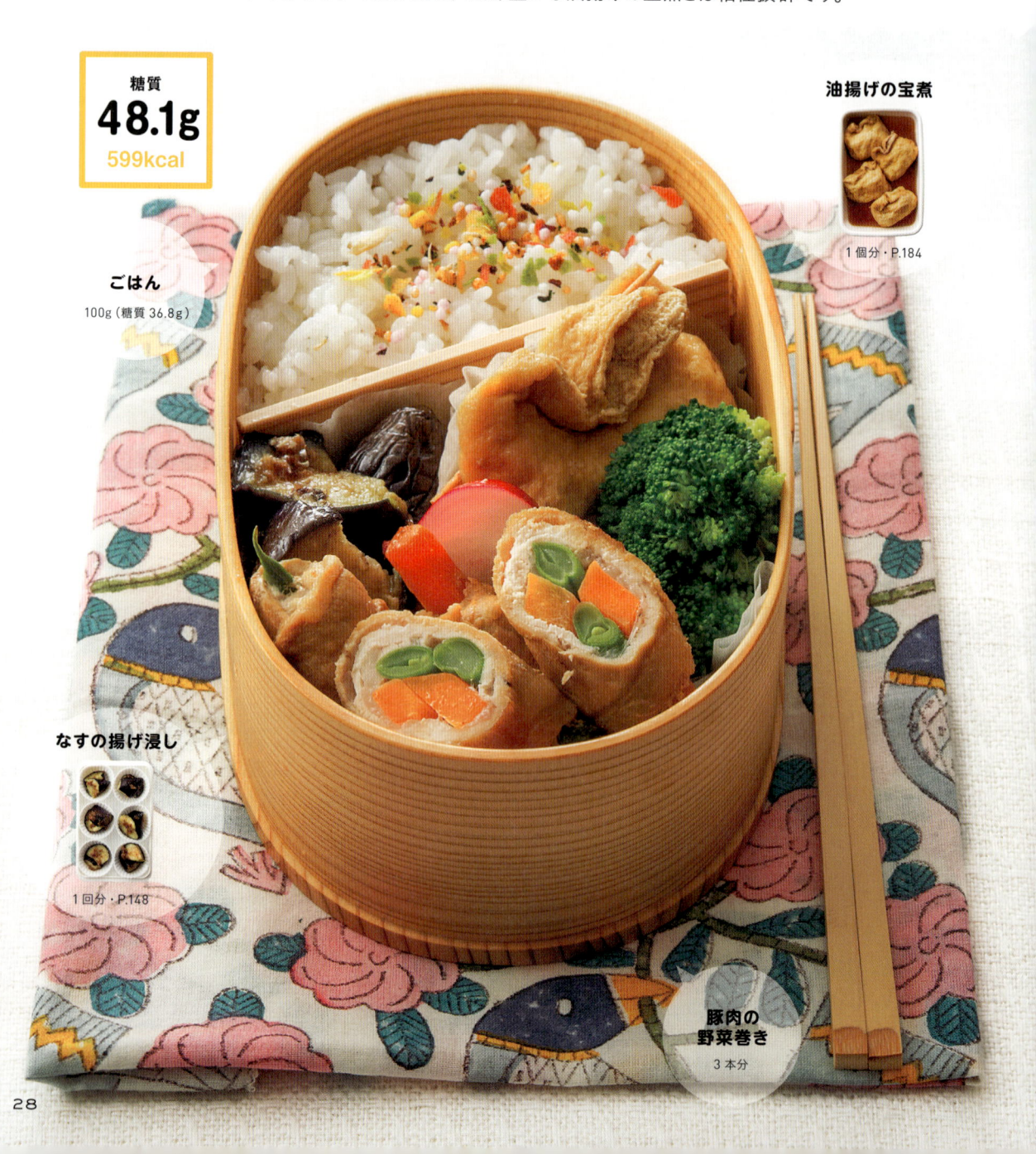

ごはん
100g（糖質 36.8g）

油揚げの宝煮
1個分・P.184

なすの揚げ浸し
1回分・P.148

**豚肉の
野菜巻き**
3本分

彩りがよく、食べごたえもあって◎。

豚肉の野菜巻き

`冷蔵3〜4日` `冷凍2週間` `レンジで温める`

糖質
3.9g
227kcal

3本分

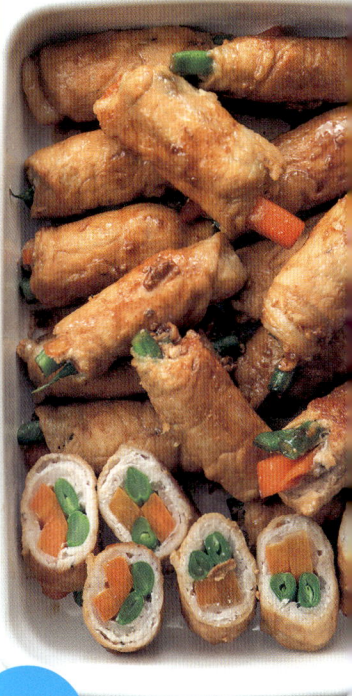

材料（12本分）

豚ロース薄切り肉
　……12枚（300g）
さやいんげん……4〜6本
にんじん……⅓本
サラダ油……小さじ1
A　しょうゆ
　　……大さじ1と½
　みりん、砂糖
　　……各小さじ1
　しょうが汁……小さじ½

作り方

1. 下準備をする

にんじんは8mm角の拍子木切りにし、さやいんげんと一緒に熱湯で4分ゆで、水けをきる。どちらも豚肉の幅に合わせて切る。

2. 肉で野菜を巻く

豚肉を広げ、1を等分に手前に置いて並べ、端からしっかりと巻く。巻き終わりを手で押さえて形を整える。

3. 焼いて、たれをからめる

フライパンにサラダ油を中火で熱し、2の巻き終わりを下にして入れ、ふたをして1〜2分焼く。弱火にしてときどき転がしながらさらに7〜9分焼く。余分な脂をふき取り、混ぜ合わせたAを加えて中火で煮からめる。

ヤセポイント 豚肉で野菜をきつめに巻いていけば、最後に薄力粉をふらなくてもはがれる心配なし！糖質オフにもなります。

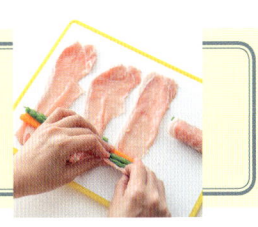

冷凍づめ **OK!**

作りおきをアレンジ

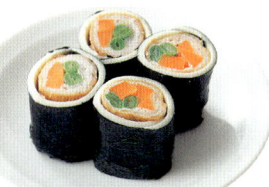

豚肉のチーズのり巻き

糖質 **3.0g** 223kcal

材料（1人分）

豚肉の野菜巻き……2本
スライスチーズ……2枚
焼きのり……適量

作り方

1　豚肉の野菜巻きよりやや大きめの焼きのりを用意し、上にスライスチーズをのせる。
2　1に豚肉の野菜巻きを手前にのせ、端からくるくると巻き、巻き終わりを水少々（分量外）で留める。食べやすい大きさに切る。

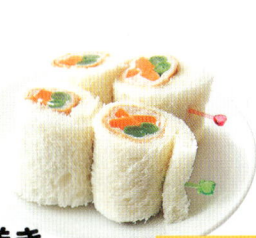

豚肉の野菜巻きサンドイッチ

糖質 **20.6g** 292kcal

材料（1人分）

豚肉の野菜巻き……2〜3本
食パン（サンドイッチ用）……2枚
マヨネーズ……少々

作り方

1　食パンにマヨネーズをぬる。
2　1に豚肉の野菜巻きを手前にのせ、端からしっかりと巻き、ラップで包んでなじませる。食べやすい大きさに切る。

豚のしょうが焼き弁当

- 肉弁当 8 -

豚のしょうが焼き弁当はガッツリ食べたい男性にもおすすめ！
甘辛い味つけなのに糖質オフだから、安心して食べられます。

ひじきのあっさり煮

1回分・P.193

ごはん

100g（糖質 36.8g）

焼きパプリカのマリネ

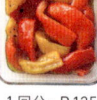

1回分・P.135

**豚の
しょうが焼き**

1回分

**ねぎと青じその
卵焼き**

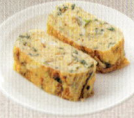

1切れ分・P.177

糖質
49.5g
529kcal

しょうが焼き用がなければ薄切り肉でもOK！

豚のしょうが焼き

`冷蔵3〜4日` `冷凍2週間` `レンジで温める`

糖質
3.3g
227kcal

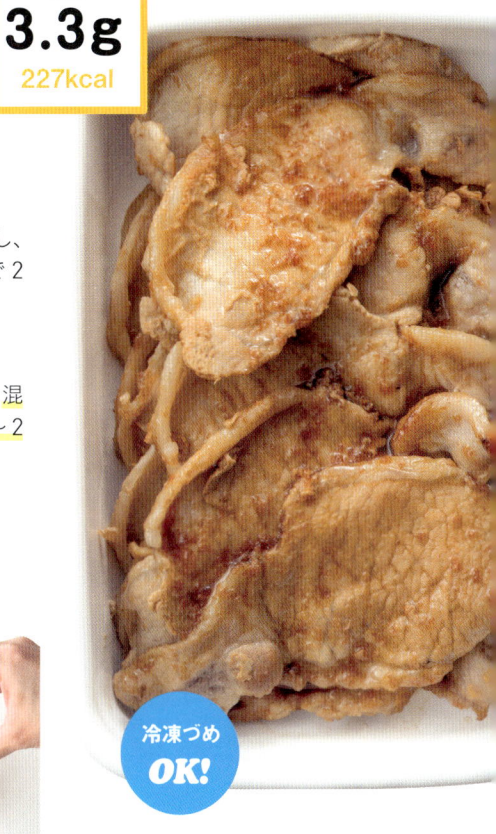

冷凍づめ
OK!

材料（4回分）

豚肩ロースしょうが焼き用肉
　……320g
サラダ油……小さじ1
A しょうが（すりおろし）
　　……大さじ½
　　しょうゆ……大さじ1と½
　　みりん……大さじ1

作り方

1. 焼く

フライパンにサラダ油を中火で熱し、豚肉を入れて両面に火が通るまで2〜3分ずつ焼く。

2. たれをからめる

フライパンの余分な脂をふき取り、混ぜ合わせたAを加え、中火で1〜2分煮からめる。

ヤセポイント しょうがを多めに加えてたれに深みを出し、甘みは砂糖の代わりにみりんのみを使って糖質オフ！ 照りも出ます。

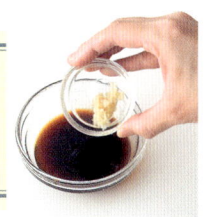

作りおきを アレンジ

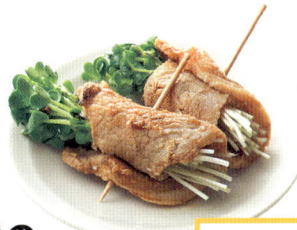

しょうが焼きの 貝割れ菜巻き

糖質
3.0g
202kcal

材料（1人分）

豚のしょうが焼き……2枚
貝割れ菜……½パック
マヨネーズ……適量

作り方

1 豚のしょうが焼きに根元を切り落とした貝割れ菜をのせ、マヨネーズを絞って端から巻き、爪楊枝で巻き終わりを留める。

しょうが焼きと 青菜のおにぎり

糖質
39.2g
328kcal

材料（1人分）

豚のしょうが焼き……2枚
ごはん……100g
小松菜……1株
塩……少々
いりごま（白）……小さじ⅓

作り方

1 小松菜はたっぷりの熱湯で塩ゆでし、流水にさらして水けをよく絞る。1cm幅に切り、ごまを混ぜる。豚のしょうが焼きは長さを半分に切ってから1.5cm幅に切る。

2 1をごはんに混ぜ、お好みの形に握る。

豚肉のバルサミコソテー弁当

- 肉弁当 9 -

肉厚の豚ヒレ肉は冷めてもやわらかく、コク深い酸味がクセになる味！
副菜には色鮮やかな野菜おかずと明太マヨ味の厚揚げを添えて。

アスパラのベーコン巻き

2個分・P.144

**豚肉の
バルサミコ
ソテー**
1回分

ごはん
100g（糖質36.8g）

糖質
44.4g
516kcal

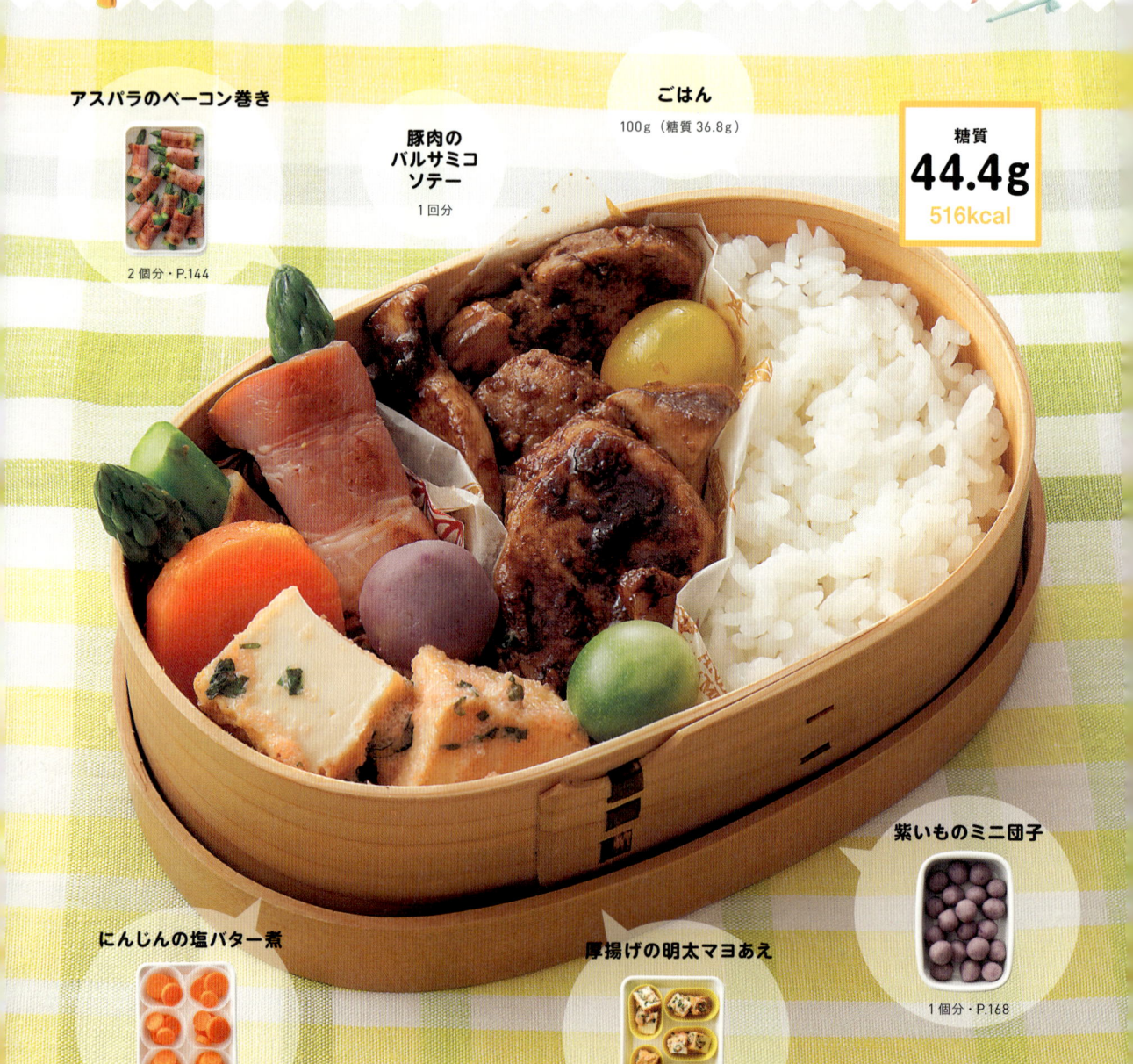

紫いものミニ団子

1個分・P.168

にんじんの塩バター煮

1枚分・P.130

厚揚げの明太マヨあえ

1回分・P.183

バルサミコ酢の酸味とコクがたまりません。

豚肉のバルサミコソテー

`冷蔵3〜4日` `冷凍2週間` `レンジで温める`

材料（4回分）

豚ヒレ肉……320g
エリンギ……2本
塩、こしょう……各少々
薄力粉、オリーブオイル
　……各大さじ½
A｜バルサミコ酢……大さじ4
　｜白ワイン……大さじ1
　｜しょうゆ、砂糖
　｜……各小さじ1

作り方

1. 準備をする

豚肉は1cm厚さに切り、塩、こしょう、薄力粉をまぶす。エリンギは長さを半分に切ってから5mm厚さに切る。

2. 焼く

フライパンにオリーブオイルを中火で熱し、1を焼き色がつくまで焼く。ふたをして弱火で2〜3分焼き、裏返して同様に焼く。

3. たれをからめる

フライパンに混ぜ合わせたAを加え、中火で煮からめる。

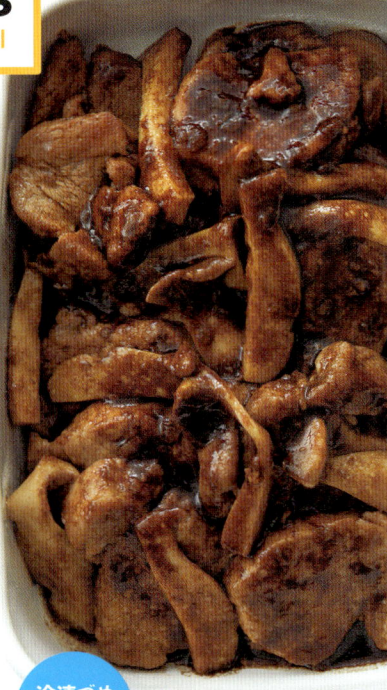

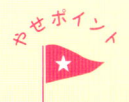 **ヤセポイント** 豚ヒレ肉は冷めても固くなりづらいので、厚めに切りましょう。食べごたえもアップするので、腹持ちもよいです。

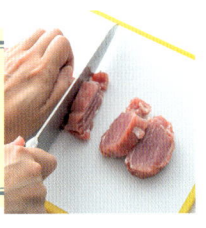

冷凍づめ **OK!**

作りおきをアレンジ

豚肉の ベーコン巻き焼き

材料（1人分）

豚肉のバルサミコソテー（豚肉＆エリンギ）……各2個
スライスベーコン……2枚
粗びき黒こしょう……少々

作り方

1　豚肉のバルサミコソテーの豚肉は大きければ半分に切り、エリンギは縦半分に切る。
2　ベーコンが長ければ⅔の長さに切って1を巻き、爪楊枝で留める。オーブントースターで5〜7分焼き、粗びき黒こしょうをふる。

豚肉の チーズ焼き

材料（1人分）

豚肉のバルサミコソテー……⅙量
溶けるチーズ……20g
パセリ（みじん切り）……少々

作り方

1　豚肉のバルサミコソテーの豚肉は3等分に切り、エリンギは大きければ食べやすい大きさに切る。
2　アルミカップに1を入れて溶けるチーズをのせ、オーブントースターでチーズが溶けるまで3〜5分焼き、パセリをちらす。

牛焼き肉弁当

- 肉弁当 10 -

お昼ごはんが待ち遠しくなるゴージャスな牛焼き肉弁当。
全体が茶色くならないように卵や紫キャベツのおかずで彩りアップ。

しらたきごはん

100g（糖質 25.8g）・P.128

**ウィンナーの
ケチャップ炒め**

1/8 量・P.72

**紫キャベツと
ハムのマリネ**

1回分・P.153

牛焼き肉

1回分

スクランブルエッグ茶巾

1個分・P.181

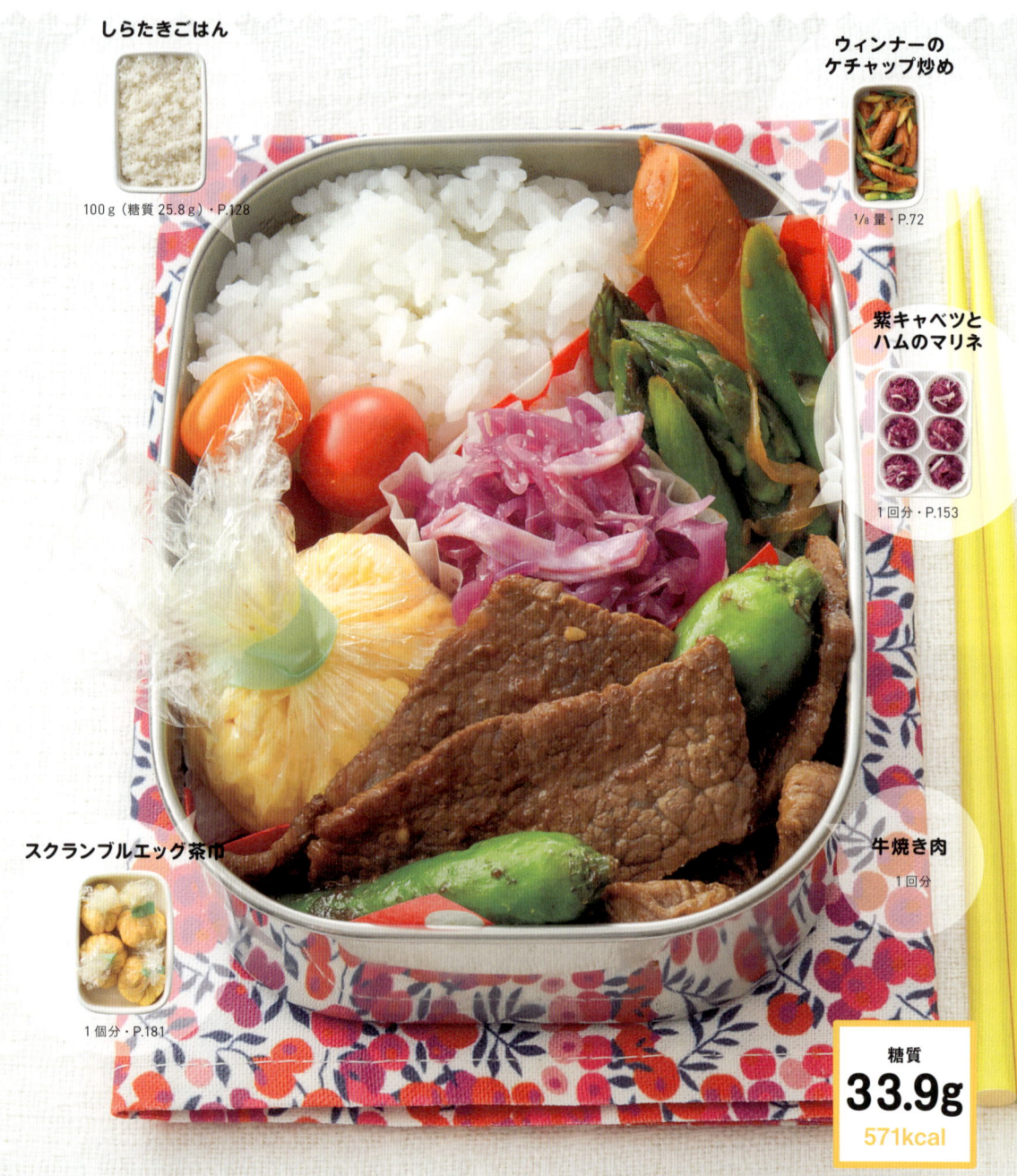

糖質
33.9g
571kcal

低糖質なししとうを加えてボリュームアップ！

牛焼き肉

`冷蔵 3 〜 4 日` `冷凍 2 週間` `レンジで温める`

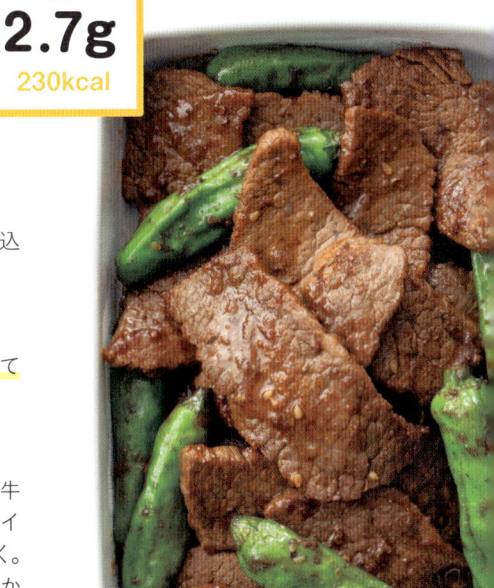

糖質
2.7g
230kcal

材料（4回分）

牛焼き肉用（または牛薄切り肉）
　……350 g
ししとう……8 本
ごま油……小さじ ½
焼き肉のたれ……大さじ 2
コチュジャン……小さじ 1

作り方

1. 下準備をする

ししとうはへたを除き、1か所切り込みを入れる。

2. たれを作る

焼き肉のたれにコチュジャンを加えて混ぜる。

3. 牛肉を焼く

フライパンにごま油を中火で熱し、牛肉の両面を火が通るまで焼く。フライパンの空いたところに **1** も入れて焼く。余分な脂をふき取り、**2** を加えて煮からめる。

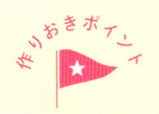 焼き肉のたれにコチュジャンを少し加えると、時間がたっても水っぽくなりづらく、おいしく食べられます。

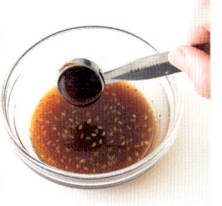

冷凍づめ
OK!

作りおきをアレンジ

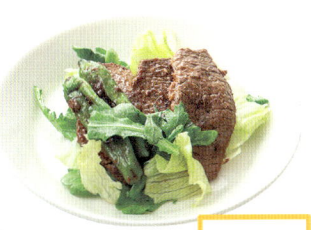

焼き肉と春菊のサラダ

糖質
3.1g
239kcal

材料（1人分）

牛焼き肉＆ししとう……1回分
春菊の葉（ちぎる）……2 〜 3 本分
レタス（ちぎる）……1 枚
ごま油、塩……各少々

作り方

1　春菊の葉とレタスはごま油と塩であえる。
2　1の上に焼き肉とししとうをのせる。

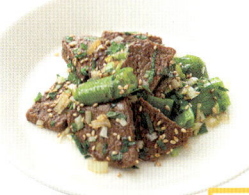

焼き肉のねぎしそあえ

糖質
2.8g
233kcal

材料（1人分）

牛焼き肉＆ししとう……1回分
長ねぎ（粗みじん切り）……4㎝
青じそ（粗みじん切り）……2 枚
いりごま（白）……小さじ 1

作り方

1　牛焼き肉、ししとうはひと口大に切る。
2　1に長ねぎ、青じそ、ごまを加えてあえる。

牛肉のチャプチェ弁当

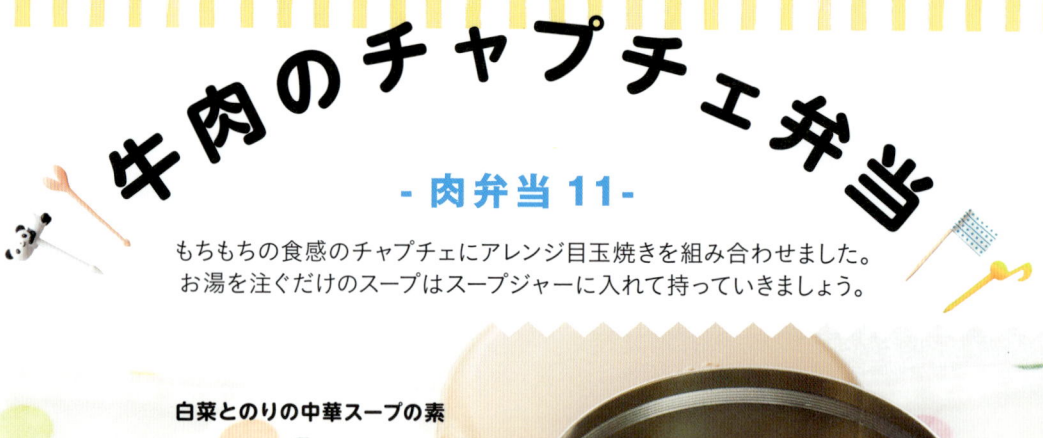

- 肉弁当 11 -

もちもちの食感のチャプチェにアレンジ目玉焼きを組み合わせました。
お湯を注ぐだけのスープはスープジャーに入れて持っていきましょう。

白菜とのりの中華スープの素

1回分・P.201

**牛肉の
チャプチェ**

1回分

ごはん

100 g（糖質 36.8 g）

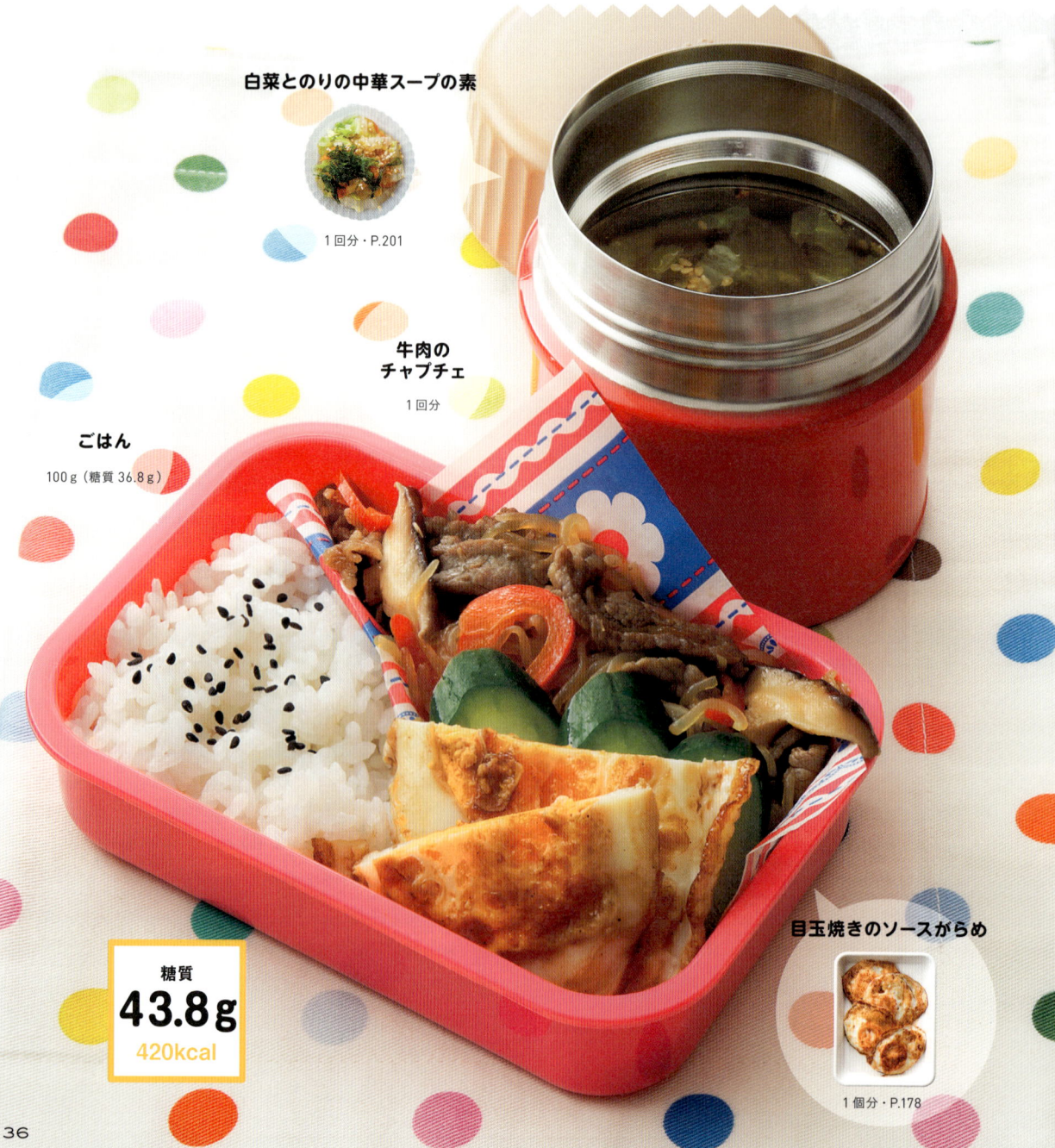

糖質
43.8 g
420kcal

目玉焼きのソースがらめ

1個分・P.178

牛肉に下味をつけるとやわらかさがアップ。

牛肉のチャプチェ

`冷蔵3〜4日` `冷凍NG` `レンジで温める`

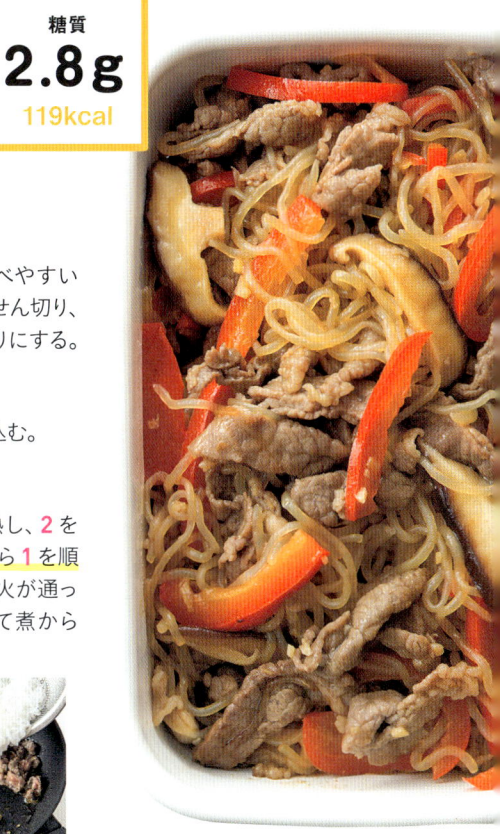

材料（6回分）

牛ロース薄切り肉……200g
しらたき（アク抜き済み）
　……大1袋（300g）
パプリカ（赤）……1/3個
しいたけ……3個
A｜ごま油、しょうゆ……各大さじ1/2
　｜しょうが、にんにく（各みじん切り）
　｜　……各小さじ1
ごま油……大さじ1/2
B｜しょうゆ……大さじ1と1/3
　｜オイスターソース……大さじ1
　｜砂糖、顆粒中華スープの素
　｜　……各大さじ1/2

作り方

1. 下準備をする

しらたきは水けをよくきり、食べやすい長さに切る。パプリカは太めのせん切り、しいたけは石づきを除き、薄切りにする。

2. 牛肉に下味をつける

牛肉は1cm幅に切り、**A**をもみ込む。

3. 具材を炒める

フライパンにごま油を中火で熱し、**2**を炒める。肉の色が変わってきたら**1**を順に加え、強火で炒める。全体に火が通ったら、混ぜ合わせた**B**を加えて煮からめる。

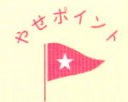

ヤセポイント
春雨の代わりに低糖質で食物繊維を含むしらたきを使って作ります。水けをしっかりときってから加えると、おいしさ長持ち！

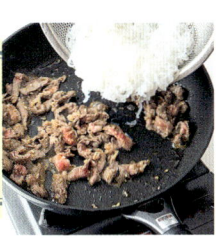

`作りおきをアレンジ`

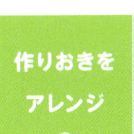

チャプチェの卵包み

材料（1人分）

牛肉のチャプチェ……1回分
A｜卵……1個
　｜塩、こしょう……各少々
サラダ油……小さじ1/3

作り方

1　**A**は混ぜ合わせる。
2　小さめのフライパンにサラダ油を中火で熱し、**1**を流し入れる。半熟状になったら、汁けをきった牛肉のチャプチェをのせて半分に折りたたみ、弱火で両面を焼いて火を通す。お好みで切り分ける。

チャプチェのリーフレタス巻き

材料（1人分）

牛肉のチャプチェ……1回分
リーフレタス……1〜2枚

作り方

1　ラップの上にリーフレタスを置き、汁けをきった牛肉のチャプチェをのせる。
2　春巻きを作る要領で、手前を少し巻き込んで左右を折りたたみ、しっかりと巻いてラップで包む。ラップの上から半分に切る。

牛肉のねぎ巻き焼き弁当

- 肉弁当 12 -

ねぎのシャキ、トロッとした歯ごたえがおいしい牛肉のねぎ巻き。
桜えびの卵焼き、きくらげと春雨の酢の物を添えて飽きのこない組み合わせに。

ごはん

100g（糖質 36.8g）

糖質
43.5g
414kcal

牛肉の
ねぎ巻き焼き

2本分

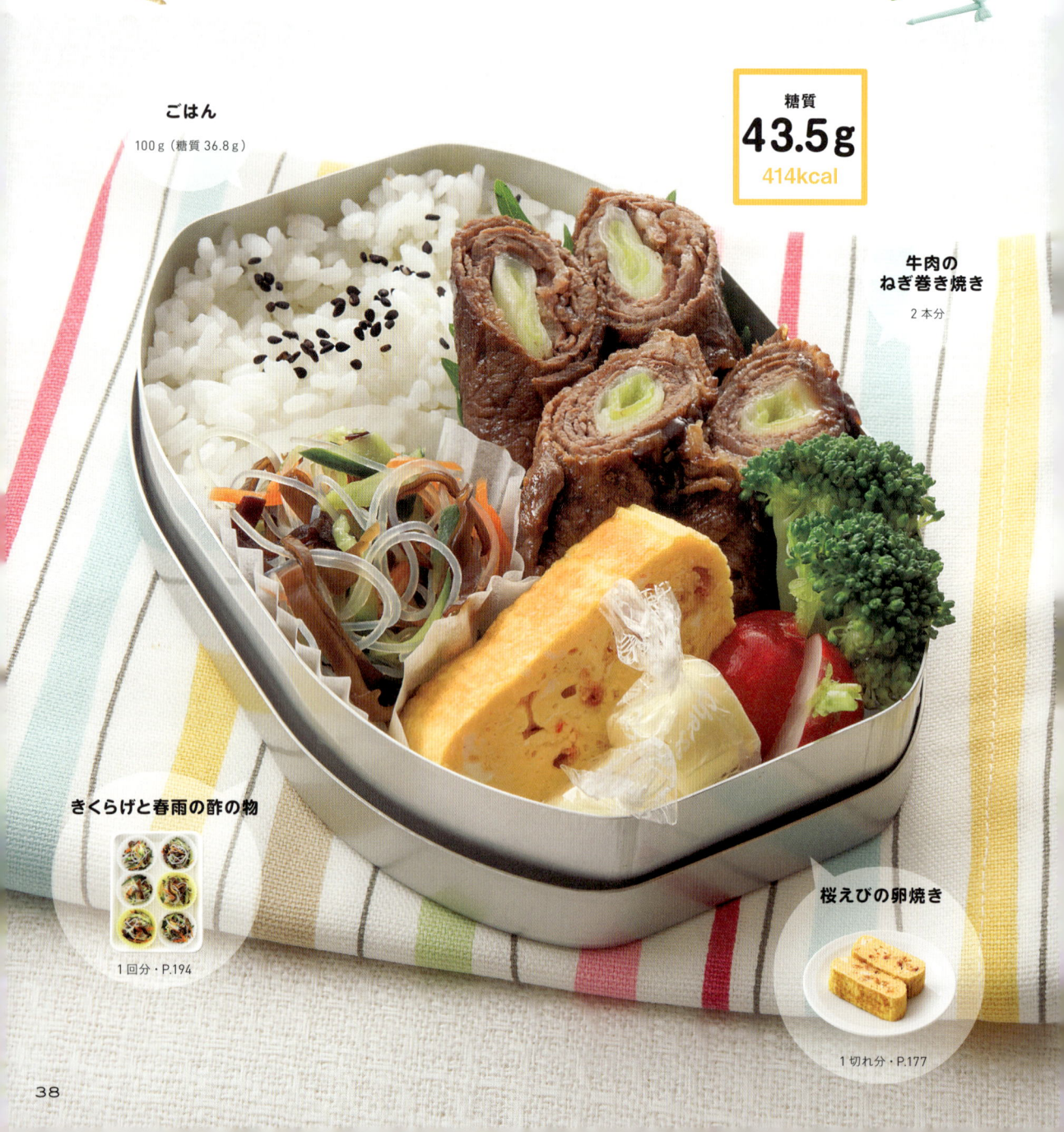

きくらげと春雨の酢の物

1回分・P.194

桜えびの卵焼き

1切れ分・P.177

味つけはオイスターソースと酒だけ！

牛肉のねぎ巻き焼き

`冷蔵3〜4日` `冷凍2週間` `レンジで温める`

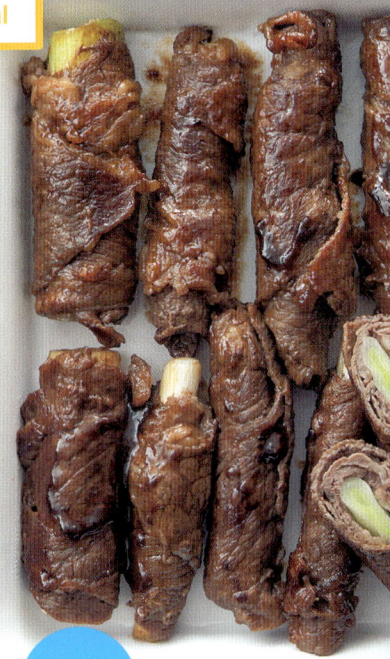

糖質
3.0g
146kcal

2本分

材料（8〜9本分）

牛ロース薄切り肉……300g
長ねぎ……1〜1と½本
サラダ油……小さじ1
A｜オイスターソース
　　……大さじ2
　｜酒……大さじ1

作り方

1. 下準備をする

長ねぎは牛肉の幅に合わせて5cm程度の
ぶつ切りにし、肉の枚数分準備する。

2. 巻く

牛肉を広げ、**1**を手前にのせてしっかりと
巻き、巻き終わりを手で押さえる。

3. 焼く

フライパンにサラダ油を中火で熱し、**2**の
巻き終わりを下にして入れ、ふたをして1
〜2分焼く。弱火にしてときどき転がしな
がら8〜10分焼く。余分な脂をふき取り、
混ぜ合わせた**A**を加えて煮からめる。

ヤセポイント

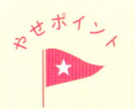

肉巻きの野菜は根菜などではなく、低糖質
の長ねぎにするのがポイント。粉をつけな
いので、巻き終わりは手でしっかり押さえて。

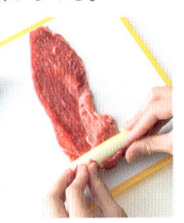

冷凍づめ
OK!

**作りおきを
アレンジ**

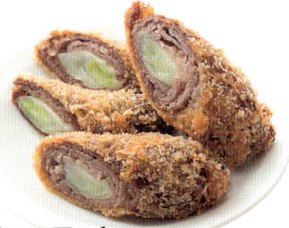

牛肉のねぎ巻きフライ

材料（1人分）

牛肉のねぎ巻き焼き……2本
薄力粉……小さじ1
溶き卵……⅓個分
パン粉……大さじ1
揚げ油……適量

糖質
7.0g
256kcal

作り方

1　牛肉のねぎ巻き焼きに薄力粉、溶き卵、パン粉を順にまぶす。
2　170℃の揚げ油で**1**を2分ほど揚げ、油をよくきる。食べや
　すい大きさに切り分ける。

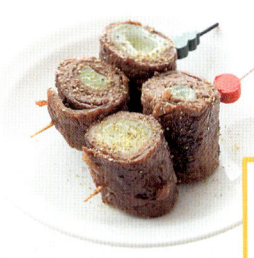

糖質
3.0g
146kcal

牛肉のねぎ巻き焼きの山椒風味

材料（1人分）

牛肉のねぎ巻き焼き……2本
粉山椒……適量

作り方

1　牛肉のねぎ巻き焼きは2〜3等分に切り、爪楊枝か竹串
　に刺す。粉山椒をふる。

ふんわりハンバーグ弁当

- 肉弁当 13 -

糖質オフだとは気づかない！とびっきりおいしいハンバーグ弁当。
冷めてもおいしいやわらかい食感を楽しんでください！

ミニトマトのツナマヨサラダ

3個分・P.140

**ふんわり
ハンバーグ**

2個分

カリフラワーのカレー風味煮

1回分・P.154

だし巻き卵

1切れ分・P.176

ごはん

100g（糖質 36.8g）

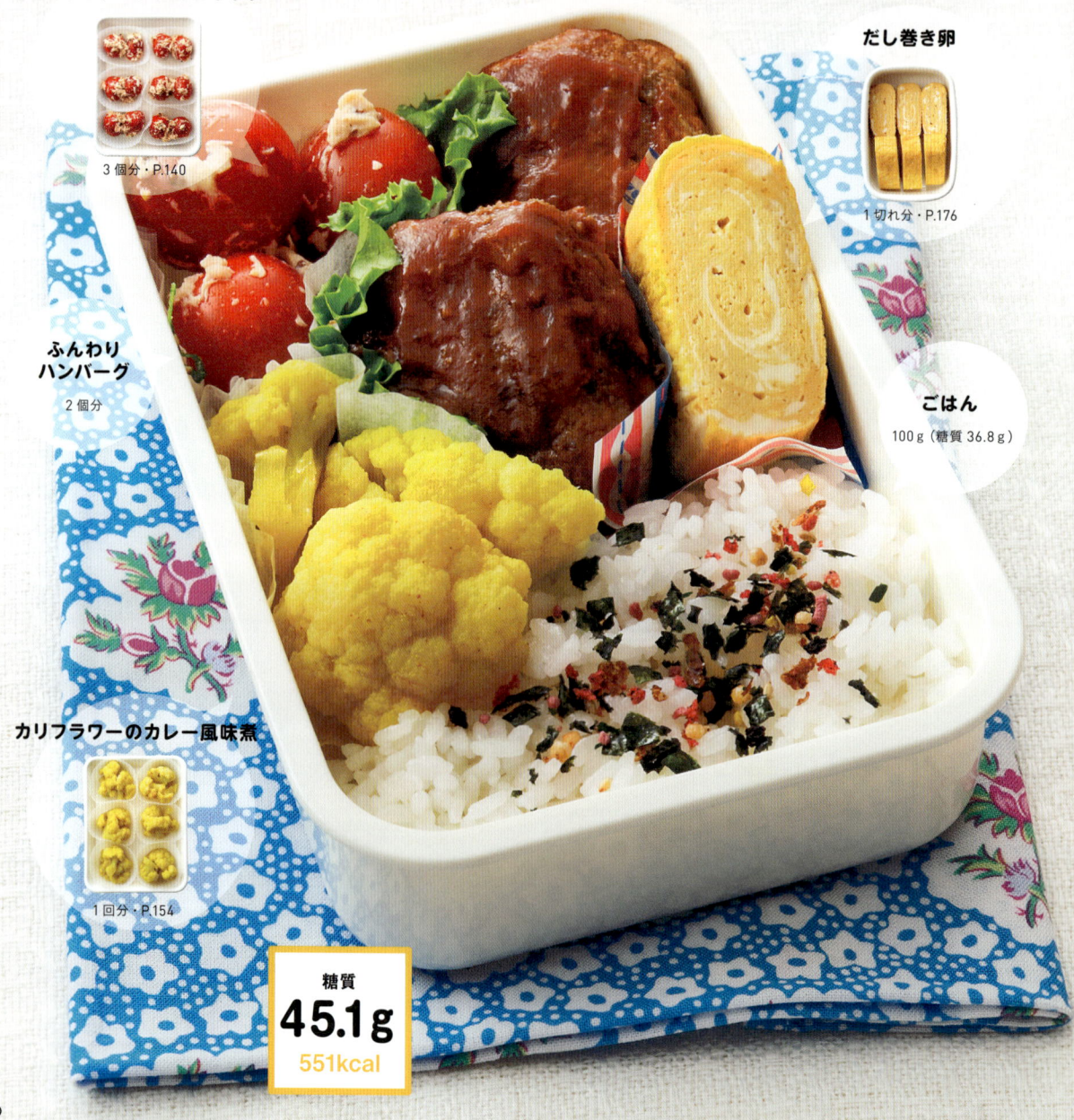

糖質
45.1g
551kcal

繰り返し食べたくなる定番の味です。

ふんわりハンバーグ

`冷蔵3〜4日`　`冷凍2週間`　`レンジで温める`

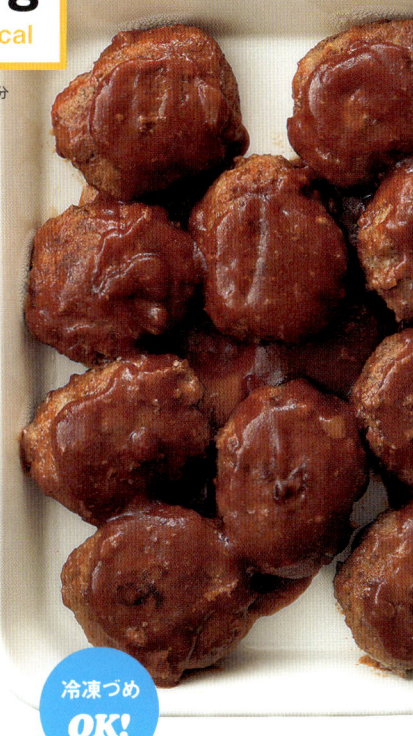

糖質
4.4g
240kcal

2個分

材料（5回分・10個分）

A
- 合いびき肉……400g
- 玉ねぎ（みじん切り）……½個
- おから（生）……100g
- 卵……1個
- 塩……小さじ⅔
- こしょう……少々

オリーブオイル……小さじ1

B
- トマトケチャップ……大さじ6
- 水……大さじ4
- ウスターソース……大さじ1
- しょうゆ……小さじ1
- 片栗粉……小さじ½
- （少量の水で溶く）

作り方

1. 肉だねを作る
ボウルにAの材料をすべて入れ、よく練り混ぜる。10等分にして小判形にまとめる。

2. 焼く
フライパンにオリーブオイルを中火で熱し、1の両面に焼き色をつける。ふたをして弱火で8分ほど焼き、取り出す。

3. ソースを作る
フライパンの余分な脂をふき取り、混ぜ合わせたBを加えて中火で煮立て、2にかける。

ヤセポイント
パン粉の代わりにおからを使って糖質オフ＆カロリーダウン！冷めても固くなりにくく、ふんわりとやわらかい食感が楽しめます。

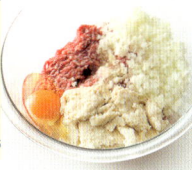

冷凍づめ
OK!

作りおきを
アレンジ

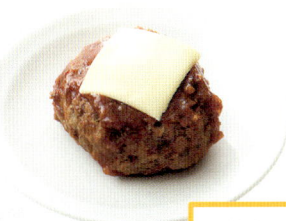

チーズハンバーグ

糖質
2.3g
134kcal

材料（1人分）
ふんわりハンバーグ……1個
スライスチーズ……¼枚

作り方
1　ふんわりハンバーグは電子レンジで温め、スライスチーズをのせる。

アボカド
ハンバーガー風

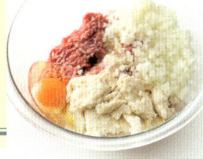

糖質
17.1g
309kcal

材料（1人分）
ふんわりハンバーグ……1個
ロールパン……1個
アボカド……¼個
レモン汁、マヨネーズ……各小さじ1

作り方
1　アボカドは5mm厚さに切り、レモン汁をまぶす。
2　ロールパンは横半分に切り、片方に1、ふんわりハンバーグをのせてマヨネーズを絞り、もう片方ではさむ。

しょうが風味の肉団子弁当

- 肉弁当 14 -

しょうがをきかせたやわらか肉団子に、エスニックサラダ、
厚揚げのおかず、具だくさん混ぜごはんでボリューム満点のお弁当に。

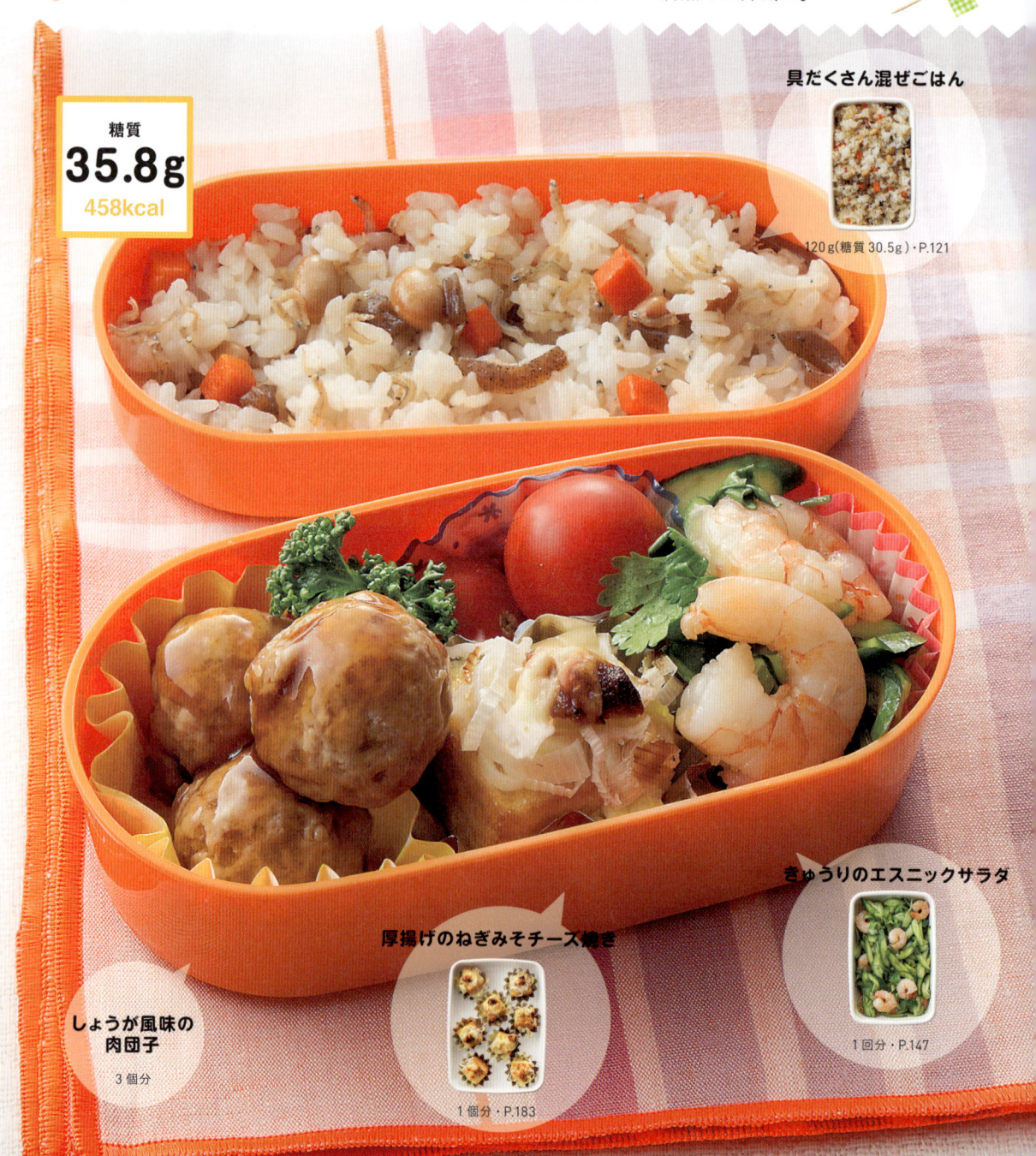

糖質
35.8g
458kcal

具だくさん混ぜごはん

120g（糖質30.5g）・P.121

きゅうりのエスニックサラダ

1回分・P.147

厚揚げのねぎみそチーズ焼き

1個分・P.183

しょうが風味の
肉団子

3個分

とろとろのたれが激うまです。

しょうが風味の肉団子

`冷蔵 3 〜 4日` `冷凍 2 週間` `レンジで温める`

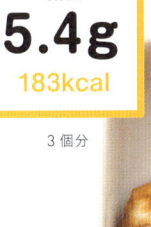

糖質
5.4g
183kcal

3 個分

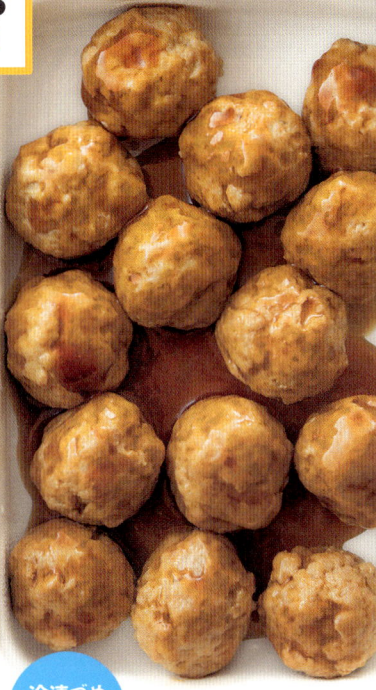

冷凍づめ
OK!

材料 (14 個分)

A 豚ひき肉……300 g
　玉ねぎ (みじん切り)
　　……1/8 個
　卵……1/2 個
　パン粉……大さじ 2
　しょうが (すりおろし)、
　　ごま油……各小さじ 1/2
　塩……小さじ 1/3
B 水……1/3 カップ
　しょうゆ……大さじ 2 と 1/2
　みりん……大さじ 1
　片栗粉……大さじ 1/2
　(少量の水で溶く)

作り方

1. 肉だねを作る

ボウルに **A** の材料をすべて入れ、よく練り混ぜる。14 等分にして丸める。

2. 肉団子をゆでる

沸騰した湯で **1** を 5 〜 6 分ゆで、ざるに上げる。

3. たれをからめる

フライパンに混ぜ合わせた **B** を入れ、中火で煮立て、**2** にからめる。

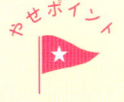 ヤセポイント
肉団子は揚げずにゆでることで、カロリーダウン！　そのうえ、ゆでるほうが冷めても固くならずしっとり仕上がります。

作りおきを
アレンジ

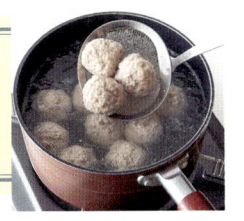

肉団子の野菜あんかけ

糖質
6.0g
196kcal

材料 (1 人分)

しょうが風味の肉団子……3 個
ピーマン (せん切り)……1/3 個
コーン缶……小さじ 1
ごま油……小さじ 1/3
A 水……大さじ 1 と 1/2
　塩……少々

作り方

1　フライパンにごま油を中火で熱し、ピーマンを炒める。
2　1 に肉団子、缶汁をきったコーン、**A** を加えてひと煮立ちさせて混ぜる。

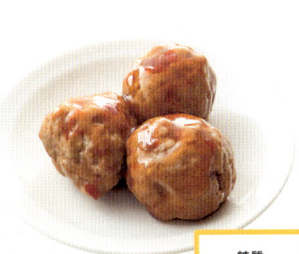

ピリ辛肉団子

糖質
5.4g
184kcal

材料 (1 人分)

しょうが風味の肉団子……3 個
水……大さじ 1
豆板醤……小さじ 1/4

作り方

1　耐熱容器に材料をすべて入れて混ぜ合わせ、ふんわりとラップをかけ、電子レンジで 30 秒加熱し、さらに混ぜる。

えのき入り焼売弁当

食物繊維たっぷりでヘルシーなえのき入り焼売が主役のお弁当。
副菜にはコクのある揚げ物やマヨサラダを添えるのがおすすめです。

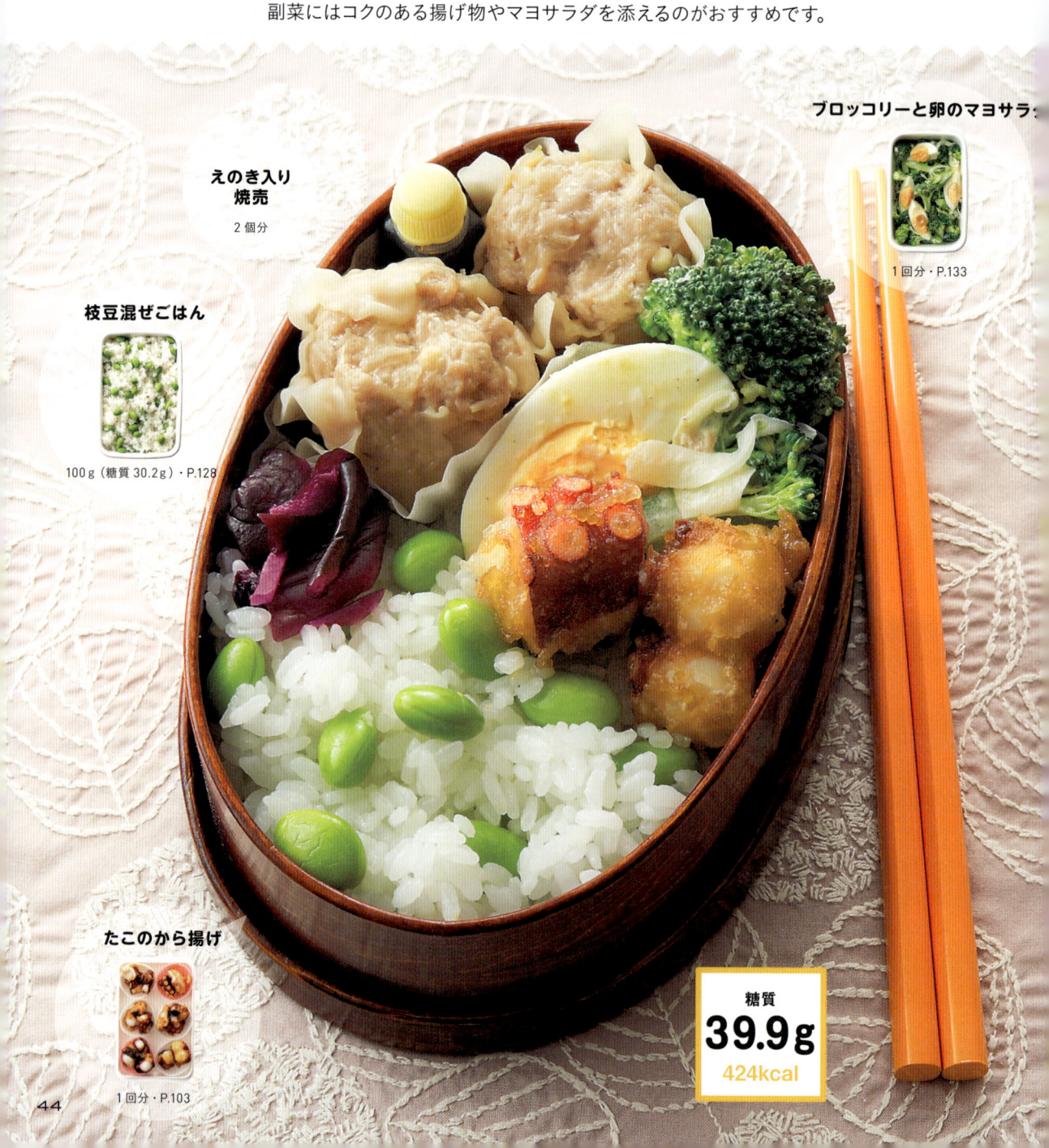

ブロッコリーと卵のマヨサラ
1回分・P.133

**えのき入り
焼売**
2 個分

枝豆混ぜごはん
100 g（糖質 30.2 g）・P.128

たこのから揚げ
1回分・P.103

糖質
39.9g
424kcal

44

シャキシャキのえのきの歯ごたえが新鮮。

えのき入り焼売

`冷蔵3日` `冷凍2週間` `レンジで温める`

糖質
5.9g
107kcal

2個分

材料（12個分）

A|豚ひき肉……200g
玉ねぎ（みじん切り）……⅛個
えのきだけ（石づきを取り、
　　粗みじん切り）……⅓パック
片栗粉……大さじ½
しょうゆ……小さじ2
しょうが（すりおろし）……小さじ½
塩……少々

焼売の皮……12枚
しょうゆ、練り辛子（お好みで）
　　……適宜

作り方

1. 肉だねを作る

ボウルに **A** の材料をすべて入れ、よく練り混ぜる。

2. 皮で包む

1 を12等分にして焼売の皮で包む。

3. 蒸す

蒸気が上がった蒸し器に **2** を入れ、中火〜強火で10〜12分蒸す。

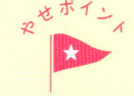
ヤセポイント
肉だねは焼売の皮から少し飛び出すようなイメージで包むと、見た目にボリュームが出て食べた！という満足感が味わえます。

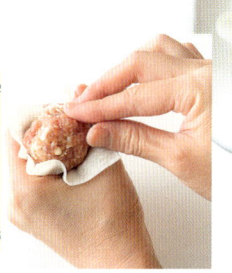

冷凍づめ
OK!

作りおきを
アレンジ

焼売の卵チャーハン

糖質
35.5g
355kcal

材料（1人分）

えのき入り焼売……2個
溶き卵……1個分
ごはん……80g
ごま油……小さじ½

A|しょうゆ……小さじ⅓
塩、こしょう……各少々

作り方

1　えのき入り焼売は4等分に切る。
2　フライパンにごま油を中火で熱し、溶き卵を流し入れ、半熟状になるまでさっと炒める。ごはん、**1** を加えて炒め合わせ、**A** で味をととのえる。

焼売のカレーチーズ焼き

糖質
5.6g
172kcal

材料（1人分）

えのき入り焼売……2個
カレー粉……小さじ⅙
溶けるチーズ……20g

作り方

1　アルミカップに焼売を入れ、カレー粉を全体にふる。
2　**1** に溶けるチーズをのせ、オーブントースターでチーズが溶けるまで5分ほど焼く。

豆もやし入りつくね弁当

- 肉弁当 16 -

冷めてもおいしい！豆もやし入りつくねに、しらす入り卵焼き、
なすとピーマンのみそ炒めを組み合わせた大人テイストの和風弁当です。

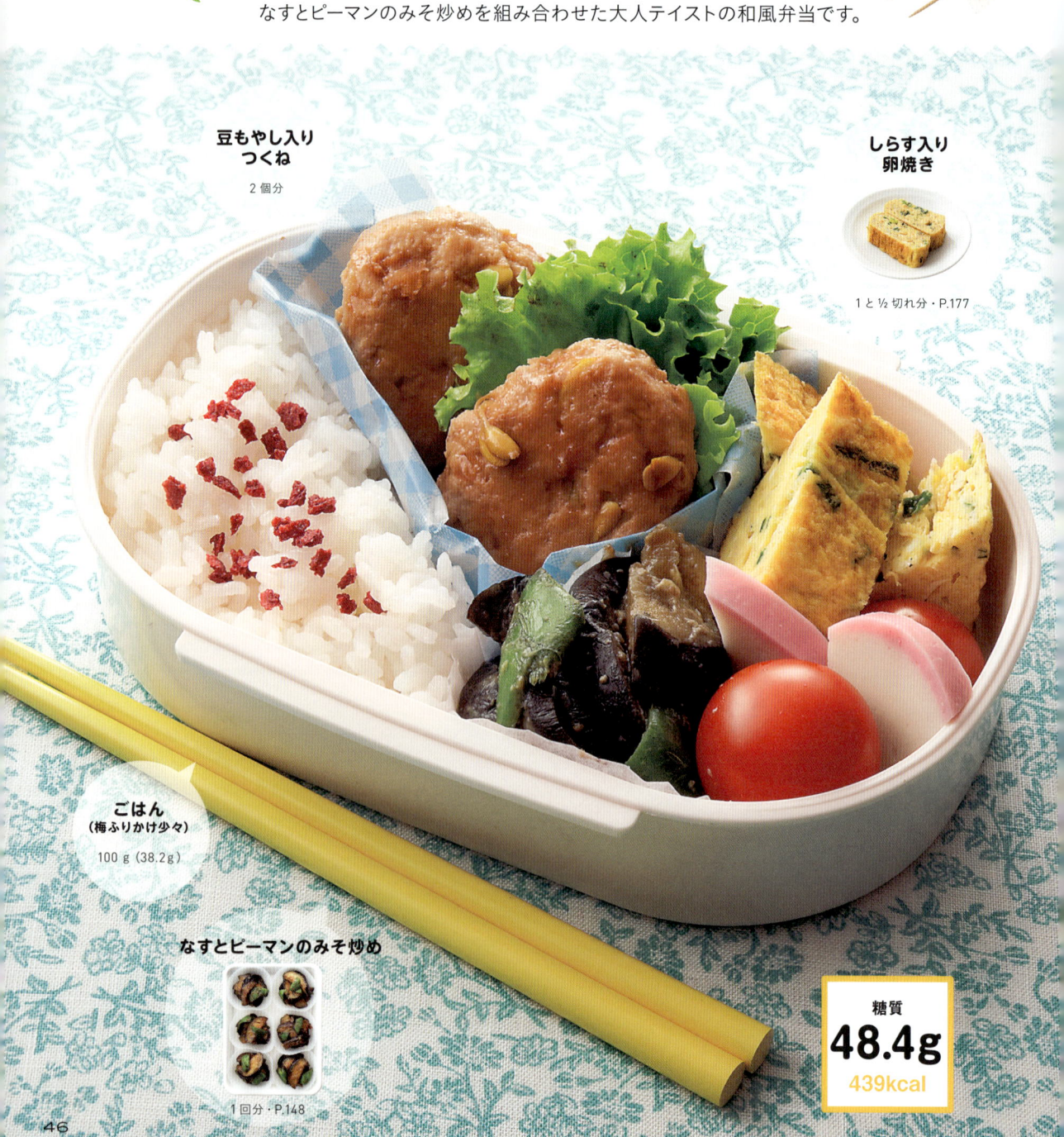

豆もやし入り つくね
2個分

しらす入り 卵焼き
1と ½ 切れ分・P.177

ごはん （梅ふりかけ少々）
100 g（38.2 g）

なすとピーマンのみそ炒め
1回分・P.148

糖質
48.4g
439kcal

豆もやし入りで食べごたえがアップ！

大豆もやし入りつくね

`冷蔵2〜3日` `冷凍2週間` `レンジで温める`

糖質
3.6g
126kcal
2個分

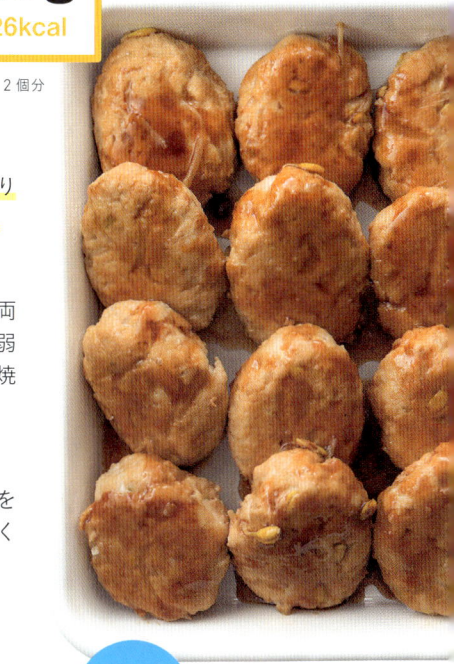

材料 (12回分)

A | 鶏むねひき肉……300g
　| 玉ねぎ (みじん切り)……1/6 個
　| 豆もやし (2〜3等分に切る)
　| 　……1/3 パック
　| おから (生)……70g
　| しょうゆ、片栗粉……大さじ 1/2
　| しょうが (すりおろし)……小さじ 1
サラダ油……小さじ 2
B | しょうゆ、だし汁
　| 　……各大さじ 2
　| 砂糖……小さじ 1
　| 片栗粉……小さじ 1/2
　| (水小さじ 2 で溶く)

作り方

1. 肉だねを作る

ボウルに **A** の材料をすべて入れ、よく練り混ぜる。12 等分にして小判形にまとめる。

2. 蒸し焼きにする

フライパンにサラダ油を中火で熱し、**1** の両面に焼き色をつける。ふたをして中火〜弱火にし、途中上下を返しながら 6〜8 分焼き、いったん取り出す。

3. たれをからめる

余分な油はふき取り、混ぜ合わせた **B** を加えてとろりとするまで煮つめる。**2** のつくねを戻し入れ、全体にたれをからめる。

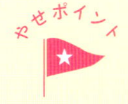

ヤセポイント 糖質の低い豆もやしを肉だねに混ぜてボリュームアップ。豆もやし自体にうまみもあるのでおいしさも倍増します。

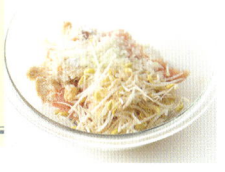

冷凍づめ
OK!

作りおきを
アレンジ

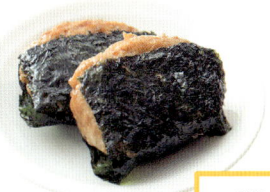

糖質
3.8g
129kcal

韓国のり巻きつくね

材料 (1人分)

豆もやし入りつくね……2 個
韓国のり……2 枚

作り方

1　豆もやし入りつくねは韓国のりで巻く。

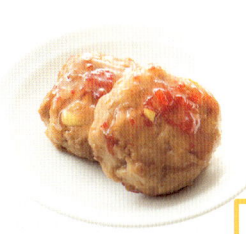

糖質
5.9g
137kcal

エスニック風つくね

材料 (1人分)

豆もやし入りつくね……2 個
スイートチリソース……大さじ 1/2

作り方

1　フライパンに豆もやし入りつくね、スイートチリソースを入れ、中火で 2〜3 分煮からめる。

ガパオ風鶏ひき肉炒め弁当

ごはんにガパオ風鶏ひき肉炒めをのせたエスニック風弁当。
いつもと違った味つけにしてみると、楽しくダイエットが続けられます。

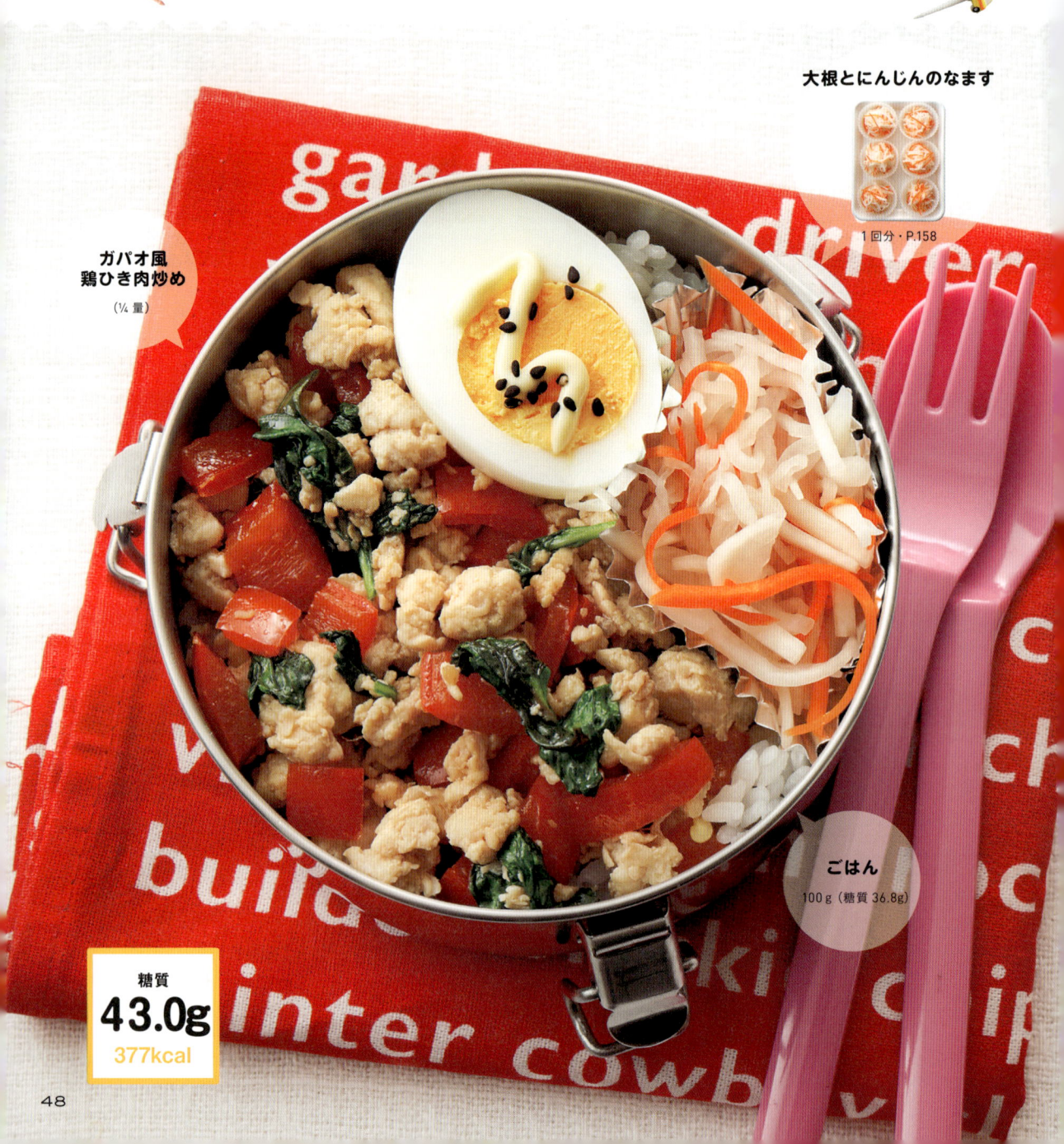

大根とにんじんのなます

1回分・P.158

ガパオ風
鶏ひき肉炒め
(¼ 量)

ごはん
100 g（糖質 36.8g）

糖質
43.0g
377kcal

パプリカの代わりにピーマンでもおいしい！

ガパオ風鶏ひき肉炒め

冷蔵 3 〜 4 日　冷凍 2 週間　レンジで温める

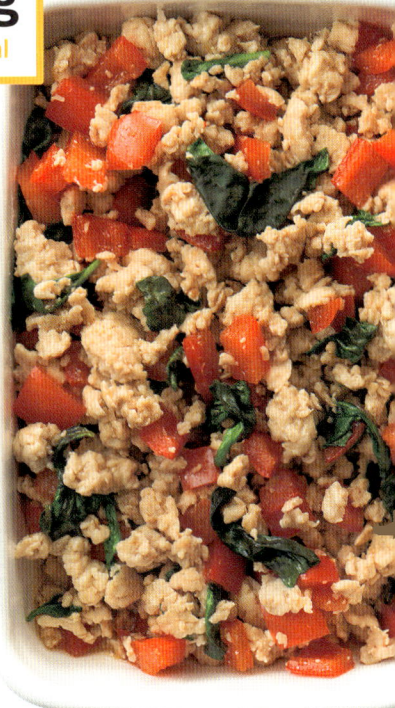

糖質
3.2g
156kcal

(¼ 量)

材料 (4 〜 6 回分)

鶏むねひき肉……300 g
パプリカ (赤)……1 個
バジルの葉……2 枝分 (1 パック)
サラダ油……小さじ 1
A　ナンプラー……大さじ 2 と ½
　　オイスターソース……大さじ 1
　　酒、しょうが (すりおろし)
　　　……各小さじ 1

作り方

1. 下準備をする

パプリカは 1cm角に切る。

2. 炒める

フライパンにサラダ油を中火で熱し、ひき肉を炒める。8 割ほど火が通ったら、1 を加えて 3 〜 5 分炒める。

3. 調味する

2 に混ぜ合わせた A を加えて中火で煮からめ、ちぎったバジルの葉を加えてひと混ぜする。

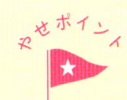

やせポイント
ダイエットを楽しく続けるためには味つけにひと工夫を。ナンプラーを使うとコクが簡単に出せるので、味つけのマンネリを打破できます。

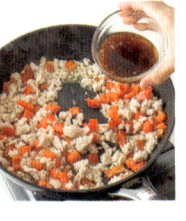

作りおきを
アレンジ

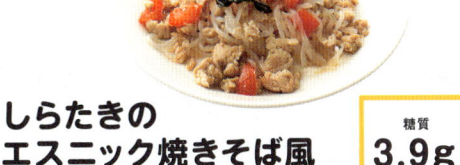

ガパオ風炒めの クレープ風巻き

糖質
3.4g
232kcal

材料 (1人分)

ガパオ風鶏ひき肉炒め……1 回分
薄焼き卵……1 枚
リーフレタス……1 枚

作り方

1　ラップの上に薄焼き卵、リーフレタス、汁けをきったガパオ風鶏ひき肉炒めを順にのせる。
2　クレープのように端から巻く (お弁当では別々に持っていき、巻きながら食べる)。

しらたきの エスニック焼きそば風

糖質
3.9g
164kcal

材料 (1人分)

ガパオ風鶏ひき肉炒め……1 回分
しらたき (アク抜き済み)……50 g

作り方

1　しらたきは水けをよくきり、2 〜 3 等分に切る。
2　フライパンに 1、ガパオ風鶏ひき肉炒めを入れて中火で熱し、炒め合わせる。

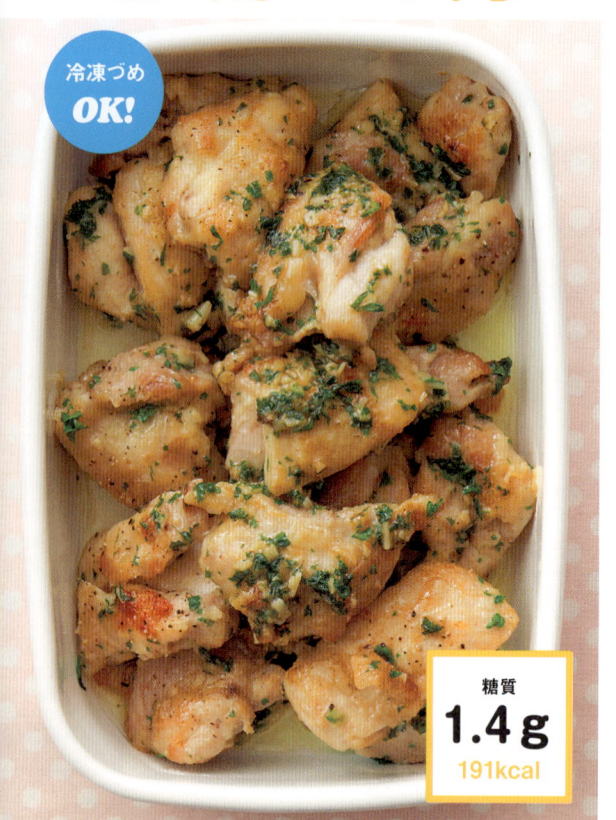

鶏もも肉

冷凍づめ **OK!**

にんにくとパセリの風味がたまりません。

鶏肉のバターソテー

冷蔵 3 〜 4 日 ｜ 冷凍 2 週間 ｜ レンジで温める

材料（6回分）

鶏もも肉……2 枚
塩、こしょう……各少々
薄力粉……大さじ 1
オリーブオイル
　……小さじ 1
A ┃ 白ワイン……大さじ 2
　┃ バター……5 g
　┃ にんにく（みじん切り）
　┃ 　……1 かけ分
　┃ パセリ（みじん切り）
　┃ 　……大さじ 1

作り方

1 鶏肉は余分な皮と脂を除き、厚みがあるところは開いて 4 ㎝角に切る。塩、こしょう、薄力粉をまぶす。

2 フライパンにオリーブオイルを中火で熱し、**1** を皮目から入れて焼き色がついたら、ふたをして弱火で 4 分焼く。裏返して同様に焼き色がつくまで、4 〜 5 分焼く。

3 **2** に **A** を順に加え、中火で煮からめる。

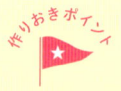 作りおきポイント
仕上げに煮からめておくと水分が出にくく、鶏肉のうまみも逃げません。

黒酢としょうがで代謝アップ。

鶏肉と大根の黒酢煮

冷蔵 3〜4 日 ｜ 冷凍 2 週間 ｜ レンジで温める

材料（6回分）

鶏もも肉……1 枚
大根……¼ 本
A ┃ しょうが（せん切り）
　┃ 　……1 かけ分
　┃ だし汁……1 と ½ カップ
　┃ 黒酢……大さじ 2
　┃ 酒、しょうゆ
　┃ 　……各大さじ 1 と ½
　┃ 砂糖……大さじ ½

作り方

1 大根は 1 ㎝厚さの半月切りにする。竹串がやっと通る程度まで水からゆでる。

2 鶏肉は余分な皮と脂を除き、ひと口大に切る。

3 鍋に **A**、**1**、**2** を入れて中火にかける。落としぶたをして 15 分ほど煮て、そのまま冷ます。

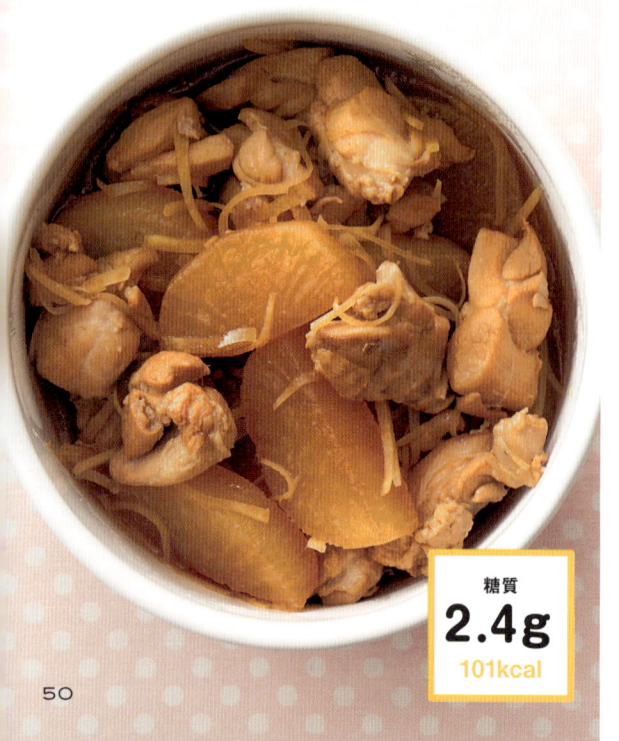

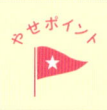 ヤセポイント
黒酢を使うことで、砂糖が少なめでもコクがある煮物が完成！

カシューナッツのコクと食感でおいしさ倍増！

鶏肉のカシューナッツ炒め

`冷蔵2～3日` `冷凍2週間` `レンジで温める`

材料（6回分）

鶏もも肉…… 1枚
ピーマン…… 1個
カシューナッツ（無塩）……30g
ごま油……大さじ ½
塩、こしょう……各少々
A オイスターソース……大さじ ½
しょうゆ……小さじ 1
砂糖、にんにく、しょうが
　（各すりおろし）……各小さじ ½
片栗粉……小さじ 1
　（大さじ 3 の水で溶く）

作り方

1 鶏肉は余分な皮と脂を除き、2cm角に切り、塩、こしょうをまぶす。ピーマンは1.5cm角に切る。

2 フライパンに中火でごま油を熱し、1の鶏肉を炒める。7割ほど火が通ったらピーマン、カシューナッツを加え、全体に火が通るまで炒める。

3 2に混ぜ合わせたAを加え、中火で煮からめる。

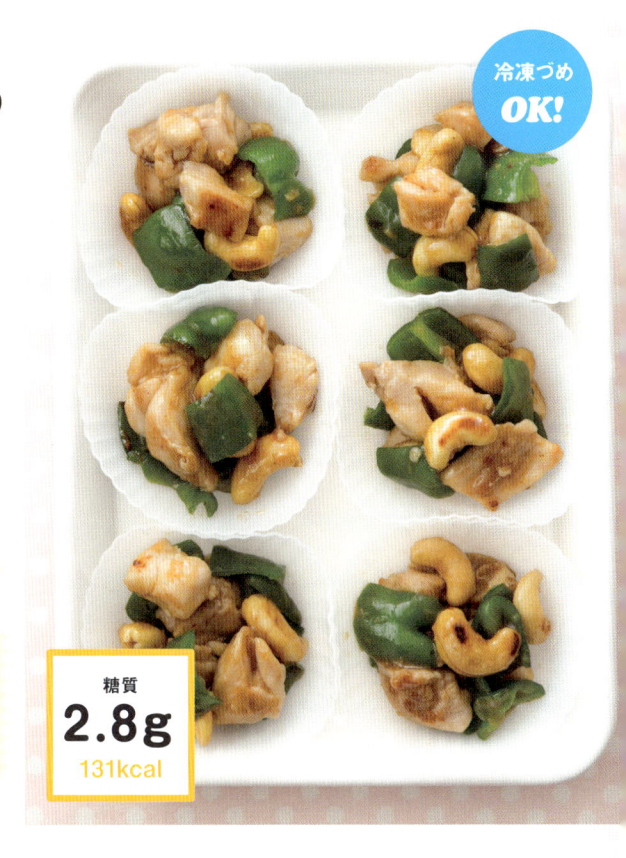

冷凍づめ
OK!

糖質
2.8g
131kcal

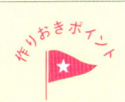
炒め物はしっかりめの味つけにすれば、作りおいてもおいしい。

少ない食材でも十分おいしく作れます。

かんたん筑前煮風

`冷蔵3～4日` `冷凍NG` `レンジで温める`

材料（6回分）

鶏もも肉…… 1枚
こんにゃく（アク抜き済み）
　……100g
にんじん……⅓本
大根……8cm
ごま油……大さじ 1
A だし汁……2カップ
しょうが（薄切り）……2枚
しょうゆ……大さじ2
砂糖……大さじ 1

作り方

1 鶏肉は余分な皮と脂を除き、2cm角に切る。こんにゃくはスプーンでひと口大にちぎる。大根は1cm厚さのいちょう切り、にんじんは乱切りにする。

2 鍋にごま油を中火で熱し、1を2～3分炒め、全体に油が回ったらAを加える。一度沸騰させ、ふたをして弱火～中火で野菜がやわらかくなるまで15分ほど煮る。

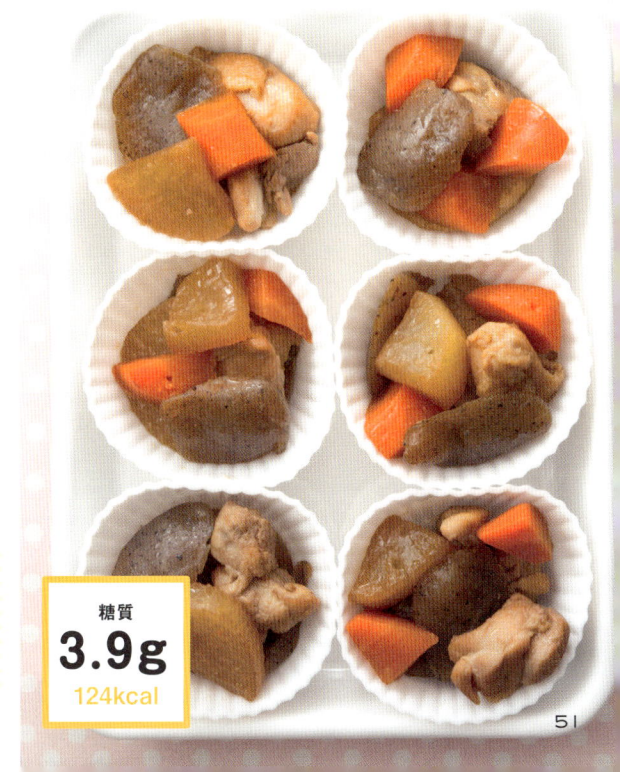

糖質
3.9g
124kcal

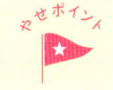
糖質が多めのごぼう、れんこん、いも類を減せば大幅糖質ダウン！

鶏むね肉

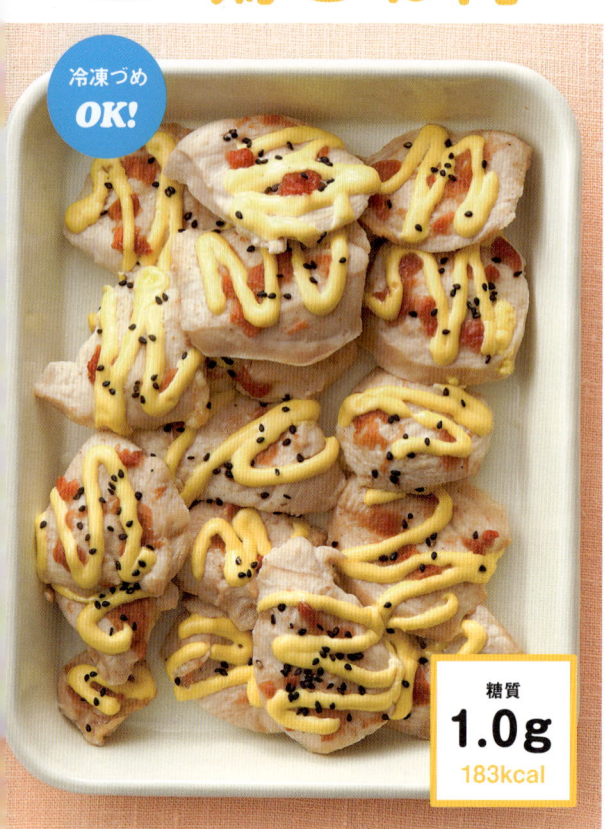

冷凍づめ OK!

糖質 **1.0g**
183kcal

鶏むね肉はそぎ切りにするとやわらかな食感に！

鶏肉の梅マヨ焼き

冷蔵 2 〜 3 日　冷凍 2 週間　レンジで温める

材料（6 回分）

鶏むね肉……2 枚
酒……大さじ 1
こしょう……少々
練り梅……小さじ 2 〜 3
マヨネーズ……適量
いりごま（黒）……少々

作り方

1　鶏肉は皮を除いてひと口大のそぎ切りにし、酒、こしょうをふる。
2　オーブントースターの天板にくっつかないタイプのアルミホイルを敷き、1 を並べる。練り梅をぬり、マヨネーズを絞る。
3　オーブントースターで焼き色がつくまで 8 〜 10 分焼き、仕上げにごまをふる。

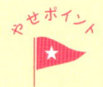 ヤセポイント　カロリー減タイプのマヨネーズは、糖質が高めなので普通のものを使って。

ベーコンをのせるとかんたんに味わいアップ。

鶏肉のピザ風

冷蔵 3 〜 4 日　冷凍 2 週間　レンジで温める

材料（6 回分）

鶏むね肉……2 枚
ピーマン……1 と ½ 個
スライスベーコン……2 枚
塩、こしょう……各少々
トマトケチャップ……大さじ 3
溶けるチーズ……100 g

作り方

1　鶏肉は皮を除いて 8mm 厚さのそぎ切りにし、塩、こしょうをふる。ピーマンは輪切り、ベーコンは 5mm 幅に切る。
2　オーブントースターの天板にくっつかないタイプのアルミホイルを敷き、鶏肉を並べる。トマトケチャップをぬり、溶けるチーズ、ピーマン、ベーコンの順にのせる。
3　オーブントースターでチーズが溶けるまで 8 〜 10 分焼く。

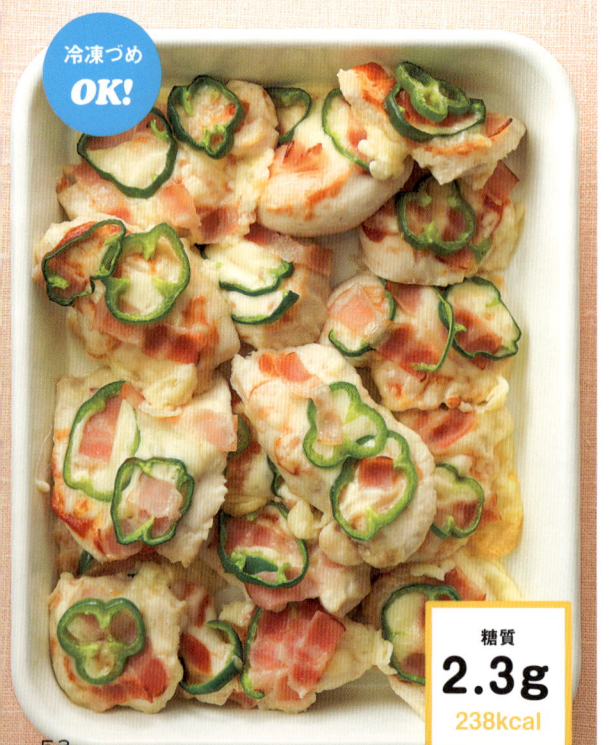

冷凍づめ OK!

糖質 **2.3g**
238kcal

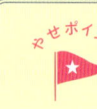 ヤセポイント　鶏むね肉をピザの生地代わりにして、かんたん＆おいしく糖質オフ！

にんにくマヨじょうゆが食欲を刺激！

鶏肉のアーモンド炒め

`冷蔵 2〜3 日` `冷凍 2 週間` `レンジで温める`

材料（6 回分）

鶏むね肉……大 1 枚
ズッキーニ……⅓ 本
アーモンドスライス……20 g
塩、こしょう……各少々
オリーブオイル
　　……大さじ ½
A | マヨネーズ……大さじ 1
　 | しょうゆ……小さじ 2
　 | にんにく（すりおろし）
　 | ……小さじ ½

作り方

1 鶏肉はひと口大のそぎ切りにし、塩、こしょうをふる。ズッキーニは厚さ 5mm の半月切りにする。

2 フライパンにオリーブオイルを中火で熱し、1 を炒める。焼き色がついてきたらふたをして弱火で 4〜5 分焼く。

3 2 にアーモンドを加え、中火で 2〜3 分炒め、**A** を加えて煮からめる。

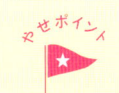 ズッキーニは糖質が少なく、一緒に炒めると食べごたえがアップします。

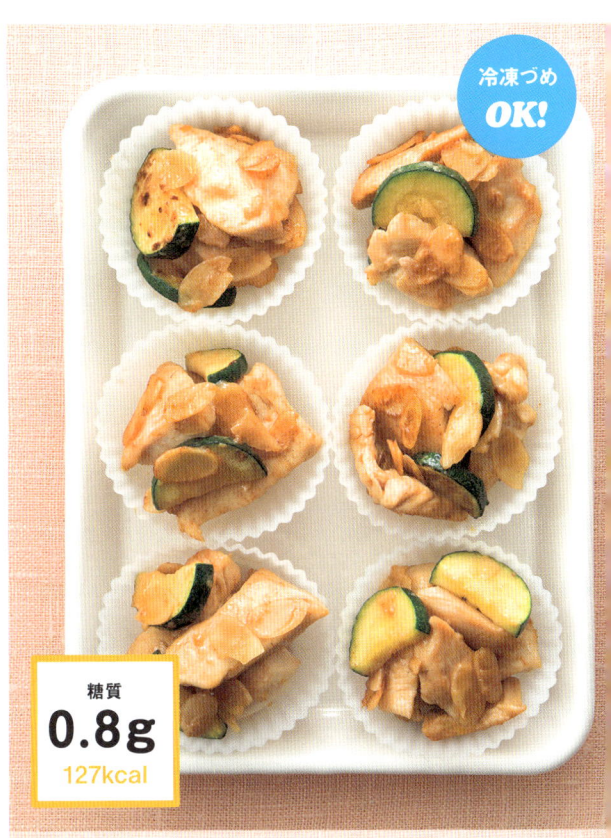

冷凍づめ OK!

糖質 **0.8g** 127kcal

口の中に広がる磯の風味はクセになります。

鶏肉の磯辺焼き

`冷蔵 3〜4 日` `冷凍 2 週間` `レンジで温める`

材料（6 回分）

鶏むね肉……大 1 枚
塩、こしょう……各少々
焼きのり……2 枚
ごま油……大さじ ½
A | しょうゆ、だし汁
　 | ……各大さじ 1
　 | 砂糖……小さじ 1

作り方

1 鶏肉は皮を除き、厚さ 1cm のスティック状に切る。塩、こしょうをふり、焼きのりを細く切って巻きつける。

2 フライパンにごま油を中火で熱し、1 の両面を 1〜2 分ずつ焼き、ふたをして弱火で 4〜5 分焼く。

3 2 に **A** を加え、中火で煮からめる。

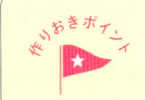 のりを巻いて焼くと後から加える調味料がよくからみ、冷めてもおいしい！

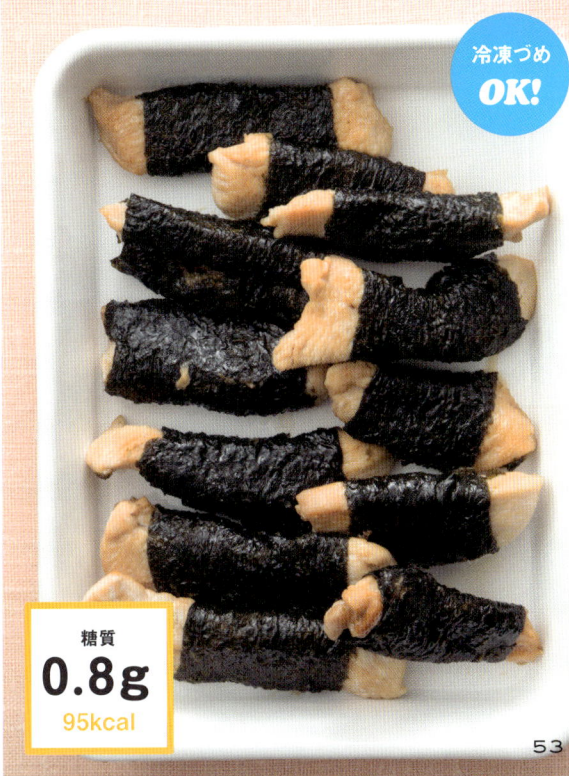

冷凍づめ OK!

糖質 **0.8g** 95kcal

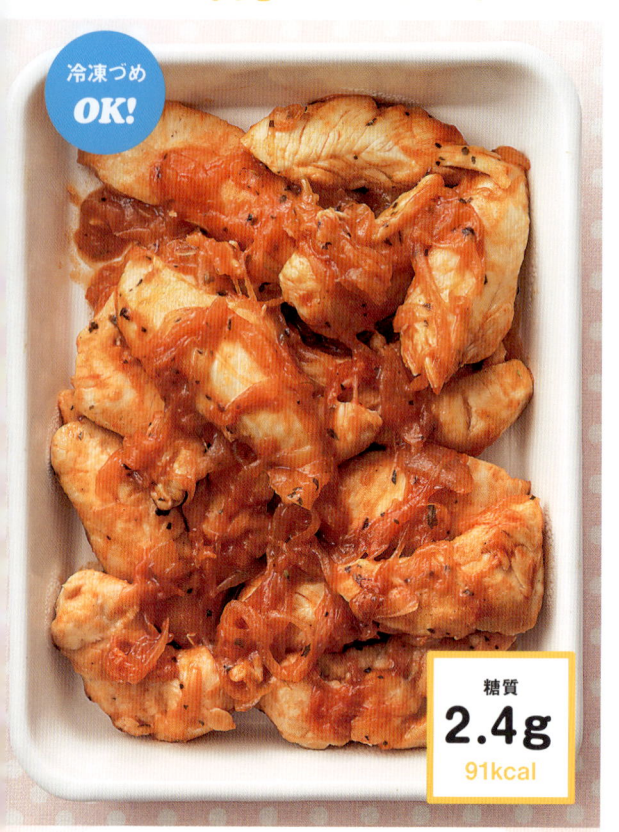

鶏ささみ

ささみのケチャップソテー

どこかなつかしい味わい！リピート必至です。

冷蔵 3 〜 4 日　　冷凍 2 週間　　レンジで温める

材料（6回分）

鶏ささみ……6 本
玉ねぎ……½ 個
塩、こしょう……各少々
薄力粉……大さじ ½
オリーブオイル……大さじ ½
A｜トマトケチャップ
　｜……大さじ 1 と ½
　｜白ワイン……大さじ 1
　｜ドライハーブ（お好みのもの）
　｜……少々

作り方

1　鶏ささみは筋を除き、1 本を 2 〜 3 等分のそぎ切りにし、塩、こしょう、薄力粉の順にまぶす。玉ねぎは薄切りにする。

2　フライパンにオリーブオイルを中火で熱し、1 の鶏ささみを焼き色がつくまで炒める。玉ねぎを加えて炒め合わせ、ふたをして弱火で 4 〜 5 分焼く。

3　2 に A を加え、中火で煮からめる。

 ヤセポイント
粉やトマトケチャップが少なめでも、玉ねぎを加えると味のからみがよくなります。

糖質 **2.4g** 91kcal

蒸しささみのみそマヨあえ

レンチンであっという間に作れるからラクチン！！

冷蔵 2 〜 3 日　　冷凍 2 週間　　そのままつめる

材料（6回分）

鶏ささみ……4 本
A｜酒……大さじ ½
　｜塩、こしょう……各少々
B｜マヨネーズ……大さじ 1
　｜みそ……小さじ ⅔
　｜練り辛子……小さじ ¼
小ねぎ（小口切り）……少々

作り方

1　鶏ささみは耐熱容器に入れ、A をまぶす。ふんわりとラップをかけ、電子レンジで 3 分〜 3 分 30 秒、途中上下を返して中に火が通るまで加熱する。そのまま冷まし、粗熱がとれたら手でさく。

2　B を混ぜ合わせて 1 をあえ、小ねぎをちらす。

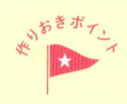 作りおきポイント
レンジ加熱した鶏ささみは、蒸し汁ごと冷ますとしっとり仕上がります。

糖質 **0.9g** 66kcal

コクうまごまだれがおいしすぎ！

ささみといんげんの棒々鶏

`冷蔵 2〜3日`　`冷凍 2週間`　`そのままつめる`

材料（6回分）

鶏ささみ……4本
さやいんげん……8本
A｜ 酒……小さじ1
　　塩、こしょう……各少々
B｜ 練りごま（白）……大さじ1と1/2
　　酢……大さじ1
　　しょうゆ、砂糖……各小さじ2
　　顆粒中華スープの素
　　　　……小さじ1
　　ごま油、しょうが
　　　（すりおろし）……各小さじ1/2

作り方

1 鶏ささみは耐熱容器に入れ、**A**をまぶす。ふんわりとラップをかけ、電子レンジで3分〜3分30秒、途中上下を返して中に火が通るまで加熱する。粗熱がとれたら手でさく。
2 さやいんげんは熱湯で塩ゆで（分量外）し、3等分に切る。
3 **1**、**2**を混ぜ合わせた **B** であえる。

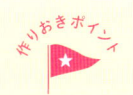 作りおきポイント
さやいんげんは冷凍しても食感が変わりにくく、お弁当おかずにぴったり。

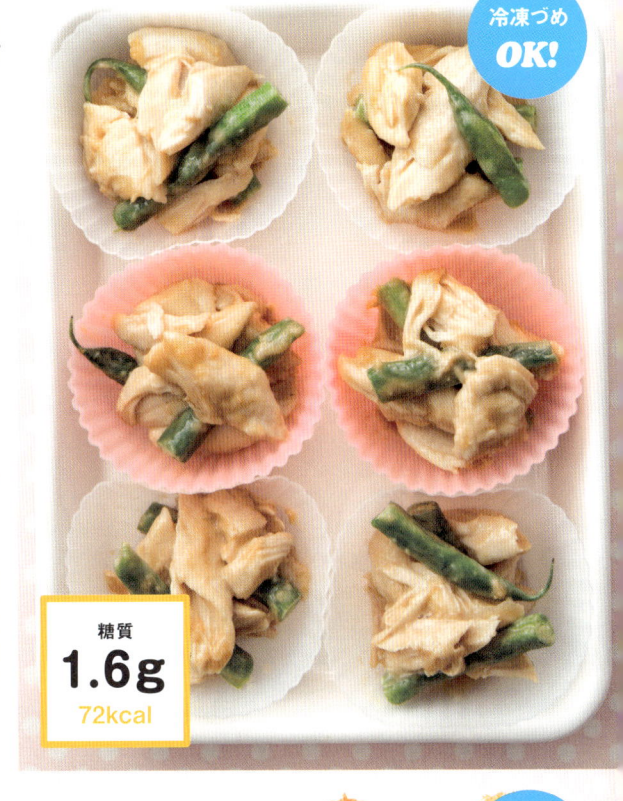

冷凍づめ OK!

糖質 **1.6g**
72kcal

低糖質＆高たんぱくな神食材！

ささみのカレー風味フライ

`冷蔵 3〜4日`　`冷凍 2週間`　`自然解凍後トースターで温める`

材料（6回分）

鶏ささみ……6本
A｜ 塩……少々
　　カレー粉……小さじ1
　　薄力粉……大さじ1
　　溶き卵……1個分
　　パン粉……大さじ4〜5
揚げ油、ソース……各適量

作り方

1 鶏ささみは筋を除いて厚みを開く。**A**を順にまぶしつける。
2 揚げ油を170℃に熱し、**1**を4〜6分揚げて油をよくきる。食べるときにソースをかける。

作りおきポイント
鶏ささみは小さく切らずに1本まるごと揚げて。そのほうが固くなりません。

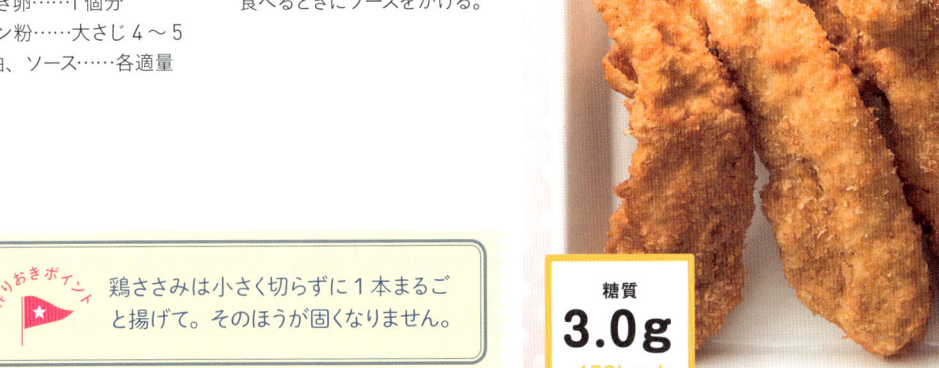

冷凍づめ OK!

糖質 **3.0g**
153kcal

1本分

鶏骨つき肉

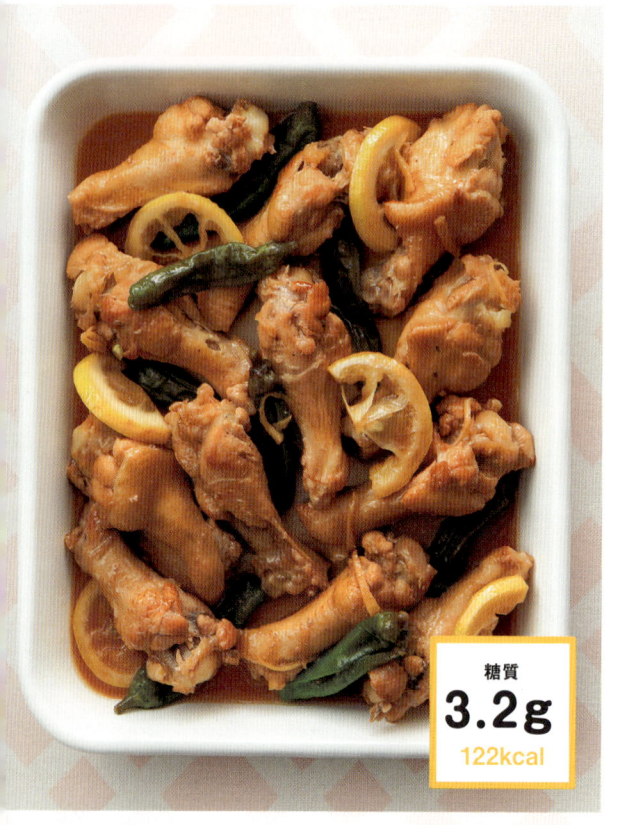

糖質
3.2g
122kcal

さっぱりとしながらコク深い味わい。

手羽元のレモンしょうゆ煮

冷蔵 3〜4日　　冷凍 2週間　　レンジで温める

材料（6回分）

鶏手羽元……12 本
ししとう……8 本
レモン（国産）……½ 個
サラダ油……小さじ 1
A　しょうが（せん切り）
　　……1 かけ分
　　だし汁……1 と ½ カップ
　　しょうゆ……大さじ 2 と ½
　　みりん……大さじ 1

作り方

1　鶏手羽元は骨と骨の間に切り込みを入れる。
2　ししとうは切り込みを入れる。レモンはよく洗い、皮ごと輪切りにしてから半分に切る。
3　鍋にサラダ油を中火で熱し、**1**を焼き色がつくまで焼く。**A**を加えて沸騰させ、弱火にして落としぶたをし、10 分ほど煮る。**2**を加えてさらに 8〜10 分煮て、火を止めてそのまま冷ます。

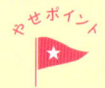 ヤセポイント
骨つき肉は見た目の満足感はもちろん、早食い防止にもなります。

冷凍づめ **OK!**

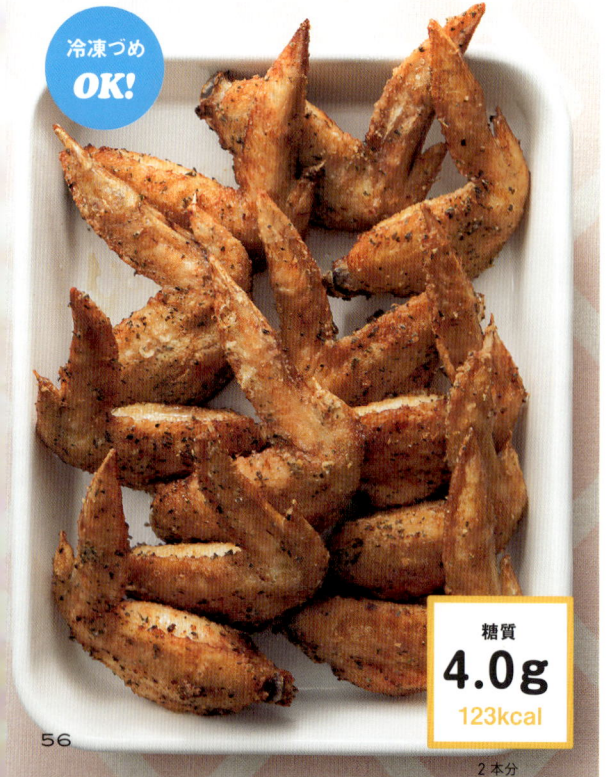

糖質
4.0g
123kcal

絶品揚げ物もガマンする必要なし！

手羽先のハーブから揚げ

冷蔵 3〜4日　　冷凍 2週間　　レンジ+トースターで温める

材料（12本分）

鶏手羽先……12 本
A　ドライハーブ（お好みのもの）
　　……小さじ 2
　　顆粒コンソメスープの素
　　……大さじ ½
　　塩……小さじ 1
　　粗びき黒こしょう……少々
薄力粉……大さじ 3
揚げ油……適量

作り方

1　鶏手羽先は骨と骨の間に切り込みを入れる。ポリ袋に入れて **A** をもみ込み、薄力粉をまぶす。
2　揚げ油を170℃に熱し、**1**を 10〜12 分揚げ、油をよくきる。

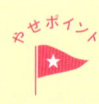 ヤセポイント
薄力粉は計量し、少なめに感じても袋の中でまぶせば、まんべんなくつきます。

2本分

焼いてたれをからめるだけで完成です。

手羽中のスタミナ焼き

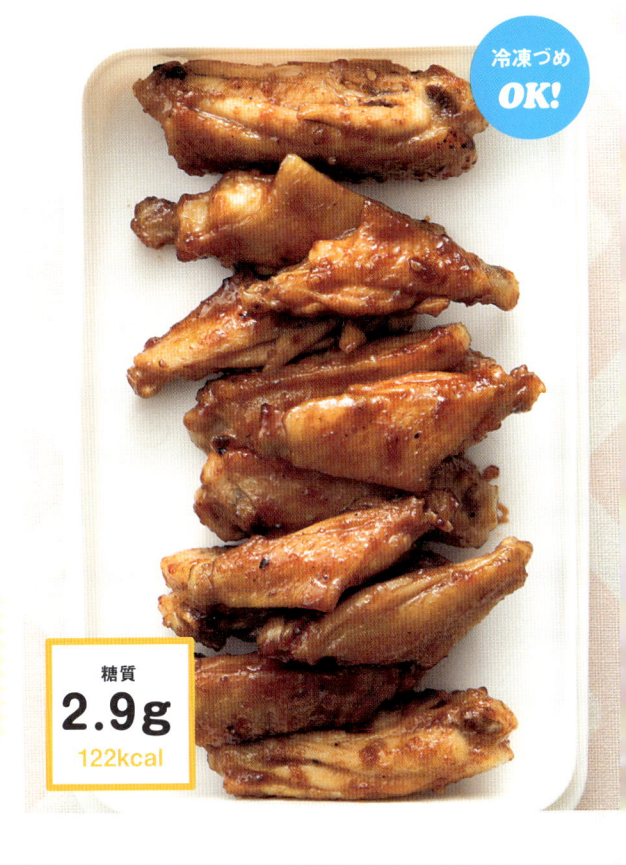

冷凍づめ
OK!

`冷蔵3〜4日` `冷凍2週間` `レンジで温める`

材料（12本分）

鶏手羽中……12本
ごま油……大さじ½
A｜焼き肉のたれ……大さじ3
　｜しょうゆ……大さじ½

作り方

1 フライパンにごま油を中火で熱し、鶏手羽中の両面を色づくまで焼く。ふたをして6〜8分焼く。

2 余分な脂をふき取り、Aを加えて煮からめる。

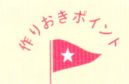 焼き肉のたれは糖質が高めなので、しょうゆでのばして使うのがコツ。

糖質
2.9g
122kcal

ポン酢しょうゆで手軽に味つけ！！

手羽中とたけのこのポン酢炒め

`冷蔵3〜4日` `冷凍NG` `レンジで温める`

材料（6回分）

鶏手羽中……12本
たけのこ水煮……150g
塩、こしょう……各少々
しょうが（せん切り）
　……1かけ分
ごま油……大さじ½
A｜ポン酢しょうゆ
　｜　……大さじ2
　｜砂糖……小さじ1
　｜片栗粉……小さじ1
　｜（水大さじ1で溶く）

作り方

1 鶏手羽中は骨と骨の間に切り込みを入れ、塩、こしょうをもみ込む。たけのこは4cm長さに切ってから薄切りにする。

2 フライパンにごま油を中火で熱し、1の鶏手羽中を入れて両面を焼く。焼き色がついたら、しょうが、たけのこを加えて炒め合わせ、ふたをして弱火で6〜8分焼く。

3 余分な脂をふき取り、混ぜ合わせたAを加え、煮からめる。

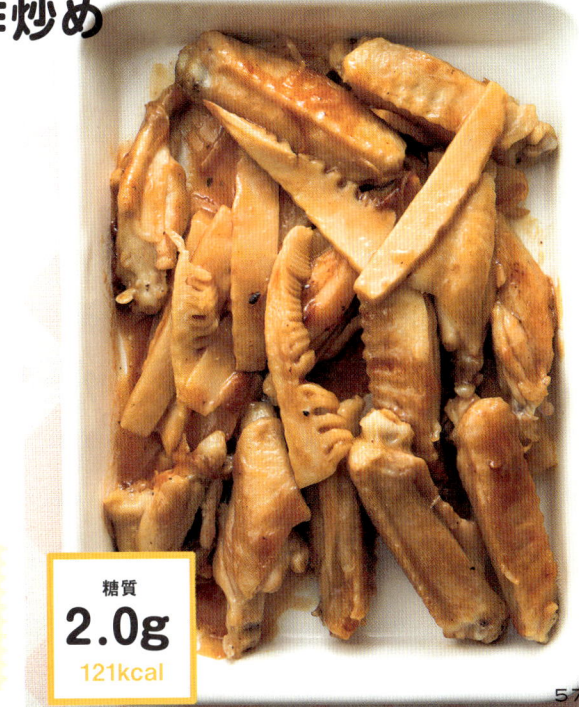

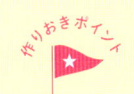 少量の水溶き片栗粉を加えると、水っぽくなりにくく、とろっとしておいしい！

糖質
2.0g
121kcal

豚薄切り肉

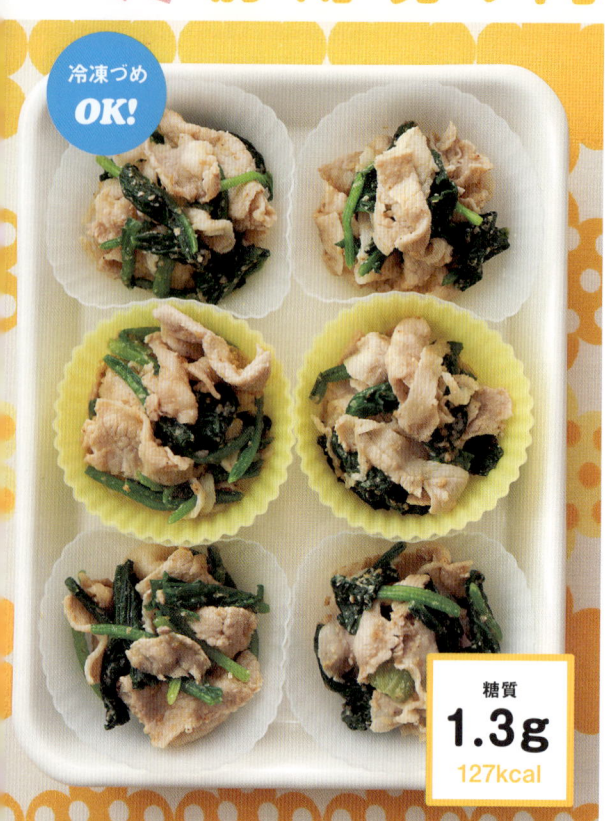

冷凍づめ OK!

ゆで豚のごま酢あえ

冷蔵 2 〜 3 日　　冷凍 2 週間　　そのままつめる

材料（6回分）

豚もも（しゃぶしゃぶ用）肉
　……300g
ほうれん草……1束
A｜すりごま（白）
　　……大さじ2と½
　｜しょうゆ……大さじ1弱
　｜酢……小さじ2
　｜砂糖……小さじ1

作り方

1 ほうれん草は塩ゆで（分量外）し、水にさらして水けを絞り、3㎝幅に切る。豚肉も同じ湯でゆでてざるに上げ、食べやすい大きさに切る。

2 Aを混ぜ合わせ、1をあえる。

糖質
1.3g
127kcal

作りおきポイント すりごまが素材の余分な水分を吸って、おいしさをキープしてくれます。

豚肉のズッキーニみそ巻き

冷蔵 3 〜 4 日　　冷凍 2 週間　　レンジで温める

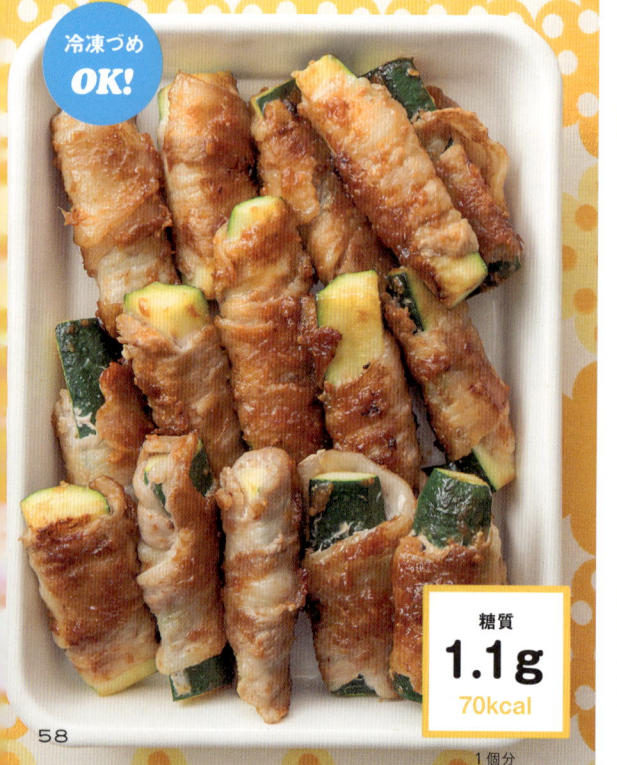

冷凍づめ OK!

材料（16個分）

豚バラ薄切り肉
　……250g
ズッキーニ……2本
サラダ油……小さじ1
A｜みそ、水
　　……各大さじ1
　｜みりん……小さじ2
　｜しょうゆ……小さじ1
　｜しょうが（すりおろし）
　　……小さじ½

作り方

1 ズッキーニは横半分に切り、それぞれ縦4等分に切る。豚肉をしっかりと巻きつける。

2 フライパンにサラダ油を中火で熱し、1の巻き終わりを下にして焼く。焼き色がついたら、弱火にしてふたをし、ときどき転がしながら6〜8分蒸し焼きにする。

3 余分な脂をふき取り、混ぜ合わせたAを加え、煮からめる。

糖質
1.1g
70kcal

1個分

作りおきポイント フライパンの余分な脂を除くと、豚肉とズッキーニにたれがしっかりとからみます。

うまみがたっぷりでおかわりしたくなります。

マッシュルームカツ

`冷蔵2〜3日` `冷凍2週間` `レンジ+トースターで温める`

材料（8個分）

豚もも薄切り肉……300g
マッシュルーム……8個
A｜塩、こしょう……各少々
　｜薄力粉……大さじ1
　｜溶き卵……1個分
　｜パン粉（細かめのもの）
　｜　……大さじ4
揚げ油、中濃ソース
　　……各適量

作り方

1 マッシュルームは石づきを除き、縦半分に切る。

2 豚肉を広げて1をのせ、しっかりと包んで巻き終わりを手で押さえる。全部で8個作り、Aを順にまぶす。

3 揚げ油を170℃に熱し、2を5〜7分揚げて油をよくきる。食べるときに中濃ソースをかける。

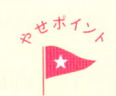

やせポイント マッシュルームは低糖質なうえ、脂肪を分解するビタミンB2が豊富。

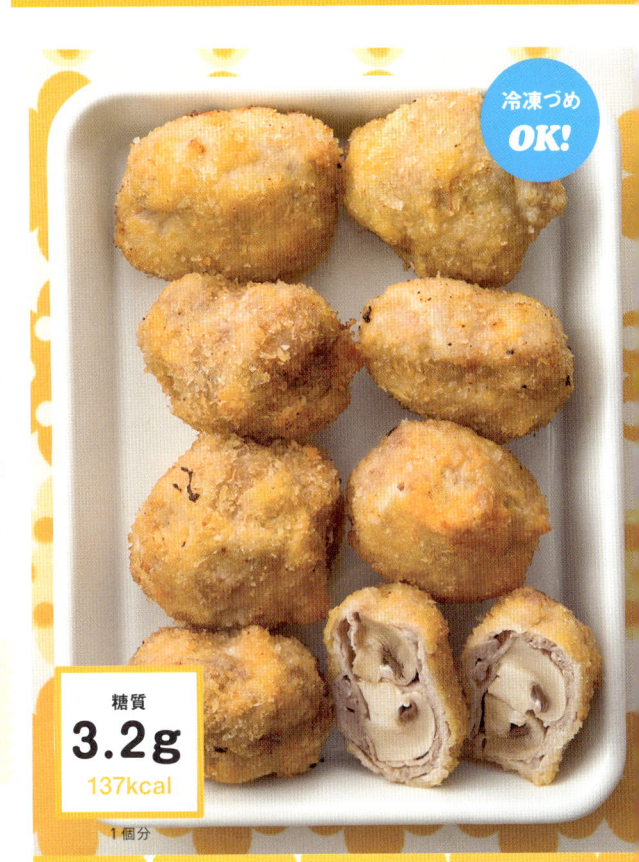

冷凍づめ OK!

糖質
3.2g
137kcal

1個分

シンプルな味わいでお弁当に大活躍。

豚肉とキャベツの塩炒め

`冷蔵2〜3日` `冷凍2週間` `レンジで温める`

材料（6回分）

豚バラ薄切り肉……200g
キャベツ……1/6個
にんにく（みじん切り）
　……小さじ1
ごま油……小さじ1
A｜酒……大さじ1
　｜顆粒鶏ガラスープの素
　｜　……小さじ1/2
　｜塩、こしょう……各少々
　｜片栗粉……小さじ1
　｜（大さじ1の水で溶く）

作り方

1 豚肉は4cm幅に切る。キャベツはざく切りにする。

2 フライパンにごま油を中火で熱し、1の豚肉を炒める。色が変わってきたらにんにく、キャベツを加え、2〜3分炒める。

3 2にAを加えて炒め合わせ、味をととのえる。

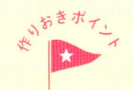

作りおきポイント 水っぽくならないようにキャベツの炒めすぎには注意しましょう。

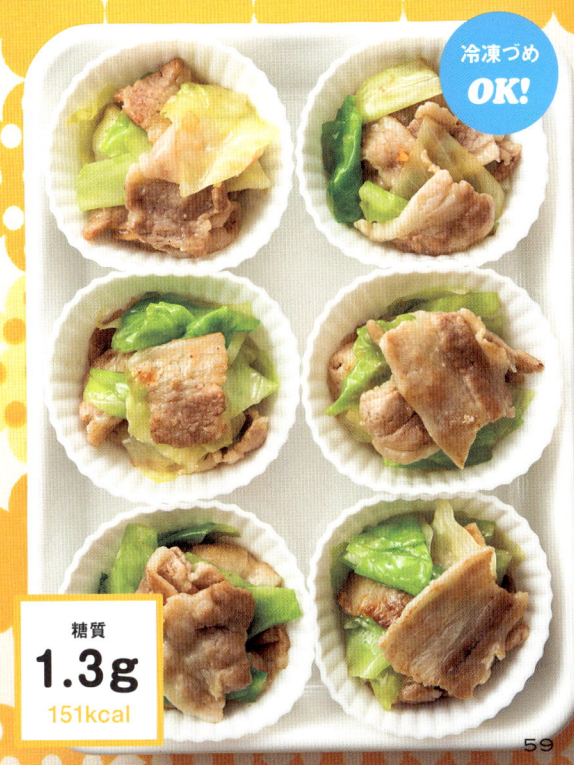

冷凍づめ OK!

糖質
1.3g
151kcal

豚薄切り肉・豚しょうが焼き用肉

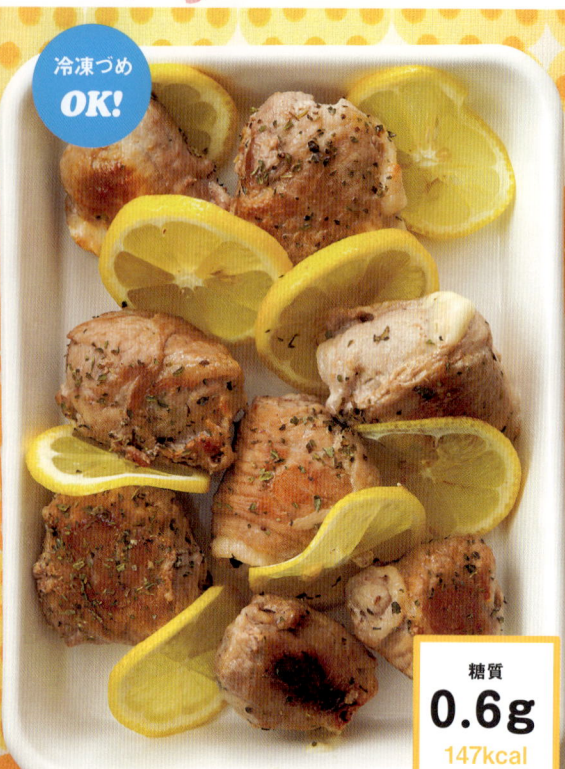

冷凍づめ OK!

糖質
0.6g
147kcal

1個分

レモンの輪切りでさわやかさをプラス。

豚肉のチーズ包み焼き

冷蔵3〜4日 | 冷凍2週間 | レンジで温める

材料（8個分）

豚ロース薄切り肉
　……300〜350g
カマンベールチーズ……1個
焼きのり……適量
塩、こしょう……各少々
オリーブオイル……小さじ1
A｜粗びき黒こしょう、
　｜ドライハーブ（お好みのもの）
　｜……各少々
レモン（薄切り）……½個分

作り方

1　カマンベールチーズは8等分に切り、焼きのりで包む。

2　豚肉を広げて塩、こしょうをふり、**1**をのせてしっかりと包み、形を整える。全部で8個作る。

3　フライパンにオリーブオイルを熱し、**1**を弱めの中火でときどき転がしながら焼き色をつける。ふたをして5〜8分蒸し焼きにし、**A**をふり、レモンを添える。

 ヤセポイント ★ カマンベールチーズは糖質が低く、しかも濃厚な味わいで心を満たしてくれます。

低糖質なので安心してガッツリ食べられます。

豚肉の塩麹焼き

冷蔵3〜4日 | 冷凍2週間 | レンジで温める

材料（6回分）

豚しょうが焼き用肉
　……350g
A｜塩麹……大さじ2
　｜酒……大さじ1
　｜しょうが（すりおろし）
　｜……小さじ½
サラダ油……大さじ½

作り方

1　豚肉は混ぜ合わせた**A**に入れ、30分〜ひと晩漬け込む。

2　フライパンにサラダ油を中火で熱し、**1**の漬け汁を軽く除いて入れ、両面に火が通るまで5〜8分焼く（火加減を調節して焦がさないように注意する）。

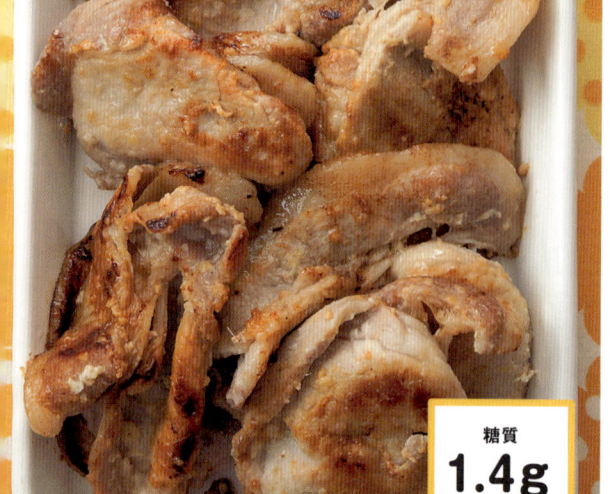

冷凍づめ OK!

糖質
1.4g
170kcal

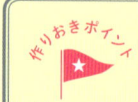 作りおきポイント ★ 漬けるだけでやわらかくなる塩麹は作りおきおかずにおすすめの調味料です。

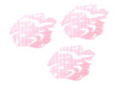 # 豚こま切れ肉

切って炒めるだけのイタリアンデリ惣菜。

豚肉となすのアンチョビ炒め

`冷蔵3日` `冷凍2週間` `レンジで温める`

材料（6回分）

豚こま切れ肉……200g
なす……2本
オリーブオイル……大さじ1
A アンチョビフィレ
　（粗く刻む）……4枚
　粗びき黒こしょう
　……少々

作り方

1 なすは縦半分に切り、さらに横半分に切って5mm厚さに切る。
2 フライパンにオリーブオイルを中火で熱し、豚肉を炒める。肉に8割ほど火が通ったら、1を加え、弱めの中火でなすがしんなりするまで4〜6分炒める。
3 2にAを加え、弱めの中火で炒め合わせ、味をととのえる。

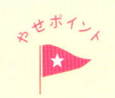 **ヤセポイント** アンチョビは糖質が低く、少量でコクが出てリッチな味わいが楽しめます。

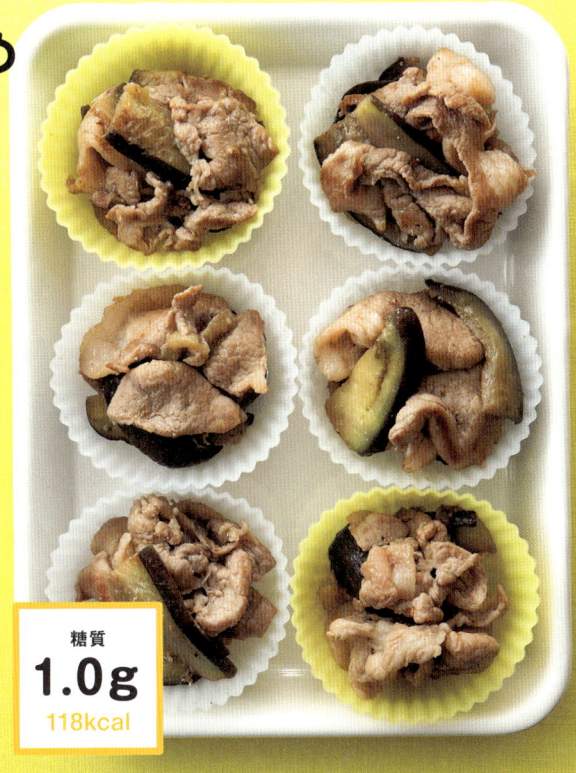

糖質 **1.0g** 118kcal

うずら卵を加えた主役になるあえ物です。

豚肉とメンマのごま油あえ

`冷蔵2〜3日` `冷凍NG` `そのままつめる`

材料（6回分）

豚こま切れ肉……250g
水菜……½束
メンマ（市販）……70g
うずら卵水煮……8個
A ごま油……大さじ1
　しょうゆ……大さじ½

作り方

1 水菜は塩ゆで（分量外）し、水にさらして水けを絞り、3cm長さに切る。豚肉も同じ湯でゆで、ざるに上げて食べやすい大きさに切る。
2 メンマは食べやすい長さに切る。
3 1、2、うずら卵水煮をAであえる。

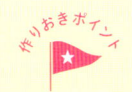 **作りおきポイント** ゆでた水菜をごま油でコーティングして、余分な水分が出ないようにします。

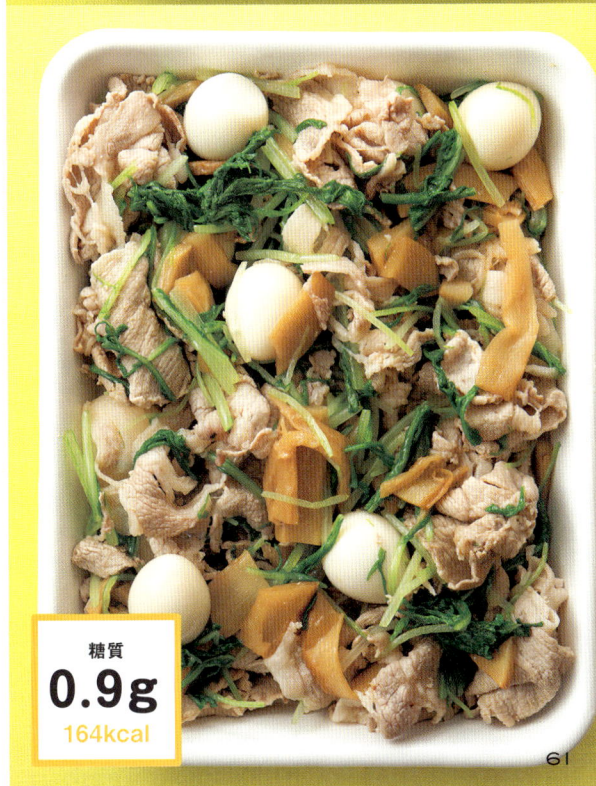

糖質 **0.9g** 164kcal

豚厚切り肉

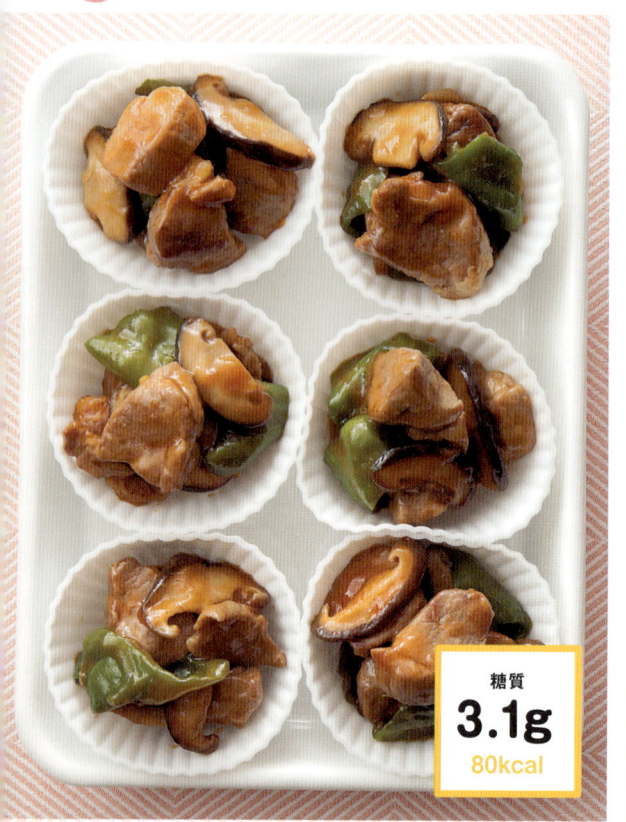

糖質
3.1g
80kcal

用意するメイン食材はたった3つ！

かんたん酢豚

`冷蔵 3 〜 4 日` `冷凍 2 週間` `レンジで温める`

材料（6回分）

豚ヒレ肉……300g
ピーマン……3個
しいたけ……6枚
塩、こしょう……各少々
ごま油……小さじ1
A｜水……大さじ2
　｜酢……大さじ1と½
　｜しょうゆ、トマトケチャップ
　｜　……各大さじ1
　｜砂糖……小さじ2
　｜しょうが（すりおろし）、
　｜　顆粒鶏ガラスープの素
　｜　……各小さじ1
　｜片栗粉……小さじ1（少量の水で溶く）

作り方

1. 豚肉は2cm角に切り、塩、こしょうをふる。しいたけは石づきを除いて薄切り、ピーマンは乱切りにする。
2. フライパンにごま油を中火で熱し、1の豚肉を入れてふたをしながら炒める。色が変わって8割ほど火が通ったら、しいたけ、ピーマンを加えて炒める。
3. 全体に火が通ったら、混ぜ合わせたAを加え、中火でとろみがつくまで炒める。

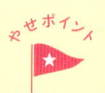 **やセポイント**　豚ヒレ肉は低糖質で作りおいてもやわらかく、食べごたえもバッチリです。

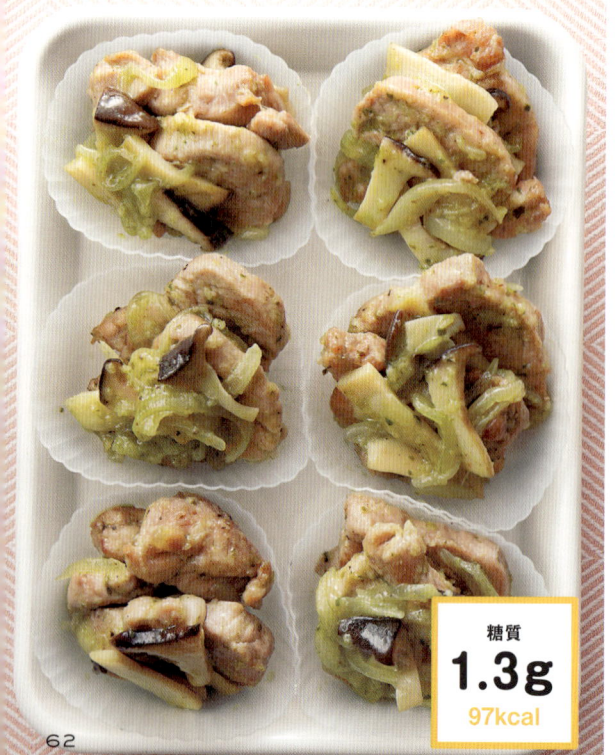

糖質
1.3g
97kcal

エリンギの歯ごたえがおいしさの秘密です。

豚肉のジェノベーゼソテー

`冷蔵 3 〜 4 日` `冷凍 2 週間` `レンジで温める`

材料（6回分）

豚ヒレ肉……300g
エリンギ……2本
玉ねぎ……¼個
塩、こしょう……各少々
オリーブオイル
　……大さじ½
A｜ジェノベーゼソース（市販）
　｜　……大さじ1と½
　｜粉チーズ……大さじ1

作り方

1. 豚肉は厚さ1cmの2cm角に切り、塩、こしょうをふる。玉ねぎは薄切り、エリンギは長さを半分にしてから薄切りにする。
2. フライパンにオリーブオイルを中火で熱し、1の豚肉の両面に焼き色をつける。玉ねぎ、エリンギを加え、ふたをして弱めの中火で4〜6分蒸し焼きにする。
3. 2にAを加え、中火で煮からめる。

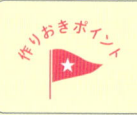 **作りおきポイント**　ジェノベーゼソースに粉チーズを加えると、とろみがついて冷めてもしっとり。

フレッシュなレモンの香りが最高です。

豚肉のレモンクリームソテー

`冷蔵 2 〜 3 日`　`冷凍 2 週間`　`レンジで温める`

材料（4 回分）

豚トンカツ用肉
　……3 枚（300 〜 320 g）
玉ねぎ……½ 個
レモン（国産）……½ 個
塩、こしょう……各少々
薄力粉……大さじ 1
オリーブオイル……大さじ ½
白ワイン……大さじ 2
A｜生クリーム……⅓ カップ
　｜塩、こしょう……各少々

作り方

1 豚肉は 1.5 cm 幅に切り、塩、こしょう、薄力粉の順にまぶす。玉ねぎは薄切り、レモンはよく洗い、皮ごと輪切りにする。

2 フライパンにオリーブオイルを中火で熱し、1 の豚肉を入れ、両面に焼き色をつける。空いているところに玉ねぎを入れて 1 分炒め、ふたをして弱火で 5 〜 6 分焼く。

3 2 にレモンと白ワインを加えて中火でひと煮立ちさせ、A を加えて煮からめる。

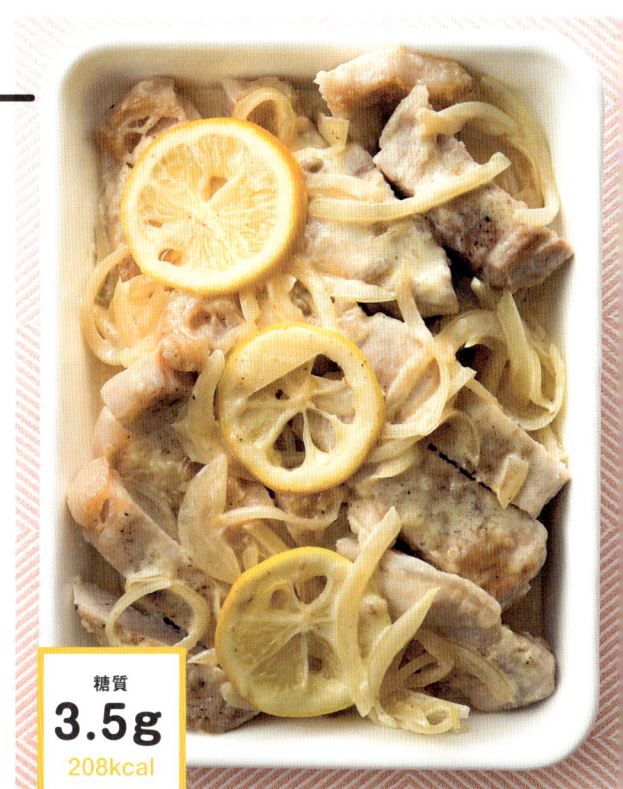

糖質
3.5g
208kcal

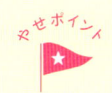
ヤセポイント
生クリームは血糖値を上げないのでたっぷり使っても問題ありません。

圧力鍋がなくてもやわらかく煮えます。

煮豚

`冷蔵 4 〜 5 日`　`冷凍 2 週間`　`レンジで温める`

材料（作りやすい分量）

豚肩ロースかたまり肉
　……400 g ×2 本
ごま油……大さじ ½
A｜長ねぎ（青い部分）
　｜……½ 本分
　｜しょうが（薄切り）
　｜……1 片分
　｜水……約 6 カップ
　｜しょうゆ
　｜……⅔ カップ
　｜酒、砂糖
　｜……各大さじ 2

作り方

1 深めの鍋にごま油を中火で熱し、豚肉の全面に焼き色がつくまで焼く。

2 1 に A を加えて強火で沸騰させ、静かに沸騰する程度の弱火にして、ときどき上下を返しながら落としぶたをして 1 時間〜1 時間 10 分煮る（アクが出ればすくい取る）。

3 豚肉を一度取り出し、2 の煮汁を半分程度にまで煮つめる。豚肉を戻し入れ、できれば半日以上漬ける（冷凍する場合は薄切りにするとよい）。

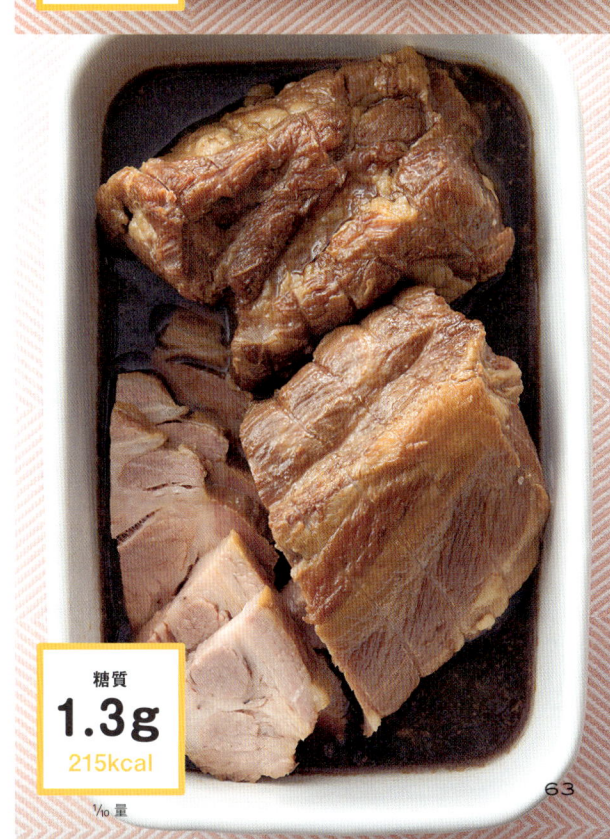

糖質
1.3g
215kcal
1/10 量

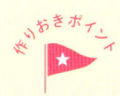
作りおきポイント
煮汁を煮つめてかたまりのまま漬けて保存すると、中まで味がしっかりとしみます。

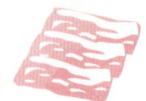 # 牛薄切り肉

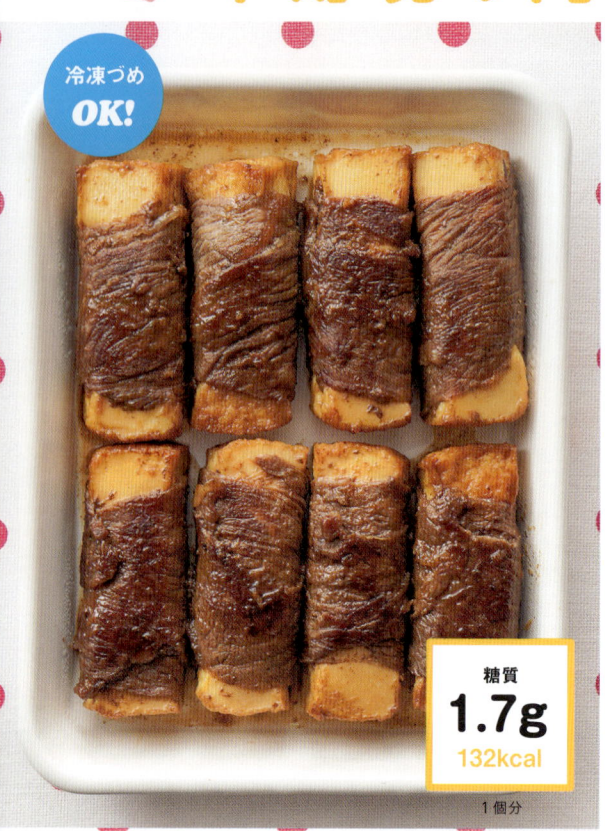

冷凍づめ **OK!**

糖質 **1.7g** 132kcal

1個分

しょうが風味の甘辛だれがよく合います。

牛肉の厚揚げ巻き

冷蔵 **2 〜 3日** | 冷凍 **2週間** | レンジで温める

材料（8個分）

牛ロース薄切り肉
……200g
厚揚げ……400g
塩、こしょう
……各少々
サラダ油……小さじ1
A｜しょうゆ、みりん
　　……各大さじ1
　｜しょうが（すりおろし）
　　……小さじ1

作り方

1 厚揚げは熱湯を回しかけて油抜きをし、水けをきる。8等分に切り、塩、こしょうをふった牛肉で巻き、巻き終わりを手で押さえて形を整える。
2 フライパンにサラダ油を中火で熱し、**1**の巻き終わりを下にして焼く。全体に焼き色がついたら、ふたをして弱火でときどき転がしながら5〜8分蒸し焼きにする。
3 余分な脂をふき取り、**A**を加えて煮からめる。

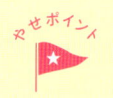 やせポイント

厚揚げはコクがあって低糖質な食材。牛肉で巻けば腹持ちもよくなります。

しょうゆをほんの少し加えるのがポイント。

牛肉のトマト炒め煮

冷蔵 **3 〜 4日** | 冷凍 **2週間** | レンジで温める

材料（6回分）

牛ロース薄切り肉
（または切り落とし肉）……300g
玉ねぎ……½ 個
にんにく（みじん切り）
……1 かけ分
バター……5 g
A｜赤ワイン……大さじ3
　｜トマト水煮缶……⅓ 缶
B｜粉チーズ……大さじ1
　｜しょうゆ……小さじ1
　｜塩、粗びき黒こしょう、
　｜ドライパセリ……各少々

作り方

1 玉ねぎは薄切りにする。牛肉は食べやすい大きさに切る。
2 鍋にバター、にんにくを中火で熱し、**1**を炒める。玉ねぎがしんなりしてきたら、**A**を加えて一度煮立て、ふたをして弱火で15分ほど煮る。
3 **2**に**B**を加えて味をととのえ、ふたを取って中火で少し水分が飛ぶまで3〜5分煮つめる。

糖質 **2.2g** 118kcal

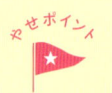 やせポイント

牛肉にはL-カルニチンが含まれ、脂肪燃焼効果があるといわれています。

おうち中華をお弁当のおかずに。

チンジャオロースー風炒め

`冷蔵3日` `冷凍NG` `レンジで温める`

材料（5回分）

牛ロース薄切り肉……200g
ピーマン……3個
たけのこの水煮……40g
しょうが（せん切り）……½かけ分
塩、こしょう……各少々
ごま油……大さじ½
A｜酒……大さじ1
　｜オイスターソース……大さじ½
　｜顆粒鶏ガラスープの素
　｜　……小さじ1弱
　｜片栗粉……小さじ⅔
　｜（水大さじ1で溶く）

作り方

1. 牛肉は太めのせん切りにし、塩、こしょうをもみ込む。たけのこ、ピーマンはせん切りにする。
2. フライパンにごま油を中火で熱し、1の牛肉をほぐすように2～4分炒める。肉の色が変わったら、たけのこ、ピーマン、しょうがも入れて3～5分炒める。
3. 2に混ぜ合わせたAを加え、中火で煮からめる。

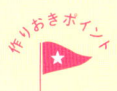
作りおきポイント
食材は大きさを切りそろえ、野菜のシャキシャキ感が残るように炒めて。

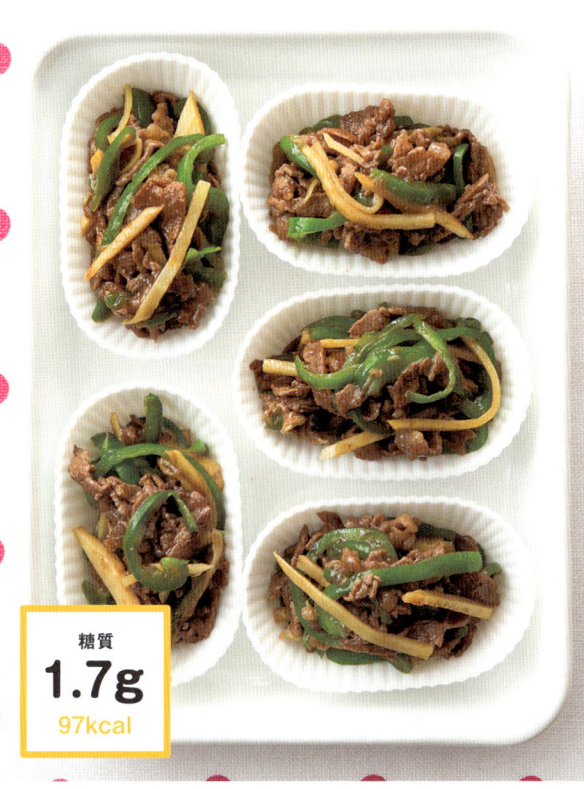

糖質
1.7g
97kcal

仕上げに粉チーズをなじませてコクを出します。

牛肉のブロッコリー巻き

`冷蔵2～3日` `冷凍2週間` `レンジで温める`

材料（12個分）

牛薄切り肉……250g
ブロッコリー
　……約1株（12房）
塩、粗びき黒こしょう
　……各少々
オリーブオイル
　……小さじ2
粉チーズ
　……大さじ1

作り方

1. ブロッコリーは熱湯で1～2分塩ゆで（分量外）し、水けをきる。
2. 牛肉に1をのせてしっかりと巻き、形を整える。塩、粗びき黒こしょうをふる。
3. フライパンにオリーブオイルを中火で熱し、2の巻き終わりを下にして焼く。ふたをして弱火でときどき転がしながら5～7分蒸し焼きにし、粉チーズをふり、全体を軽く焼いてなじませる。

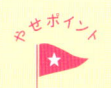
ヤセポイント
牛肉でブロッコリーをしっかりと巻けば、粉が必要がなく、糖質オフに！

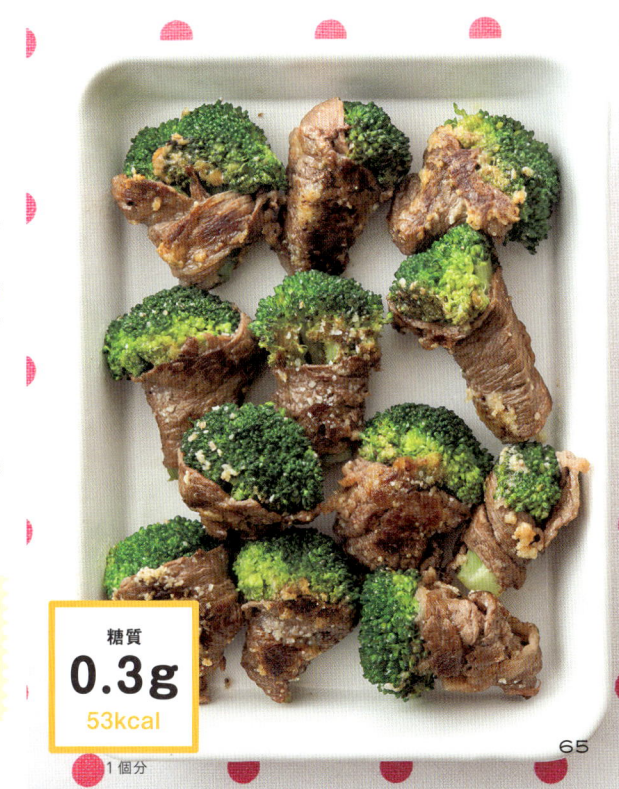

糖質
0.3g
53kcal
1個分

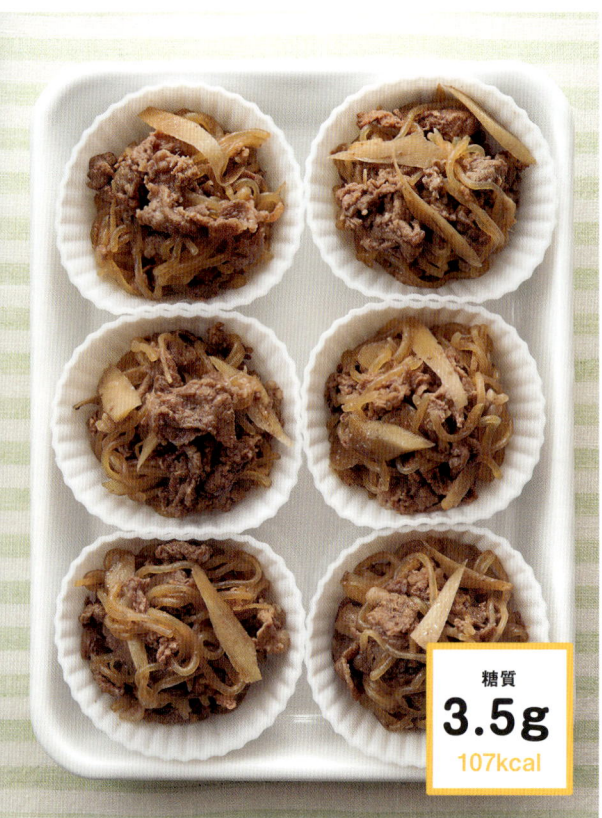

牛こま切れ肉

しみじみおいしい！ヘビロテ間違いなし！

牛肉のしぐれ煮風

`冷蔵 4 〜 5日`　`冷凍 N G`　`レンジで温める`

材料（6回分）

牛こま切れ肉……280 g
ごぼう……¼ 本（50 g）
しらたき（アク抜き済み）
　……180 g
A｜だし汁……¼ カップ
　｜しょうが（せん切り）
　｜　……½ かけ分
　｜しょうゆ……大さじ 3
　｜酒、砂糖……各大さじ 1

作り方

1　ごぼうはささがきにして水にさらし、水けをしっかりときる。しらたきは 4 等分の長さに切る。牛肉は大きければ切る。

2　鍋に A を入れて沸騰させ、1 を加えて中火で煮立てる。アクが出てきたら除き、ふたをして弱火で 15 分ほど煮て、ふたを取り、軽く煮つめる。

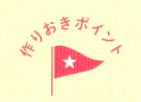 作りおきポイント
食物繊維が多いしたらきを加えて糖の吸収をゆるやかにします。

糖質
3.5g
107kcal

お財布にもやさしいダイエットおかず。

牛こまのカツ風

冷凍づめ
OK!

`冷蔵 2 〜 3日`　`冷凍 2 週間`　`レンジ+トースターで温める`

材料（10 個分）

牛こま切れ肉……320 g
A｜塩、こしょう
　｜　……各少々
　｜薄力粉
　｜　……大さじ 1 と ½
　｜溶き卵……1 個分
　｜パン粉（細かめのもの）
　｜　……大さじ 3
オリーブオイル
　……大さじ 2
中濃ソース……適量

作り方

1　牛肉は数枚ずつを重ね、貼りつけるようにして形をまとめる。全部で 10 個作る。

2　1 に A を順にまぶす。

3　フライパンにオリーブオイルの半量を弱めの中火で熱し、2 を並べ入れる。ふたをして弱火で 3 〜 4 分焼き、裏返して残りのオリーブオイルを加え、さらにふたをして 3 〜 4 分焼く。食べるときに中濃ソースをかける。

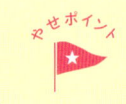 ヤセポイント
牛こま切れ肉は重ねて肉厚にし、ボリュームを出すのがコツ。

糖質
2.3g
99kcal
1 個分

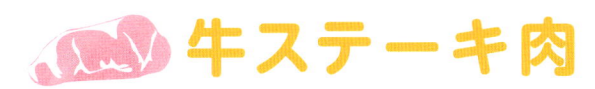 # 牛ステーキ肉

糖質が低いステーキでダイエットを後押し。

牛ステーキゆずこしょう風味

`冷蔵3日` `冷凍2週間` `レンジで温める`

材料（4回分）

牛ステーキ肉
……2枚（400〜500g）
塩、粗びき黒こしょう
……各少々
オリーブオイル
……大さじ½
白ワイン……大さじ1
ゆずこしょう……適量

作り方

1 牛肉に塩、粗びき黒こしょうをふる。
2 フライパンにオリーブオイルを中火で熱し、1の両面を焼く。全体に焼き色がついたら、ふたをして弱火で4〜6分蒸し焼きにする。白ワインを回し入れ、一度沸騰させて火を止める。
3 2を食べやすい大きさに切り、ゆずこしょうをぬる。

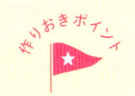 **作りおきポイント** ステーキを作りおく場合は中までしっかりと火を通すのがポイント。

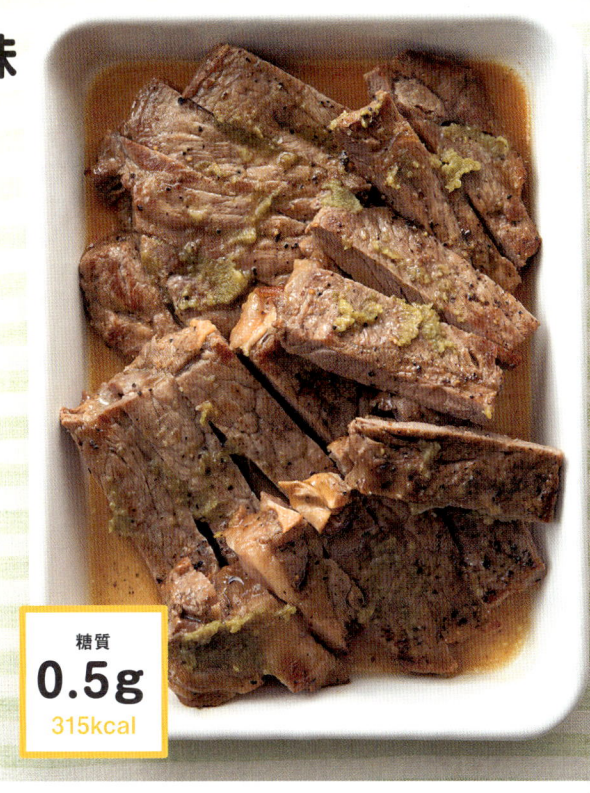

糖質
0.5g
315kcal

お弁当に入っていると思わずにっこり！

サイコロステーキ

`冷蔵3日` `冷凍2週間` `レンジで温める`

材料（4回分）

牛サイコロステーキ肉
……400g
塩、こしょう……各少々
マッシュルーム……4個
オリーブオイル……小さじ1
バター……5g
A｜パセリ（みじん切り）
　｜……大さじ1と½
　｜白ワイン、しょうゆ
　｜……各大さじ1

作り方

1 牛肉は塩、こしょうをふる。マッシュルームは石づきを除き、薄切りにする。
2 フライパンにオリーブオイルを中火で熱し、1の牛肉を炒める。焼き色がついてきたら、ふたをして弱火で4〜6分蒸し焼きにし、取り出す。
3 2のフライパンにバター、マッシュルームを加え、2〜3分炒める。マッシュルームがしんなりしてきたら、Aを加えて中火で煮からめ、2の牛肉にかける。

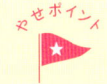 **ヤセポイント** マッシュルーム入りソースは低糖質なのにうまみたっぷりでおいしい。

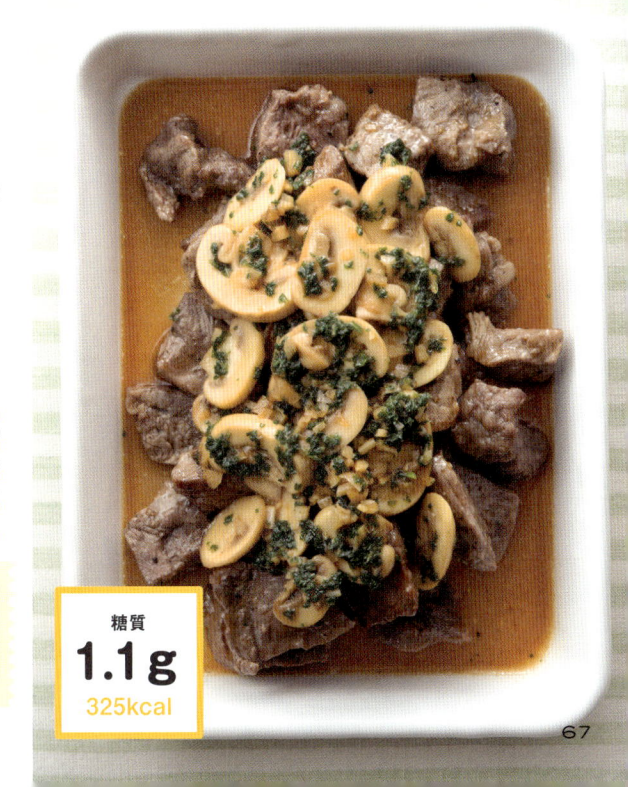

糖質
1.1g
325kcal

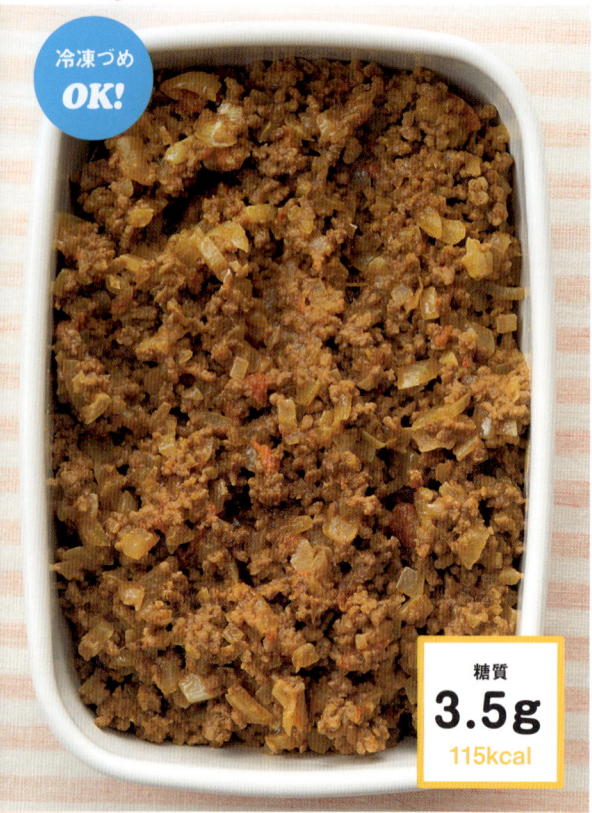 ひき肉

冷凍づめ OK!

トマト缶を使えば手軽に濃厚なカレーが楽しめます。

キーマカレー

冷蔵 4〜5日 ｜ 冷凍 2週間 ｜ レンジで温める

材料（6回分）

合いびき肉……200g
玉ねぎ……1個
A｜トマト水煮缶
　（カットタイプ）
　……½ カップ
　しょうゆ……小さじ2
　カレー粉
　……小さじ1と½
　塩……少々
生クリーム……大さじ2

作り方

1　玉ねぎはみじん切りにする。
2　小鍋に油を引かずにひき肉、1を入れて中火にかける。肉の色が完全に変わり、玉ねぎが透き通るまで5分炒めたら、余分な脂をふき取る（フッ素樹脂加工の鍋でない場合は油を小さじ1を熱してから炒める）。
3　2にAを加えて中火で沸騰させ、ふたをして弱火でときどき混ぜながら10分煮る。生クリームを加え、ひと煮立ちさせて火を止める。

糖質
3.5g
115kcal

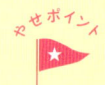 ひき肉から出る余分な脂を除くと、大幅にカロリーダウンになります。

ほっこりするやさしい味わいの定番作りおき。

鶏そぼろ

冷蔵 4〜5日 ｜ 冷凍 2週間 ｜ レンジで温める

冷凍づめ OK!

材料（6回分）

鶏むねひき肉……300g
A｜しょうが（すりおろし）
　……小さじ1
　酒……大さじ2
　しょうゆ……大さじ1と½
　砂糖……大さじ½

作り方

1　フライパンにひき肉、Aを入れ、菜箸でよく混ぜる。
2　1を中火にかけ、混ぜながら完全に火が通るまで5〜8分煮る。

糖質
1.5g
95kcal

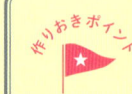 ひき肉を絶えず混ぜながら煮ると、冷めてもしっとりした口当たりになります。

ピリ辛でごはんに合う中華おかず。

麻婆なす

冷蔵3〜4日　冷凍2週間　レンジで温める

材料（6回分）

豚ひき肉……160g
なす……3本
長ねぎ……8cm
ごま油……大さじ½
A｜水……大さじ3
　｜甜麺醤……大さじ1
　｜しょうゆ……小さじ1と½
　｜豆板醤、顆粒鶏ガラスープ
　｜　の素……各小さじ⅔
　｜しょうが（すりおろし）
　｜　……小さじ½
　｜片栗粉……小さじ1
　｜　（水大さじ1で溶く）

作り方

1 なすは縦8等分に切る。長ねぎはみじん切りにする。
2 フライパンにごま油を中火で熱し、ひき肉を入れて炒める。色が変わってきたら、1も加えてなすがしんなりするまで3〜5分炒める。
3 2に混ぜ合わせたAを加え、煮からめる。

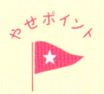 なすは食べごたえを出すため、大きめに切るのがコツ。

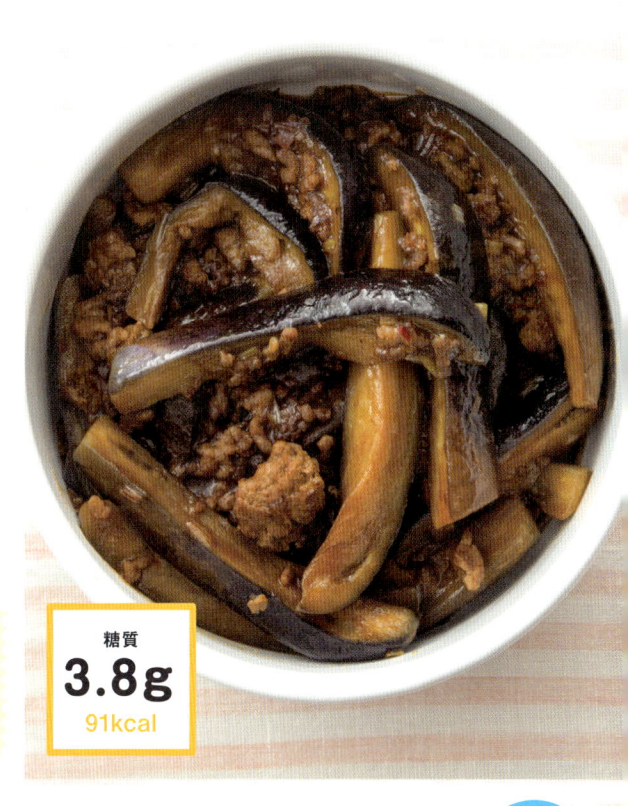

糖質
3.8g
91kcal

コンソメスープの素を衣に使うのがポイント。

チキンナゲット

冷蔵3日　冷凍2週間　レンジ+トースターで温める

材料（12個分）

A｜鶏むねひき肉……300g
　｜玉ねぎ（みじん切り）……¼個
　｜卵……½個分
　｜塩……小さじ⅙
　｜こしょう……少々
B｜薄力粉……大さじ2
　｜顆粒コンソメスープの素
　｜　……小さじ1
揚げ油……適量
トマトケチャップ（お好みで）適量

作り方

1 ボウルにAの材料をすべて入れ、よく練り混ぜ、12等分の小判形にまとめる。
2 Bを混ぜ合わせ、1にまぶす。
3 揚げ油を170℃に熱し、2を4〜6分揚げ、油をよくきる。食べるときにお好みでトマトケチャップをかける。

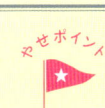 ナゲットのつなぎは粉を使わず卵だけにして糖質オフ！食感もふんわり！

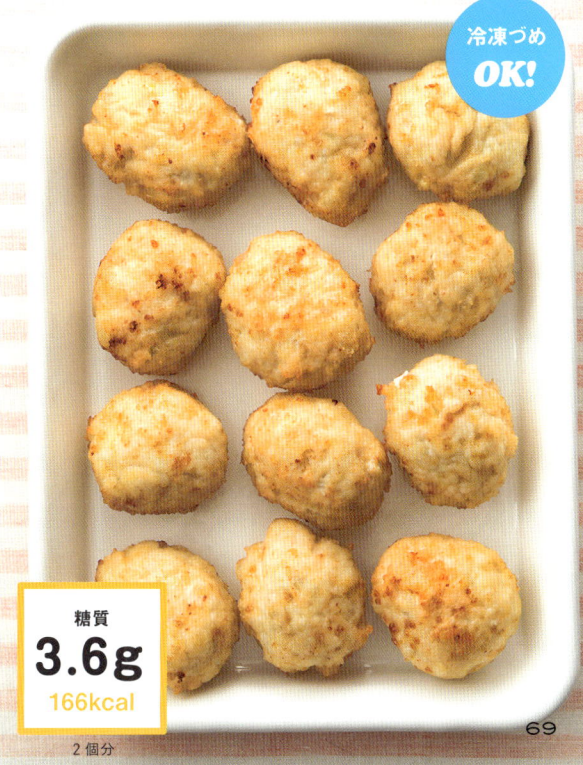

冷凍づめ
OK!

糖質
3.6g
166kcal
2個分

ひき肉

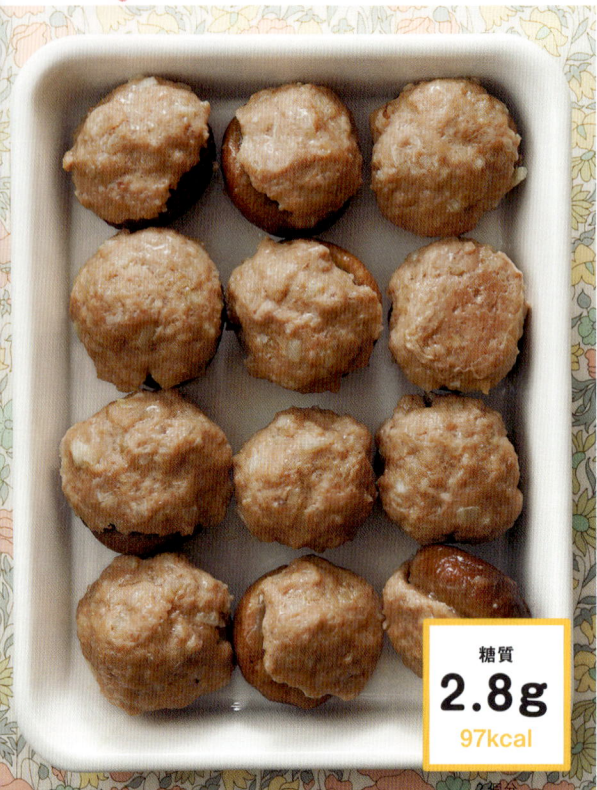

見た目がコロコロとしていてかわいい。

しいたけ焼売

`冷蔵 2〜3 日` `冷凍 2 週間` `レンジで温める`

材料（12 個分）

しいたけ……12 個
A｜豚ひき肉……200 g
　｜玉ねぎ（みじん切り）
　｜　……1/8 個
　｜片栗粉……大さじ 1
　｜しょうが（すりおろし）、
　｜しょうゆ、ごま油
　｜　……各小さじ 1
　｜塩……小さじ 1/4
　｜こしょう……少々
しょうゆ、練り辛子……各適量

作り方

1　しいたけは石づきを除き、キッチンペーパーで汚れや水けをふく。
2　ボウルに A を入れてよく練り混ぜ、12 等分にして 1 のかさの裏側にこんもりとつめる。
3　蒸気が上がった蒸し器に 2 を入れ、10 分ほど蒸す。食べるときにしょうゆと辛子を添える。

糖質
2.8g
97kcal

2個分

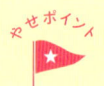 しいたけを焼売の皮に見立てて糖質オフ。しいたけのうまみも加わって◎。

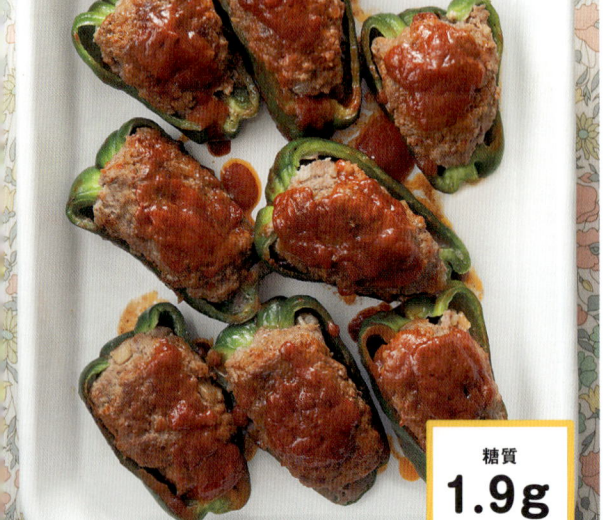

トマトケチャップを煮からめておくとパサつきません。

ピーマンの肉づめ焼き

`冷蔵 3 〜 4 日` `冷凍 2 週間` `レンジで温める`

材料（8 個分）

A｜合いびき肉……300 g
　｜玉ねぎ（みじん切り）
　｜　……1/4 個
　｜塩……小さじ 1/3
　｜こしょう……少々
ピーマン……4 個
サラダ油……小さじ 1
トマトケチャップ
　……大さじ 2

作り方

1　ボウルに A を入れてよく練り混ぜる。
2　ピーマンは縦半分に切って種を除き、水分をよくふく。1 を 8 等分にし、手でしっかりと押さえつけるようにしてつめる。
3　フライパンにサラダ油を中火で熱し、2 を肉の面から焼く。ふたをして弱火で途中裏返しながら 8〜10 分蒸し焼きにし、トマトケチャップを加えて煮からめる。

糖質
1.9g
98kcal

1個分

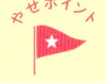 糖質を下げるためにピーマンの内側に粉をふらないので、手でしっかりと貼りつけて。

香味野菜とみそがきいています。

しそねぎ入りトースターつくね

`冷蔵 3 〜 4 日`　`冷凍 2 週間`　`レンジで温める`

材料（12 個分）

A 鶏むねひき肉……300 g
　　長ねぎ（みじん切り）
　　　……¼ 本
　　青じそ（せん切り）……8 枚
　　卵……⅓ 個分
　　しょうゆ……大さじ ½
　　しょうが（すりおろし）、
　　みそ……各小さじ 1
　　片栗粉……大さじ 1
　　いりごま（白）……大さじ 1

作り方

1 ボウルに **A** を入れてよく練り混ぜる。

2 オーブントースターの天板にくっつかないタイプのアルミホイルを敷く。**1** を 1.5 cm 厚さに敷きつめ、ごまをふる。

3 オーブントースターで 10 〜 15 分焼く。粗熱がとれたら、12 等分に切り分ける。

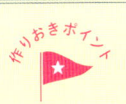

作りおきポイント　肉だねにみそを加えると、風味がよく冷めてもおいしさそのままです。

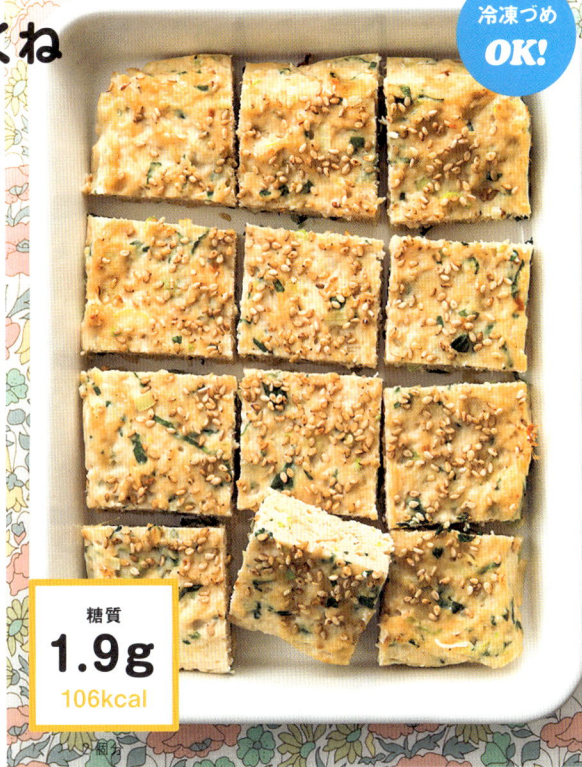

冷凍づめ **OK!**

糖質 **1.9g**
106kcal

野菜を使ったベジ点心でラクラク糖質オフ。

大根餃子

`冷蔵 2 〜 3 日`　`冷凍 2 週間`　`レンジで温める`

材料（6 回分）

A 豚ひき肉……300 g
　　しょうゆ、片栗粉
　　　……各小さじ 1
　　しょうが（すりおろし）
　　　……小さじ ½
　　大根……⅓ 本
　　長ねぎ……8 cm
　　キャベツ……2 〜 3 枚
　　塩……少々
　　片栗粉……大さじ 1
　　ごま油……小さじ ½
　　しょうゆ……適量

作り方

1 大根は薄切りにし、塩をふってしばらくおく。しんなりしてきたら水けをふき、片面に片栗粉を薄くまぶす。

2 長ねぎ、キャベツはみじん切りにし、塩少々（分量外）をふり、5 分おいて水けをしっかりと絞る。ボウルに入れ、**A** を加えてよく練り混ぜる。**1** に大さじ 1 程度ずつのせ、半分に折り包む。

3 フライパンにごま油を中火で熱し、**2** を焼く。両面に焼き色がついたらふたをして 6 〜 8 分蒸し焼きにする。食べるときにしょうゆを添える。

作りおきポイント　大根から出た水けをしっかりふくと、時間をおいても水っぽくなりません。

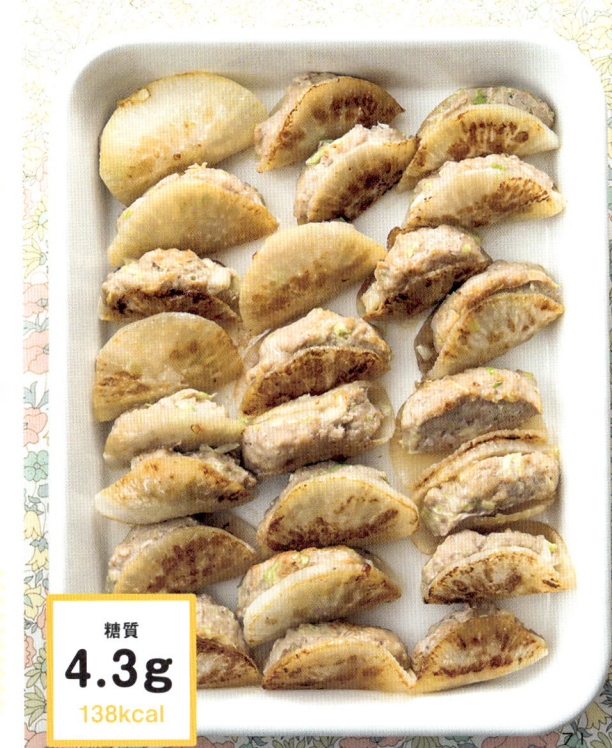

糖質 **4.3g**
138kcal

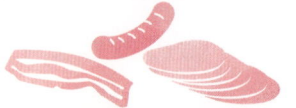 # 肉加工品

野菜を一緒に炒めればボリュームおかずに。

ウインナーのケチャップ炒め

冷蔵 2 〜 3 日 冷凍 2 週間 レンジで温める

材料（4 〜 6 回分）
ウインナー……8 本
アスパラガス……4 本
玉ねぎ……⅛ 個
サラダ油……小さじ ¼
トマトケチャップ……大さじ 1

作り方

1 ウインナーは 5mm 幅に斜めの切り込みを入れる。アスパラガスは根元をピーラーでむいて斜め切り、玉ねぎは薄切りにする。

2 フライパンに中火でサラダ油を熱し、1 を順に炒めて火を通し、トマトケチャップを加え、煮からめる。

糖質
2.2g
76kcal

¼ 量

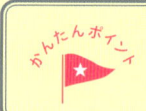 かんたんポイント 味つけはトマトケチャップだけで OK！大人も子どもも好きな定番の味わいです。

ズッキーニを加えれば彩りもバッチリ！

ウインナーのカレー風味炒め

冷蔵 2 〜 3 日 冷凍 2 週間 レンジで温める

冷凍づめ OK！

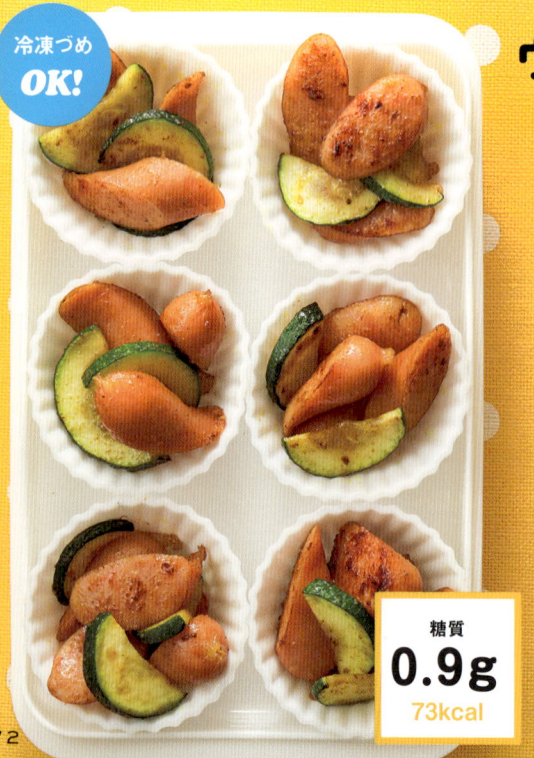

材料（6 回分）
ウインナー……8 本
ズッキーニ……½ 本
オリーブオイル……小さじ 1
A｜カレー粉……小さじ ⅓
　｜塩、こしょう……各少々

作り方

1 ウインナーは斜め 3 〜 4 等分に切る。

2 ズッキーニは厚さ 4mm の半月切りにする。

3 フライパンにオリーブオイルを中火で熱し、1、2 を 4 〜 6 分炒める。ズッキーニがしんなりしてきたら A を加え、味をととのえる。

糖質
0.9g
73kcal

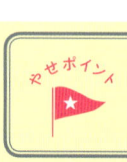 ヤセポイント ズッキーニは低糖質＆低カロリー。カリウムも豊富で高血圧の人にもおすすめです。

青じそをはさむだけで味わいアップ！

揚げ焼きハムカツ

`冷蔵 3 〜 4 日` `冷凍 2 週間` `レンジ+トースターで温める`

材料（4 回分）

ハム……8 枚
青じそ……4 枚
薄力粉……大さじ 1
溶き卵……½ 個分
パン粉……大さじ 3
サラダ油……大さじ 3
ウスターソース（お好みで）
　　……適量

作り方

1　ハムは 2 枚 1 組にして間に青じそをはさみ、しっかりと貼りつける。
2　1 に薄力粉、溶き卵、パン粉の順につける。
3　フライパンにサラダ油を中火で熱し、2 を入れて両面がきつね色になるまで 3 〜 5 分揚げ焼きにする。粗熱がとれたら、半分に切る。お好みでソースをつける。

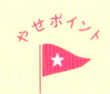

ヤセポイント　ハムカツはパン粉を控えめにして揚げ焼きにすれば、ガマンしないで食べられます。

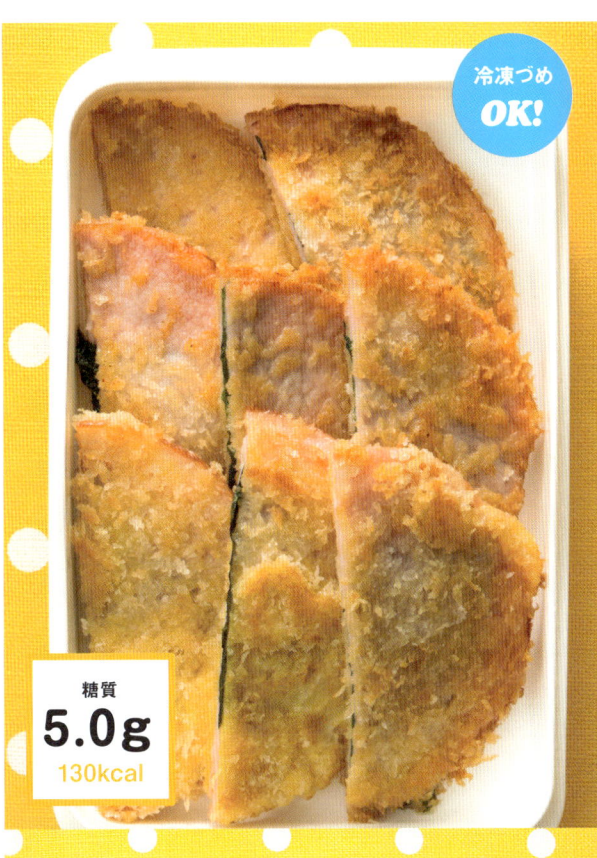

冷凍づめ
OK!

糖質
5.0g
130kcal

肉厚のベーコンでごちそう感を出して。

厚切りベーコンのグラタン風

`冷蔵 3 〜 4 日` `冷凍 2 週間` `自然解凍後トースターで温める`

材料（6 個分）

厚切りベーコン……60 g
マッシュルーム……6 個
玉ねぎ……¼ 個
バター……4 g
生クリーム……大さじ 2
塩、こしょう……各少々
薄力粉……小さじ ⅔
溶けるチーズ……40 g

作り方

1　ベーコンは 5mm 幅に切り、マッシュルームは石づきを除き、玉ねぎとともに薄切りにする。
2　フライパンにバターを中火で熱し、1 を 4 〜 6 分炒める。生クリームを加えて薄力粉をふり入れ、全体に少しとろみがつくまで 1 〜 2 分炒め、塩、こしょうで味をととのえる。
3　2 をアルミカップに等分に入れ、溶けるチーズをのせる。オーブントースターで焼き色がつくまで 4 〜 6 分焼く。

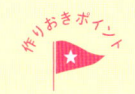

作りおきポイント　グラタンおかずは小分けにして焼いておくと、朝温めてつめるだけ！

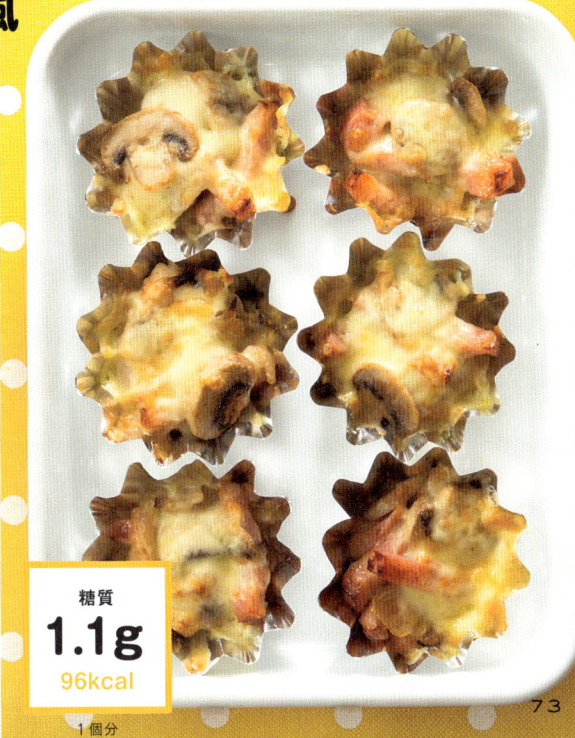

糖質
1.1g
96kcal

1 個分

彩りアップ&すきま埋め食材

楽しく飽きずにダイエットを続けるには、お弁当の見た目の印象はとても大切です。お弁当を持ち運ぶ際、つめたおかずが片寄らないように、そして開けた瞬間に「おいしそう！」と感じられるようにつめるのがコツです。

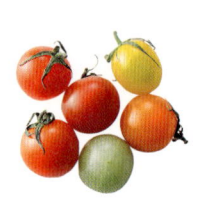 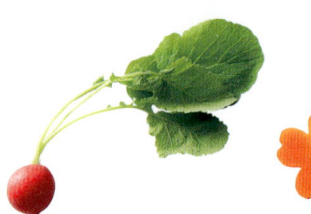 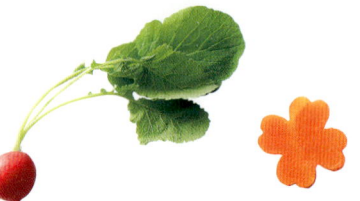 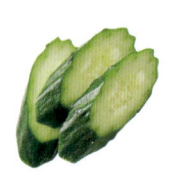 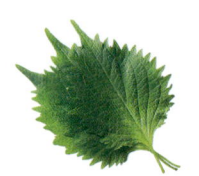

ミニトマト

つめるだけで明るい印象になる最強野菜。色も赤色、黄色やオレンジ色などその時々で変えても。

ラディッシュ

ミニトマトの代わりに、半分に切ったり、飾り切りにしたりしてお弁当に添えると華やかに。

型抜きゆでにんじん

お好みの型で型抜きをして軽くゆでるだけ。かわいさや上品さをプラスしたいときに。

きゅうり

手に入りやすくて便利。野菜が少ないとき、青みが足りないときにお好みの形に切って入れるだけ。

青じそ

照り焼きや焼き魚などの下に敷いたり、仕切りにしたり、洗ってよく水けをふいてから使って。

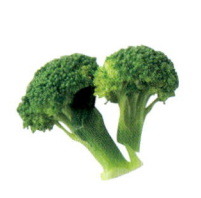 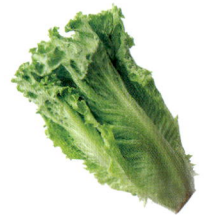 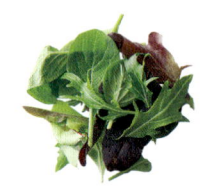 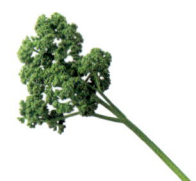 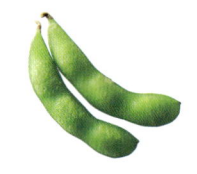

ゆでブロッコリー

糖質が低く、見た目もかわいい。まとめて塩ゆでしておけば、忙しい朝でもパパッとつめられる。

レタス類

仕切りに使ったり、肉おかずのつけ合わせに。リーフレタス、サラダ菜などがおすすめ。

ベビーリーフ

サラダチキンやハンバーグのつけ合わせにたっぷり添えると、見た目にも満足感のあるお弁当に。

パセリ

青みが足りないときにちぎって入れるだけ。青じそ同様に洗って水けをよくふいてから使って。

冷凍枝豆

流水でさっと解凍できるうえ、さやごと入れたり、実だけを取り出してピックに刺してもかわいい。

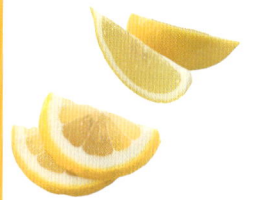 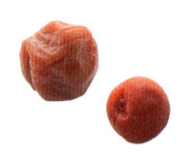 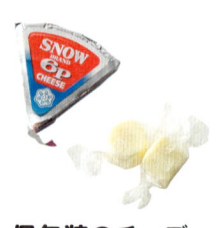 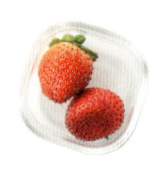 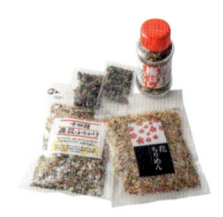

レモン

揚げ物に添えたり、彩りアップにも◎。レモンのほか、ライム、すだち、かぼすなどもおすすめ。

梅干しなど漬け物

ごはんにのせるだけでお弁当全体が引き締まる！たくあんや柴漬けなども用意しておくと便利。

個包装のチーズ

形や種類が豊富ですきま埋めに大活躍。洋風のおかずや子どものお弁当にマッチ。

いちご

糖質が低めのフルーツで、甘いものが食べたいとき、ビタミンCを補いたいときにぴったり。

カラフルなふりかけ

味や色味が違うものを2〜3種類常備しておくと、ダイエット弁当がぐっと華やかな印象に。

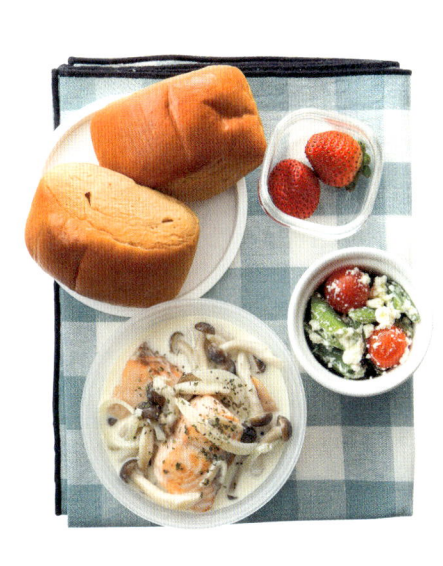

PART.2

もっともっと好きになる！

魚介のおかず

鮭、かじき、青背魚、えびなどはどれも糖質が低く、積極的に取り入れたい食材です。照り焼きやフライ、グラタンなどお弁当用に食べやすく工夫したレシピで太りにくい体質を目指しましょう。

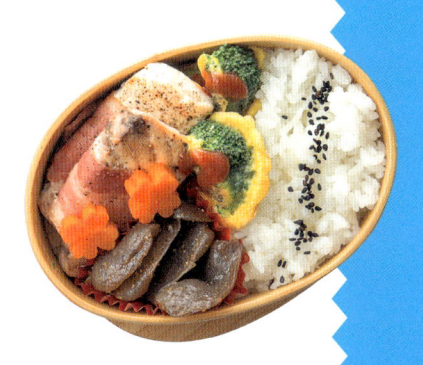

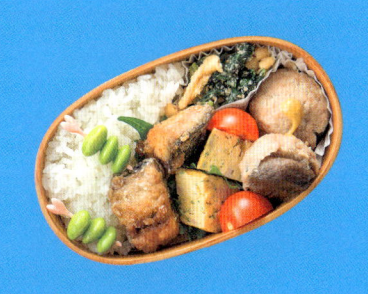

鮭の照り焼き弁当

- 魚介弁当 1 -

魚がメインであっさり味のお弁当には、野菜とたんぱく質が
同時にとれる副菜を多めに入れると満足感がアップします。

麻婆なす

1回分・P.69

ゆでキャベツのハム巻き

2切れ分・P.153

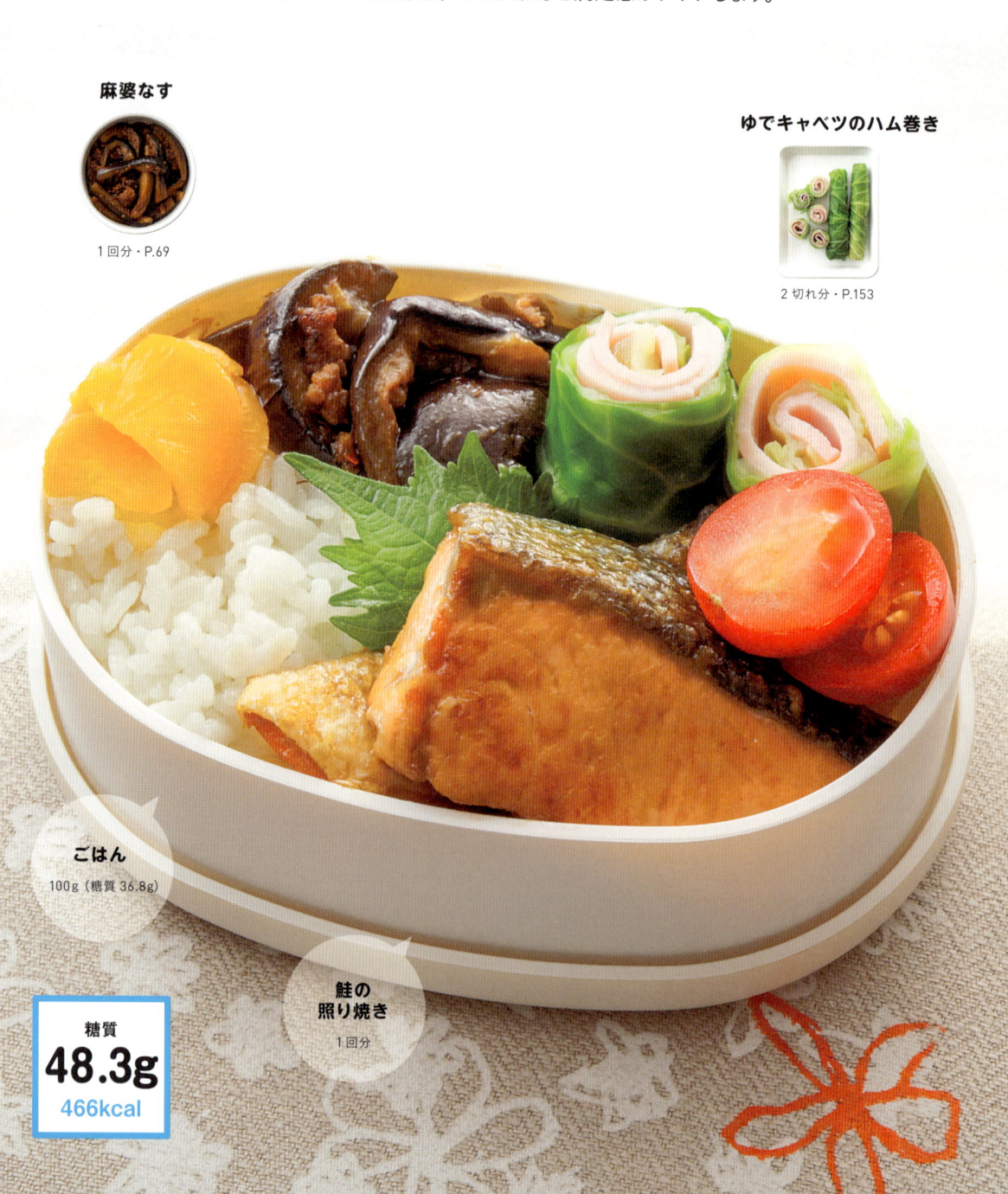

ごはん
100g（糖質 36.8g）

鮭の
照り焼き
1回分

糖質
48.3g
466kcal

時間がたってもしっとりしておいしい！

鮭の照り焼き

`冷蔵 3 〜 4 日` `冷凍 2 週間` `レンジで温める`

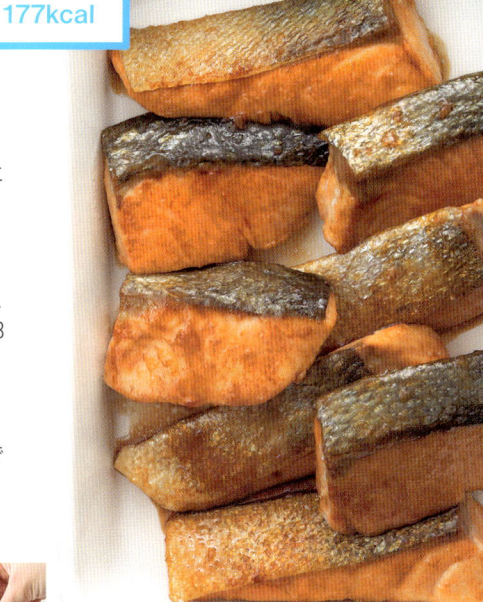

糖質
5.2g
177kcal

材料 (4 回分)

生鮭……4 切れ
薄力粉……大さじ 1
サラダ油……小さじ 1
A しょうゆ、みりん、
　　水……各大さじ 1
　　砂糖……小さじ ⅔
　　しょうが (すりおろし)
　　……小さじ ¼

作り方

1. 下準備をする

鮭は余分な水分をふき取り、2 等分に切って薄力粉をまぶす。

2. 鮭を焼く

フライパンにサラダ油を中火で熱し、**1** を並べ入れる。ふたをして弱火で 3 〜 4 分ずつ焼く。

3. たれをからめる

2 に混ぜ合わせた **A** を加え、中火で煮からめる。

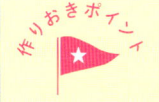 作りおきポイント
薄力粉を少量まぶすことで、鮭にたれがよくからんで冷めてもしっとり、お弁当向きのおいしい味に仕上がります。

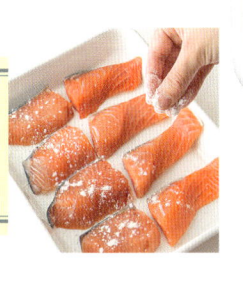

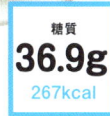 冷凍づめ **OK!**

作りおきをアレンジ

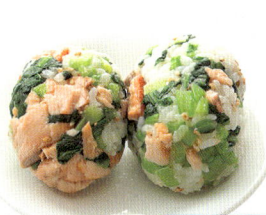

鮭のしそピカタ

材料 (1 人分)

鮭の照り焼き……1 回分
青じそ……2 枚
溶き卵……½ 個分
サラダ油……小さじ ½

糖質
5.3g
234kcal

作り方

1　鮭の照り焼きに青じそを巻き、溶き卵にくぐらせる。
2　フライパンにサラダ油を中火で熱し、**1** を並べて両面に火が通るまで焼く。

鮭と小松菜のおにぎり

材料 (1 人分)

鮭の照り焼き……½ 回分
ごはん……100 g
小松菜……1 株
塩……少々
いりごま (白) ……小さじ ¼

糖質
36.9g
267kcal

作り方

1　小松菜は塩ゆでし、流水にさらして水けを絞り、1cm幅に切る。
2　鮭の照り焼きは骨と皮を除いてほぐす。ごはんに **1**、ごまと一緒に混ぜる。

鮭としめじのクリーム煮弁当

- 魚介弁当 2 -

濃厚な味わいがなんともいえない鮭ときのこのクリーム煮弁当。
色鮮やかなチーズサラダ、いちごを添えれば栄養バランスが完璧です。

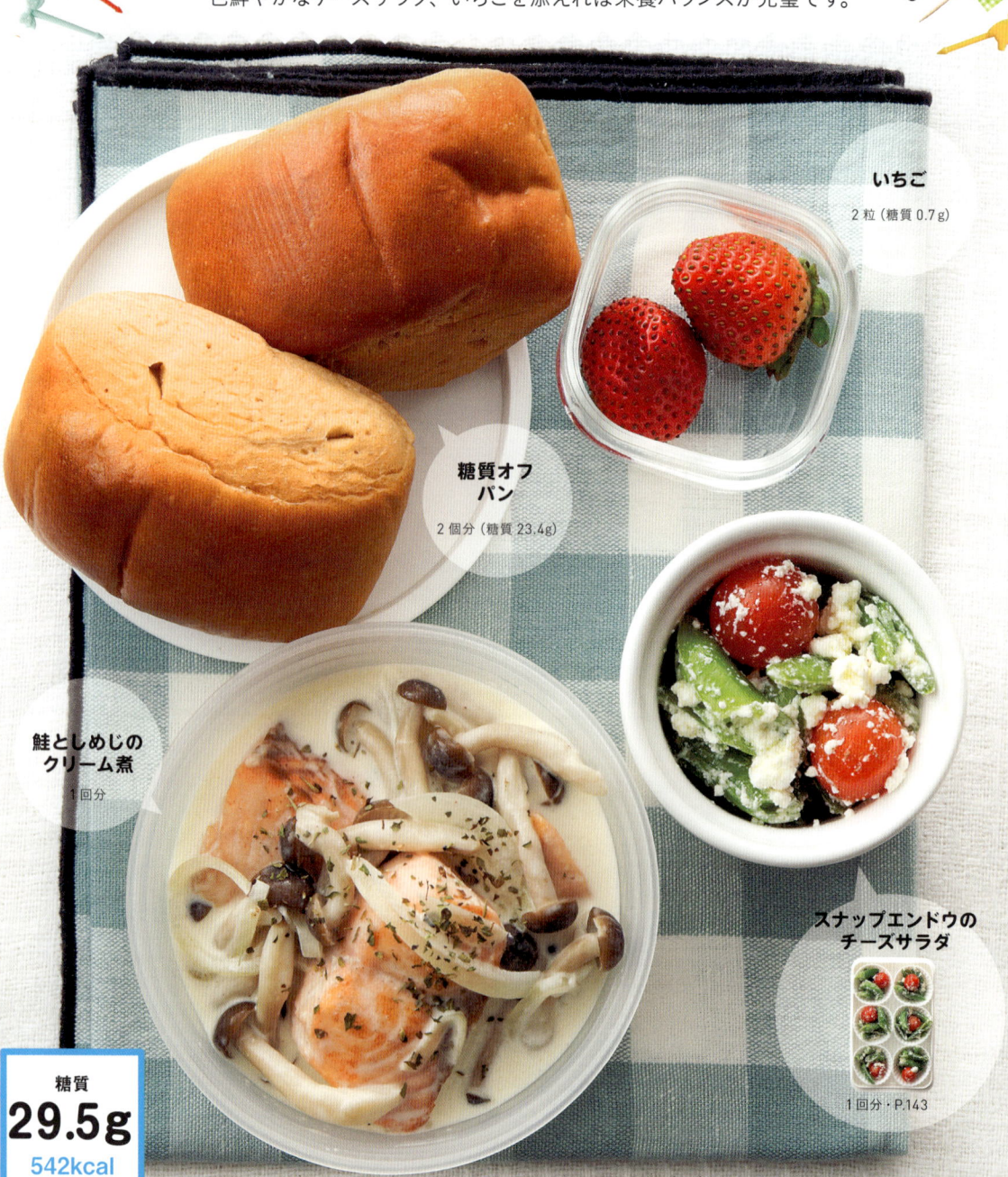

いちご
2粒（糖質 0.7g）

糖質オフ
パン
2個分（糖質 23.4g）

鮭としめじの
クリーム煮
1回分

スナップエンドウの
チーズサラダ
1回分・P.143

糖質
29.5g
542kcal

しめじの代わりにマッシュルームでも◎。

鮭としめじのクリーム煮

`冷蔵2〜3日` `冷凍2週間` `レンジで温める`

材料（4回分）

生鮭……4切れ
玉ねぎ……1/3個
しめじ……100g
塩、こしょう
　……各少々
バター……5g
A｜白ワイン
　｜……大さじ1
　｜生クリーム
　｜……1/2カップ
ドライパセリ
　……適量

作り方

1. 下準備をする

鮭は皮を除き、1切れを3〜4等分に切って、塩、こしょうをふる。玉ねぎは薄切り、しめじは石づきを除いてほぐす。

2. 焼いてから炒める

フライパンにバターを中火で熱し、1の鮭を並べ、周りにしめじと玉ねぎを入れる。ふたをして焼き、鮭に焼き色がついたら途中裏返し、鮭をくずさないようにときどき全体を混ぜながら5〜7分炒める。

3. 煮る

2にAを加え、中火で沸騰させる。全体に煮からめ、塩、こしょう各少々（分量外）で味をととのえる。つめるときにドライパセリをふる。

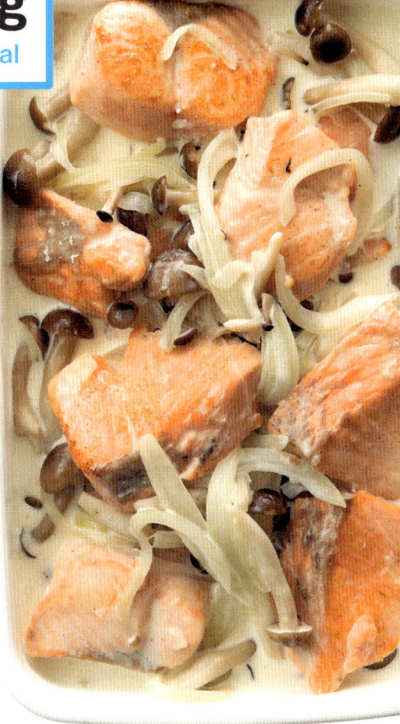

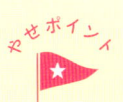 ヤセポイント
糖質が比較的低い生クリームはダイエット中に使ってもOK！加えるだけでコクが出てリッチな味わいになります。

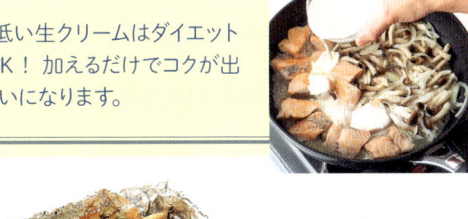

`作りおきをアレンジ`

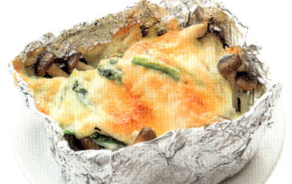

鮭とほうれん草のカップグラタン

材料（1人分）

鮭としめじのクリーム煮……1回分
ほうれん草……1株
塩……少々
溶けるチーズ……15g

作り方

1　鮭としめじのクリーム煮は軽く汁けをきる。
2　ほうれん草は塩ゆでし、流水にさらして水けをよく絞る。1cm幅に切り、1と混ぜる。
3　アルミホイルで容器を作り、1と2を入れて溶けるチーズをのせる。オーブントースターでチーズが溶けるまで5分ほど焼く。

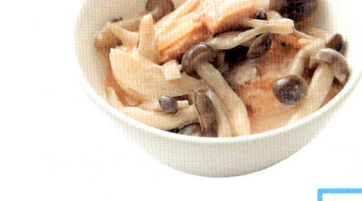

鮭としめじの ケチャップクリーム煮

材料（1人分）

鮭としめじのクリーム煮……1回分
トマトケチャップ……大さじ1/2

作り方

1　鮭としめじのクリーム煮にトマトケチャップを混ぜる。

たらのカレーピカタ弁当

お魚も大豆もバランスよくとれるスパイシーなカレーピカタ弁当。
塩麹の漬け物はたっぷり作っておくとすきまおかずにも使えて便利です。

ごはん
100g（糖質 36.8g）

大豆とウインナーのトマト煮
1回分・P.182

**たらの
カレーピカタ**
1回分

きゅうりとかぶの塩麹漬け
1回分・P.146

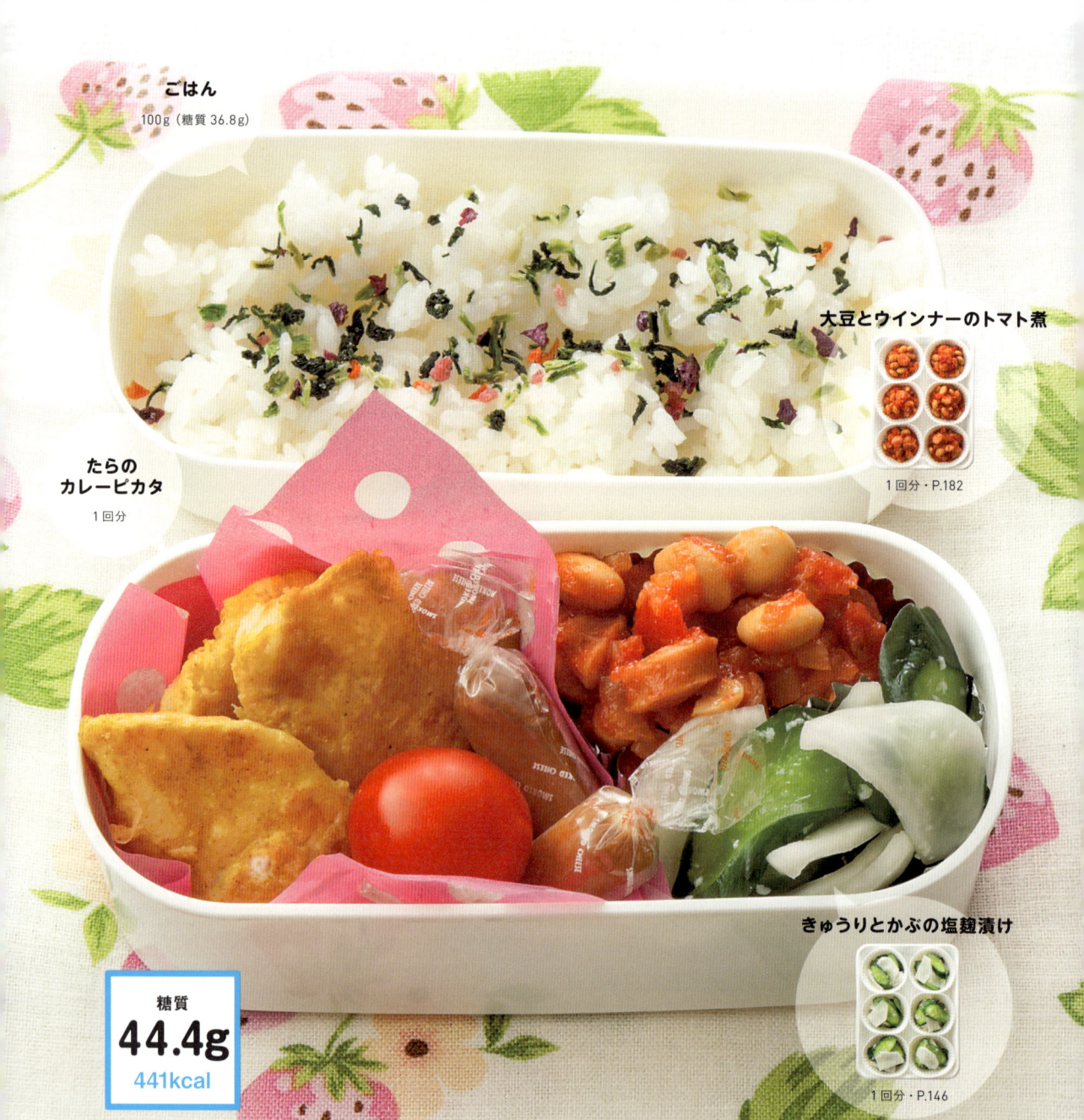

糖質
44.4g
441kcal

身がやわらかいたらは卵衣をまとわせて食べやすく！

たらのカレーピカタ

`冷蔵3〜4日` `冷凍2週間` `レンジで温める`

糖質 **2.8g** 131kcal

材料（4回分）

生たら……4切れ
塩、こしょう……各少々
薄力粉……大さじ1と1/2
A 卵……1個
　粉チーズ……大さじ1
　カレー粉……小さじ1/2
　塩……小さじ1/4
オリーブオイル
　……大さじ1/2

作り方

1. 下準備をする
たらは骨と皮を除いて水分をよくふき、1切れを3等分に切る。塩、こしょう、薄力粉の順にまぶす。

2. 衣を作る
Aを混ぜ合わせて衣を作る。

3. たらを衣にくぐらせて焼く
フライパンにオリーブオイルを中火で熱し、**1**を**2**にたっぷりとくぐらせて並べ入れる。両面に焼き色をつけ、ふたをして弱火で2〜3分焼く。

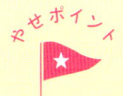 ヤセポイント

衣に粉チーズを混ぜると、たらにまぶす粉が少なめでも卵がよくからみます。糖質オフしながらコクもうまみもアップ！

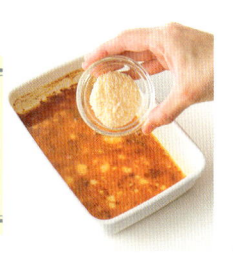

冷凍づめ **OK!**

作りおきをアレンジ

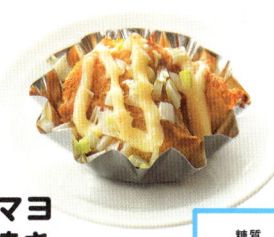

たらのサンドイッチ

糖質 **34.1g** 293kcal

材料（1人分）
たらのカレーピカタ……1回分
きゅうり（薄切り）……1/3本
食パン（サンドイッチ用）……2枚
マヨネーズ、トマトケチャップ……各大さじ1/2

作り方
1　食パンの片面に、それぞれマヨネーズ、トマトケチャップをぬり、きゅうり、たらのピカタをのせてはさむ。ラップでぴっちりと包み、冷やしてから切り分ける。

たらのねぎマヨトースター焼き

糖質 **3.5g** 169kcal

材料（1人分）
たらのカレーピカタ……1回分
長ねぎ（みじん切り）……大さじ1
マヨネーズ……適量

作り方
1　アルミカップにたらのカレーピカタを入れ、長ねぎをのせる。
2　上からマヨネーズを絞り、オーブントースターで焼き色がつくまで4〜5分焼く。

かじきのベーコン巻き弁当

- 魚介弁当 4 -

食べやすくスティック状に切ったかじきがメインのお弁当です。
ベーコンを巻くことで食べごたえがアップし、満足感が味わえます。

ブロッコリーのピカタ

1回分・P.132

ごはん
（黒ごま少々）

100g（糖質 36.9g）

**かじきの
ベーコン巻き**

2本

こんにゃくのピリ辛炒め

1回分・P.188

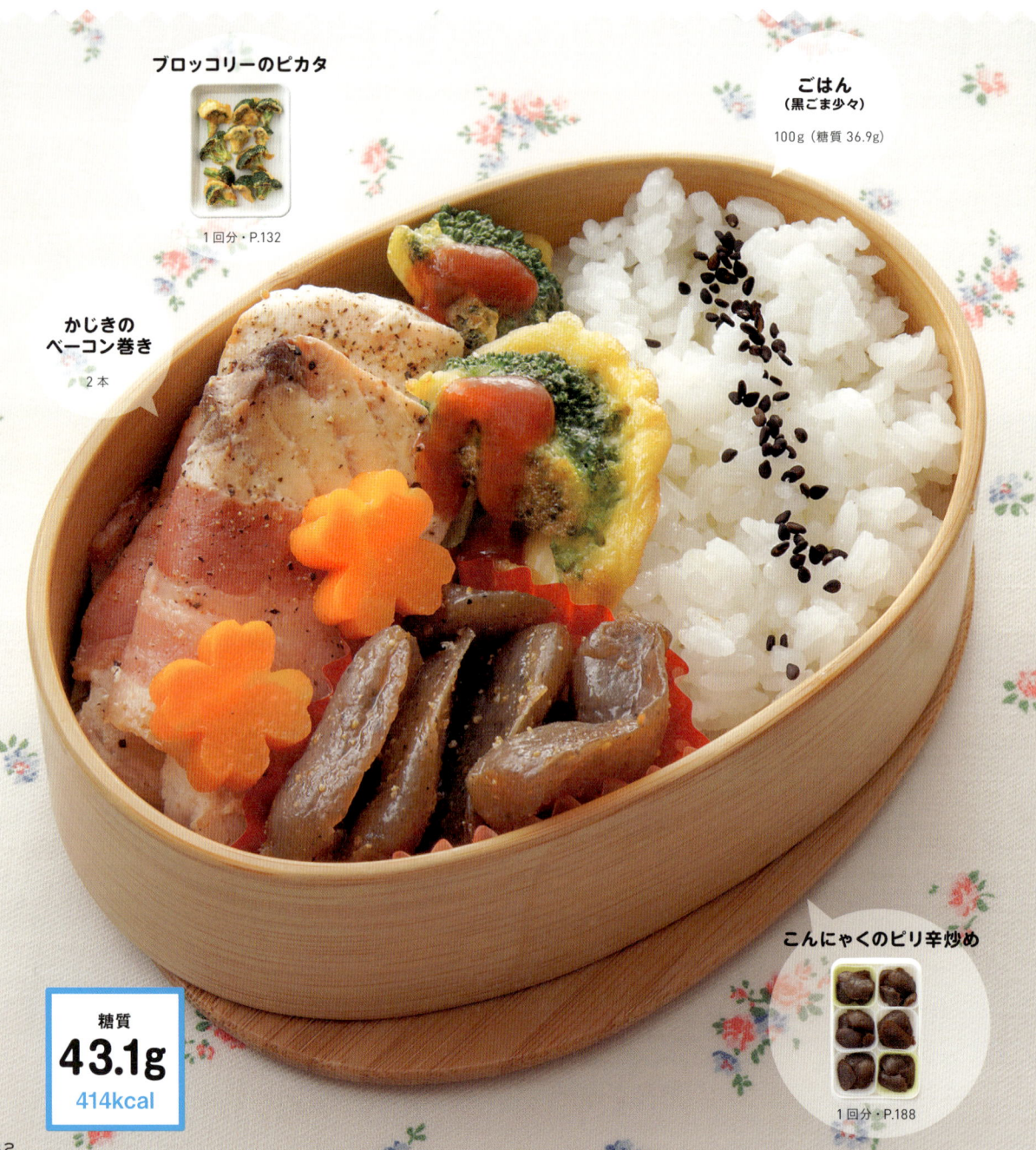

糖質
43.1g
414kcal

仕上げに粗びき黒こしょうをふって！

かじきのベーコン巻き

`冷蔵3～4日` `冷凍2週間` `レンジで温める`

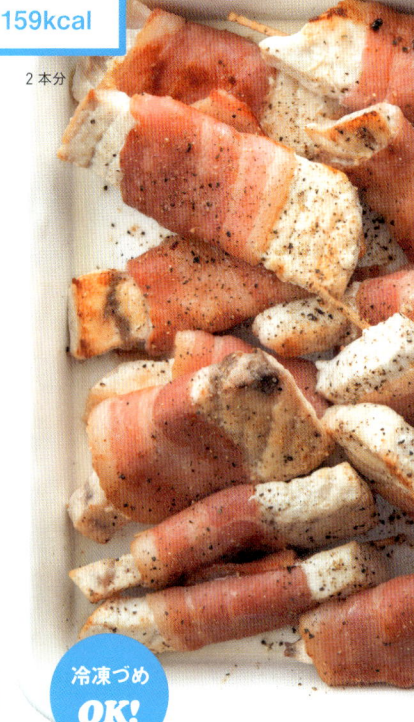

糖質
1.4g
159kcal

2本分

材料（12本分）

めかじき……4切れ
スライスベーコン……6枚
塩、こしょう……各少々
オリーブオイル……小さじ1
粗びき黒こしょう……少々

作り方

1. 下準備をする
めかじきは3等分のスティック状に切り、塩、こしょうをふる。

2. ベーコンで巻く
ベーコンは長さを半分に切り、1を巻いて巻き終わりを爪楊枝で留める。

3. 焼く
フライパンにオリーブオイルを中火で熱し、2の巻き終わりを下にして焼く。ふたをして弱火～中火で途中上下を返しながら4～6分焼き、粗びき黒こしょうをふる。

ヤセポイント
切り身で扱いやすいめかじきは糖質が少なく、ダイエット向き。味わいが淡泊なのでベーコンを巻いてコクをプラスします。

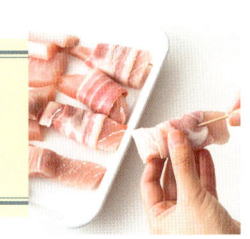

冷凍づめ
OK!

作りおきをアレンジ

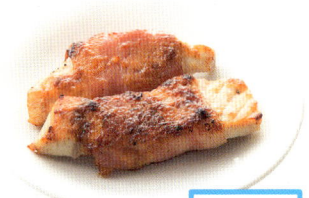

かじきのみそマヨ焼き

糖質
2.2g
184kcal

材料（1人分）

かじきのベーコン巻き……2本
A｜マヨネーズ　小さじ⅔
　｜みそ……小さじ¼

作り方

1　Aを混ぜ合わせ、かじきのベーコン巻きにぬる。オーブントースターで4～5分焼く。

かじきののり巻き

糖質
38.8g
341kcal

材料（1人分）

かじきのベーコン巻き……2本
ごはん……100g
赤じそふりかけ……小さじ⅓
焼きのり……⅔枚

作り方

1　ごはんに赤じそふりかけを混ぜる。
2　かじきのベーコン巻きの幅に合わせて焼きのりを切る。その上に1の半量を薄く広げ、かじきのベーコン巻きを手前にのせる。手前からくるくると巻き、半分に切る。同様にもう1個作る。

さばの竜田揚げ弁当

- 魚介弁当 5 -

お魚を主役にしたこんなボリューム弁当はいかが？
あっさり風味のしいたけ焼売との相性をぜひ楽しんでください。

糖質
46.3g
544cal

小松菜と油揚げのごま酢あえ

1回分・P.137

しいたけ焼売

2個分・P.70

ごはん

100g（糖質 36.8g）

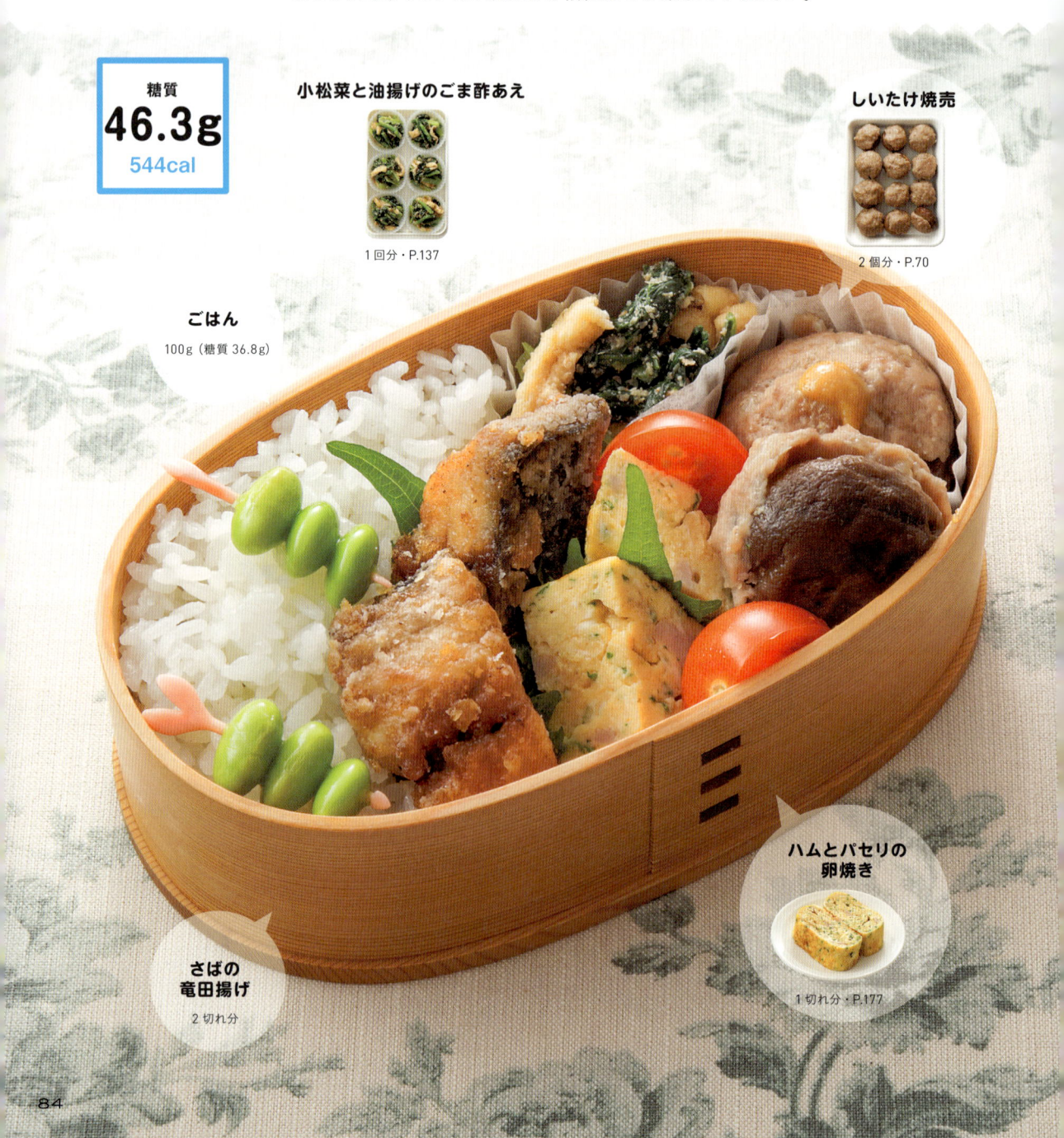

**ハムとパセリの
卵焼き**

1切れ分・P.177

**さばの
竜田揚げ**

2切れ分

そのままでもアレンジしても絶品！

さばの竜田揚げ

`冷蔵 3 〜 4 日`　`冷凍 2 週間`　`レンジ＋トースターで温める`

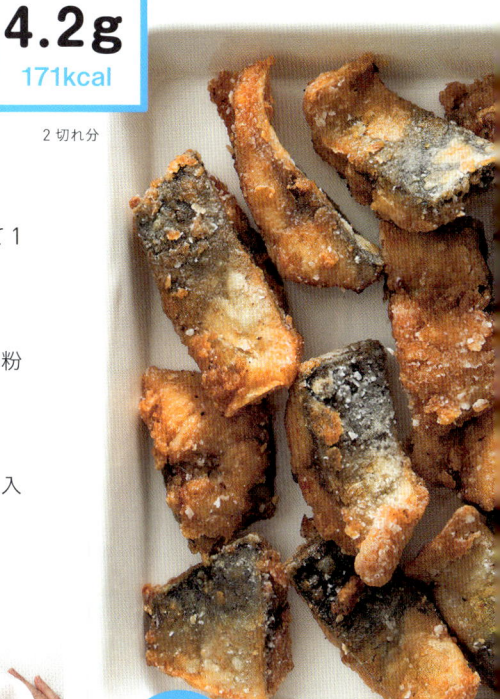

糖質
4.2g
171kcal

2 切れ分

材料 (6 回分・12 切れ分)

さば (3 枚おろし)
　……1 尾分
A｜ しょうゆ……大さじ 1
　｜ しょうが (すりおろし)
　｜　……小さじ 2
片栗粉……大さじ 3
揚げ油……適量

作り方

1. 水けをふく

さばは水分をよくふき、骨を除いて 1 枚を約 6 等分に切る。

2. 下味をつけ、粉をまぶす

1 に A を加えて味をなじませ、片栗粉を薄くまぶす。

3. 揚げる

揚げ油を 170 〜 180℃に熱し、2 を入れて 3 〜 4 分揚げ、油をよくきる。

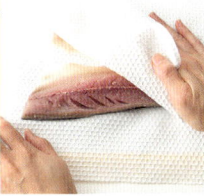

作りおきポイント

さばの水分をキッチンペーパーでよくふきましょう。酒を使わなくてもこれだけで臭みが消え、作りおいてもおいしく食べられます。

冷凍づめ
OK!

作りおきをアレンジ

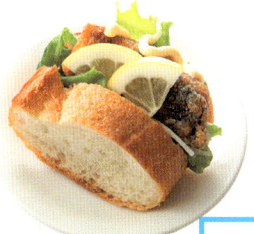

揚げさばのバゲットサンド

糖質
20.3g
179kcal

材料 (1 人分)

さばの竜田揚げ……1 切れ
バゲット……2cm
玉ねぎ (薄切り)、レタス、レモン (薄切り) ……各少々
マヨネーズ……小さじ 1

作り方

1　バゲットに切り込みを入れ、玉ねぎ、レタス、さばの竜田揚げ、レモンをはさみ、マヨネーズを絞る。

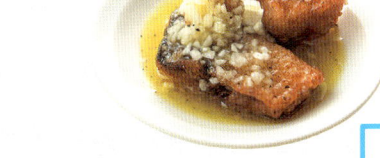

揚げさばの香味マリネ

糖質
5.2g
288kcal

材料 (1 人分)

さばの竜田揚げ……2 切れ
A｜ 玉ねぎ (みじん切り)、オリーブオイル……各大さじ 1
　｜ 酢……大さじ 1/2
　｜ しょうが (すりおろし) 小さじ 1/3
　｜ 塩、粗びき黒こしょう……各少々

作り方

1　A を混ぜ合わせ、さばの竜田揚げを加えて 5 分ほど漬ける。

ぶりのコチュジャン炒め弁当

- 魚介弁当6 -

食欲をそそる、濃厚な味わいのぶりのコチュジャン炒め弁当。
洋風おかずを添えると味にメリハリが出て満足感が高いランチタイムに！

厚切りベーコンのグラタン風

1個分・P.73

ぶりの
コチュジャン
炒め

1回分

糖質
45.1g
614kcal

ズッキーニのバジルあえ

1回分・P.150

にんじんとちくわのしょうゆ炒め

1回分・P.131

ごはん

100g（糖質 36.8g）

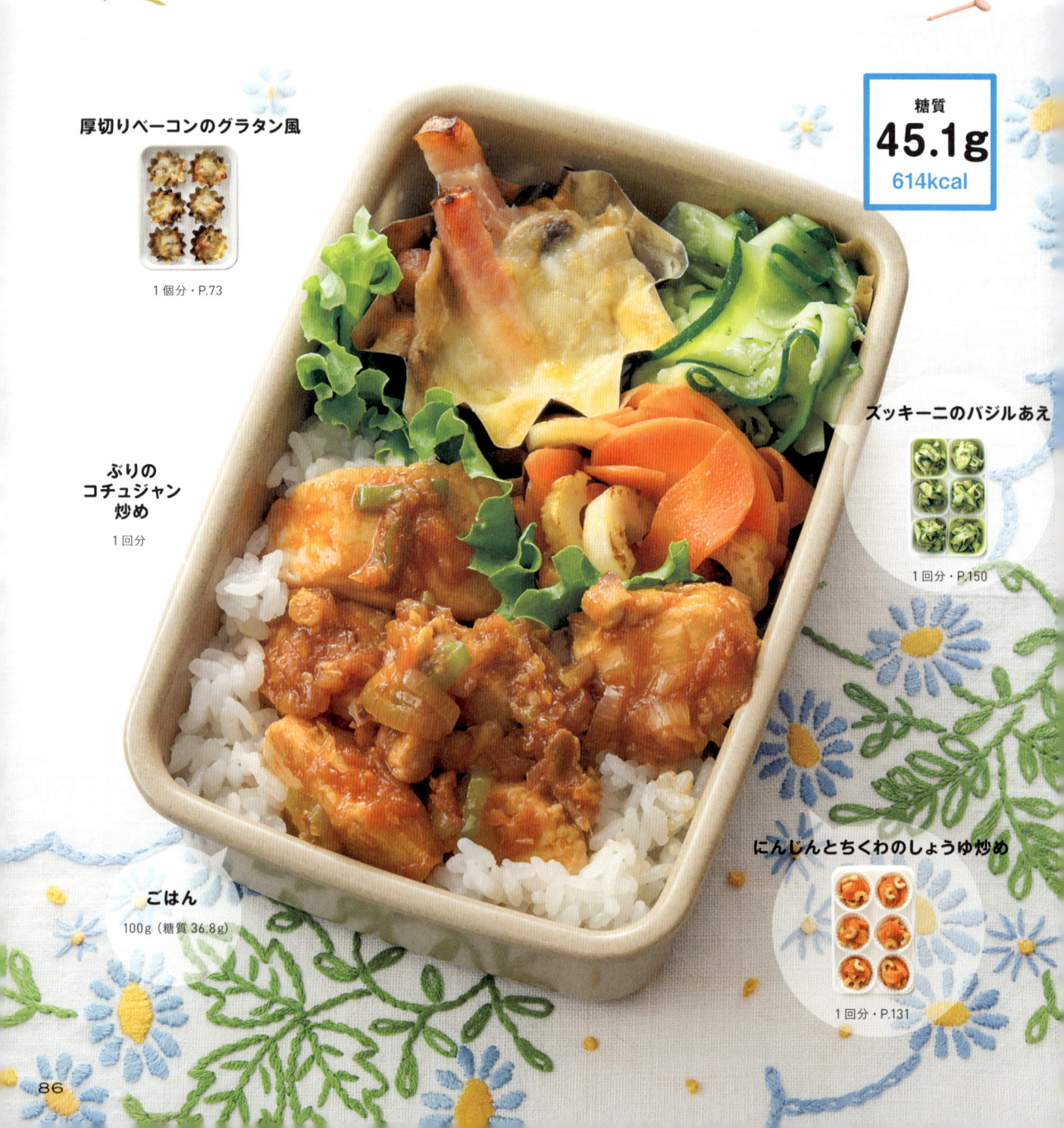

香味野菜をきかせた韓国風総菜！

ぶりのコチュジャン炒め

`冷蔵3〜4日` `冷凍2週間` `レンジで温める`

糖質
3.1g
291kcal

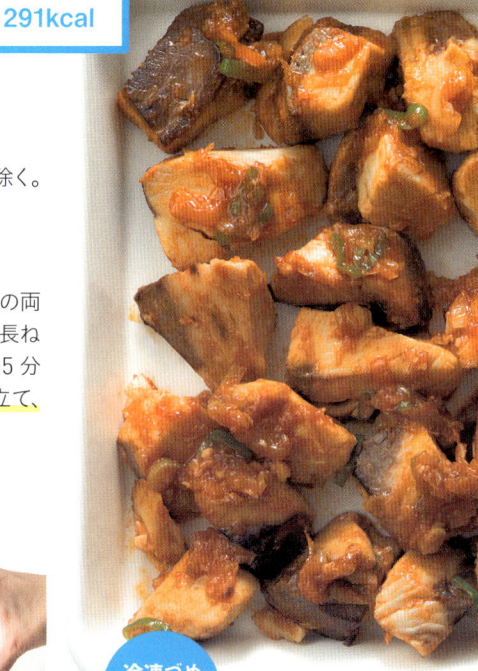

冷凍づめ
OK!

材料（4回分）

ぶり（切り身）……4切れ
長ねぎ……10cm
A にんにく（すりおろし）
……1かけ分
コチュジャン、酒
……各大さじ1
しょうが（すりおろし）
……小さじ1と1/3
しょうゆ……小さじ1
ごま油……大さじ1/2

作り方

1. 下準備をする

ぶりは3〜4等分のひと口大に切り、皮を除く。長ねぎは小口切りにする。

2. 焼いてたれをからめる

フライパンにごま油を中火で熱し、**1**のぶりの両面に焼き色をつける。空いているところに長ねぎも入れ、ふたをして中火〜弱火で3〜5分焼く。混ぜ合わせた **A** を加えて中火で煮立て、全体に味をからめる。

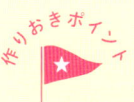作りおきポイント しょうが、にんにくをたっぷりと使ってたれを作りましょう。時間がたってもぶりの臭みが出にくく、味わいもアップします。

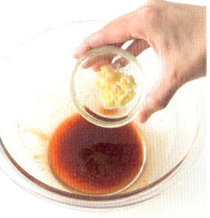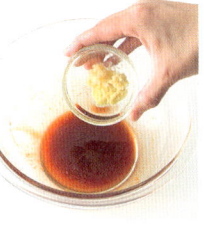

作りおきを
アレンジ

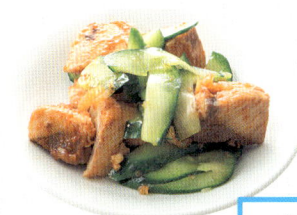

ぶりのスクランブルエッグ混ぜ

糖質
3.3g
376kcal

材料（1人分）

ぶりのコチュジャン炒め……1回分
卵……1個
塩、こしょう……各少々
サラダ油……小さじ1/3

作り方

1 卵は溶きほぐし、塩、こしょうを混ぜる。
2 フライパンにサラダ油を熱して **1** を炒め、半熟状になったらぶりのコジュジャン炒めを加え、さっと炒め合わせる。

ぶりのきゅうりあえ

糖質
3.6g
295kcal

材料（1人分）

ぶりのコチュジャン炒め……1回分
きゅうり（縦半分に切って斜め薄切り）……1/4本
塩……少々

作り方

1 きゅうりは塩でもんで水けを絞る。
2 **1** とぶりのコチュジャン炒めを混ぜる。

あじの南蛮漬け弁当

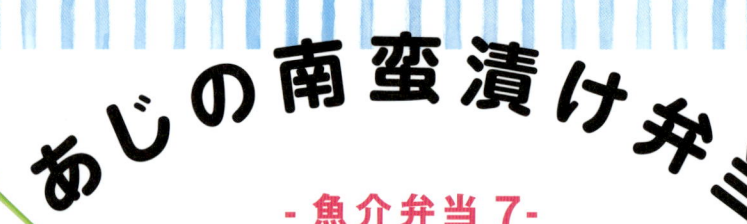

- 魚介弁当7 -

暑くて食欲がないときでもおいしく食べられるあじの南蛮漬け弁当。
しっかり味のハムエッグとの意外な組み合わせがよく合います。

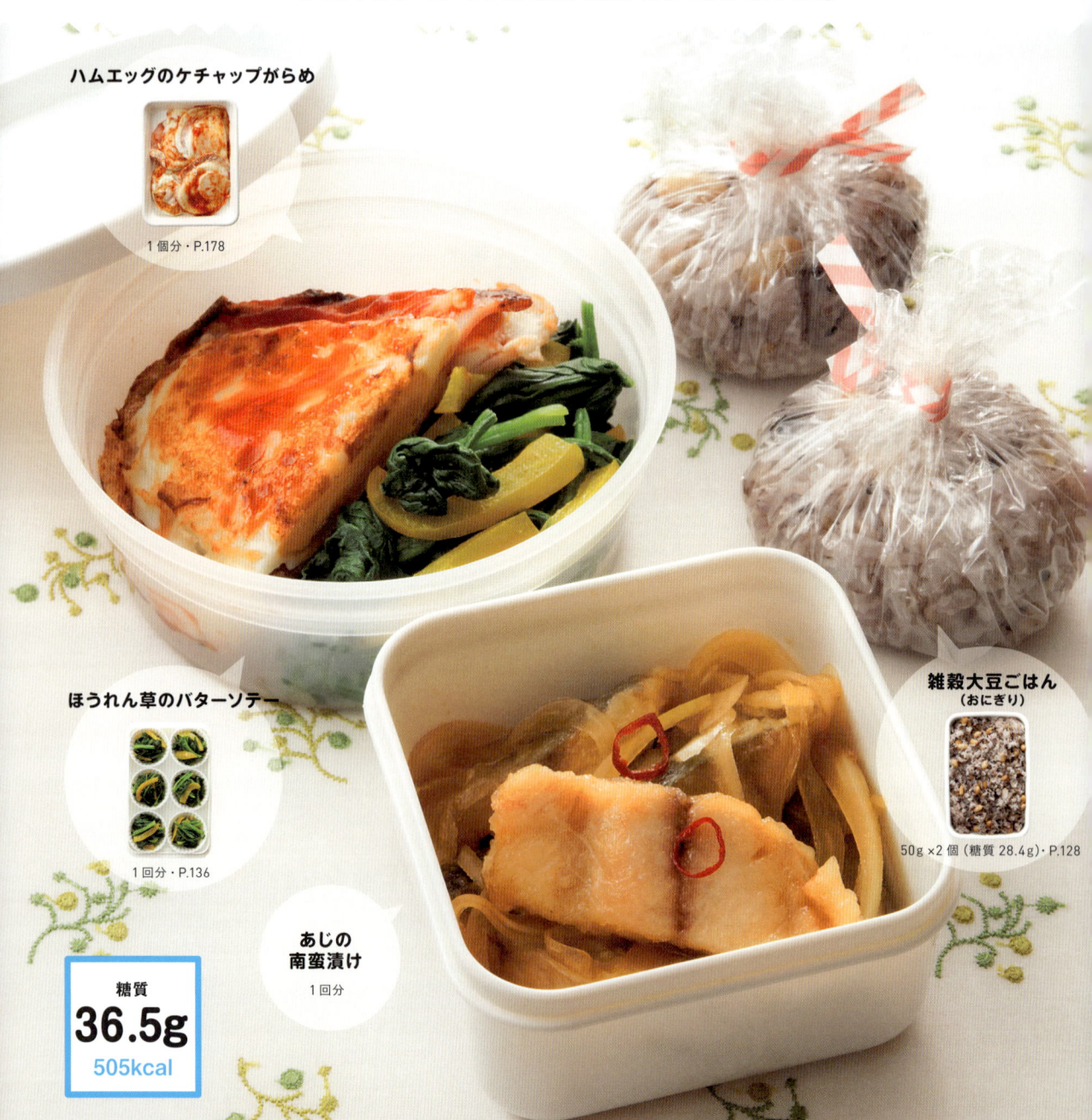

ハムエッグのケチャップがらめ

1個分・P.178

ほうれん草のバターソテー

1回分・P.136

雑穀大豆ごはん
（おにぎり）

50g×2個（糖質 28.4g）・P.128

**あじの
南蛮漬け**

1回分

糖質
36.5g
505kcal

玉ねぎは辛味がほどよく抜けて美味。

あじの南蛮漬け

`冷蔵 3 ～ 4 日`　`冷凍 2 週間`　`汁けをきって詰める`

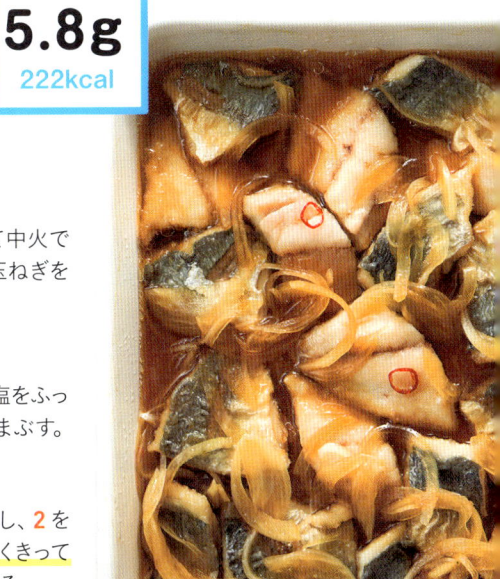

糖質
5.8g
222kcal

材料（4 回分）

あじ（3 枚おろし）
　……4 尾
玉ねぎ……½ 個
塩……少々
片栗粉……大さじ 1 と ½
サラダ油……適量
A｜だし汁……1 カップ
　｜酢……大さじ 4 弱
　｜しょうゆ……大さじ 2
　｜砂糖……大さじ 1
　｜塩……小さじ ⅓ ～ ½
　｜赤唐辛子（輪切り）
　｜　……少々

作り方

1. 漬け汁を作る

玉ねぎは薄切りにする。鍋に **A** を入れて中火で一度煮立て、バットに移して熱いうちに玉ねぎを加える。

2. 下準備をする

あじは小骨を除いて斜め 3 等分に切り、塩をふって 5 分ほどおく。水分をふき、片栗粉をまぶす。

3. 揚げ焼きにしてから漬ける

フライパンで多めのサラダ油を中火で熱し、**2** を入れて 3 ～ 4 分揚げ焼きにする。油をよくきって熱いうちに **1** に加え、30 分以上なじませる。

作りおきポイント ★
バットに移したら上からぴっちりと落としラップをすると、味がいっそうなじんでおいしくなります。冷凍の場合は、汁ごと保存袋などで小分けにして。

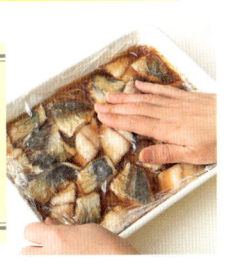

`作りおきをアレンジ`

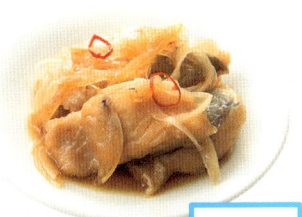

糖質
5.9g
224kcal

カレー風味の南蛮漬け

材料（1 人分）

あじの南蛮漬け……1 回分（漬け汁大さじ 2）
カレー粉……小さじ ⅙

作り方

1　あじの南蛮漬けにカレー粉を混ぜる。

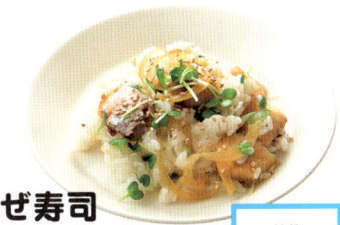

あじの混ぜ寿司

糖質
34.8g
366kcal

材料（1 人分）

あじの南蛮漬け……1 回分
ごはん……80 g
貝割れ菜……適量
いりごま（白）……少々

作り方

1　あじの南蛮漬けは汁けを軽くきって粗くほぐす。貝割れ菜は根元を切り落とし、3㎝長さに切る。

2　ごはんにあじの南蛮漬けを混ぜ、貝割れ菜、ごまをちらす。

えびマヨ弁当

- 魚介弁当8 -

クリーミーでプリップリな食感がたまらないえびマヨ弁当。
野菜のきんぴらやおかかあえなどあっさり味の副菜がおすすめです。

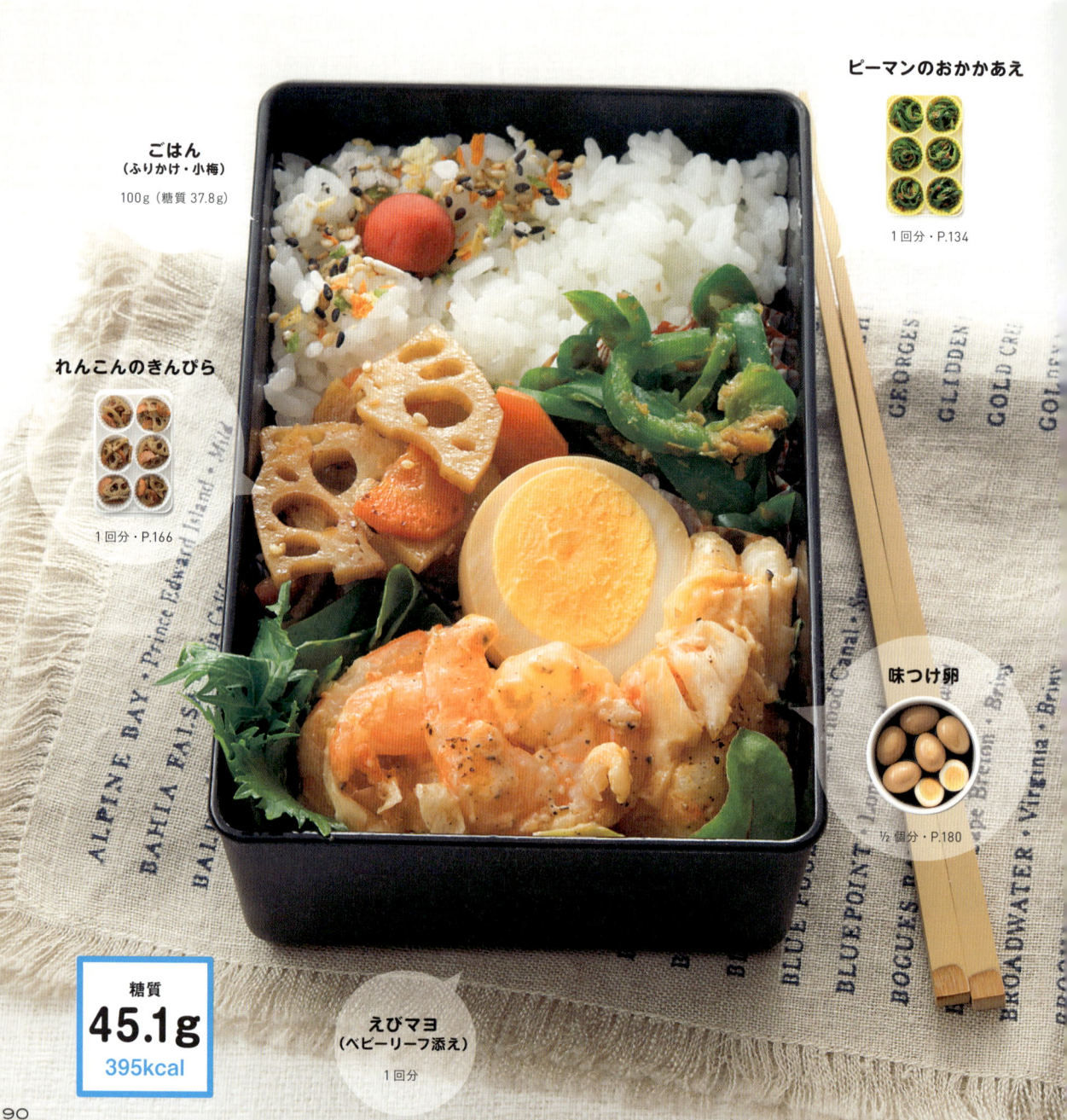

ピーマンのおかかあえ

1回分・P.134

ごはん
（ふりかけ・小梅）

100g（糖質 37.8g）

れんこんのきんぴら

1回分・P.166

味つけ卵

½ 個分・P.180

糖質
45.1g
395kcal

えびマヨ
（ベビーリーフ添え）

1回分

少量のトマトケチャップとしょうゆを加えるのがコツ。

えびマヨ

`冷蔵 2～3日`　`冷凍 2週間`　`レンジで温める`

糖質
2.1g
143kcal

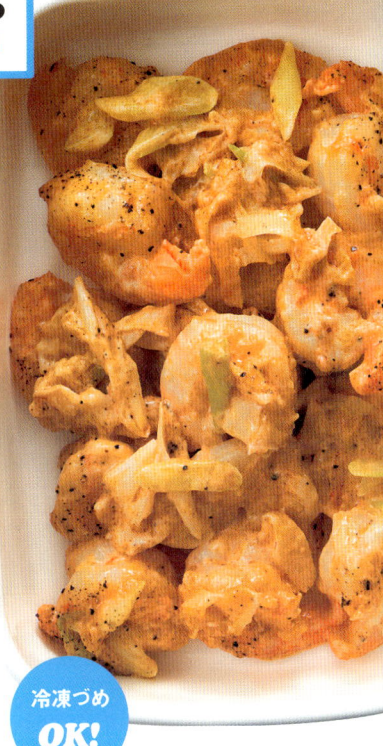

`冷凍づめ OK!`

材料（6回分）

むきえび（大）……300g
長ねぎ……1/3本
塩、こしょう……各少々
薄力粉……大さじ1
ごま油……大さじ2
A｜生クリーム、
　｜マヨネーズ……各大さじ2
　｜しょうゆ……小さじ1～1と1/2
　｜トマトケチャップ……小さじ1
　｜しょうが（すりおろし）
　｜……小さじ1/2
粗びき黒こしょう……適量

作り方

1. 下準備をする

えびは背側に切り込みを入れ、背わたを除く。塩適量（分量外）でよくもんで水洗いし、水けをしっかりとふく。塩、こしょう、薄力粉をまぶす。長ねぎは斜め薄切りにする。

2. ソースを作る

A を混ぜ合わせてソースを作る。

3. 焼いてソースをからめる

フライパンにごま油を中火で熱し、1 のえび、長ねぎの順に入れ、両面を4～5分焼いて火を通す。2 を加えて軽く煮立て、全体にからめて粗びき黒こしょうをふる。

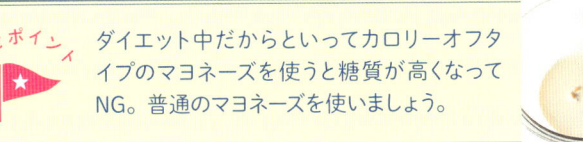

ヤセポイント　ダイエット中だからといってカロリーオフタイプのマヨネーズを使うと糖質が高くなってNG。普通のマヨネーズを使いましょう。

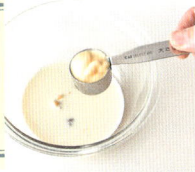

`作りおきをアレンジ`

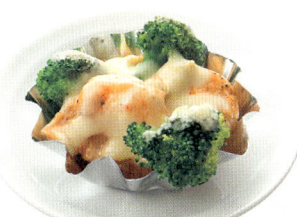

えびとブロッコリーのグラタン風

材料（1人分）

えびマヨ……1回分
ブロッコリー……1～2房
塩……少々
溶けるチーズ……10g

糖質
2.4g
187kcal

作り方

1　ブロッコリーは1分ほど塩ゆでする。水けをきり、えびマヨと混ぜる。
2　アルミカップに 1 を入れ、溶けるチーズをのせる。オーブントースターでチーズが溶けるまで4～5分焼く。

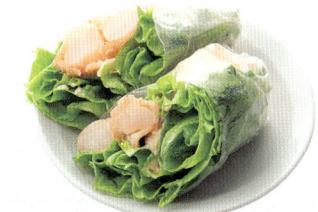

えびマヨの生春巻き

材料（1人分）

えびマヨ……1回分
リーフレタス……1枚
生春巻きの皮……1枚

糖質
10.6g
187kcal

作り方

1　生春巻きの皮は水にくぐらせ、ぬらして絞ったペーパータオルの上などに置く。
2　1 が半分ほどもどってきたところで、リーフレタス、えびマヨを手前にのせ、折りたたむようにして巻く。半分に切り分ける。

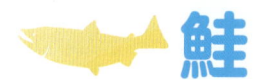 鮭

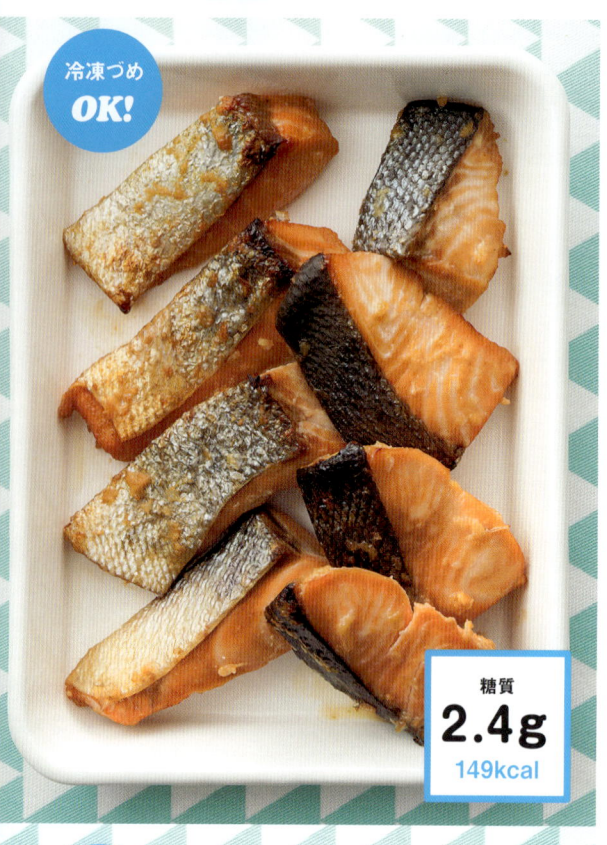

冷凍づめ **OK!**

糖質 **2.4g**
149kcal

ぶり、たい、さわらなどでもおいしくできます。

鮭の塩麹＆しょうゆ漬け焼き

冷蔵 4 〜 5 日　冷凍 2 週間　レンジで温める

材料（4回分）
生鮭……4 切れ
A 塩麹……大さじ 2
　しょうゆ……大さじ 1
　水……大さじ ½
　しょうが（すりおろし）
　　……小さじ ½

作り方
1 鮭は余分な水分をふき取り、2 等分に切る。保存袋に A を混ぜ合わせ、鮭を加えてなじませ、2 時間以上漬け込む。
2 1 の漬けだれを軽くぬぐい、くっつかないアルミホイルにのせる。オーブントースターか魚焼きグリルで 10 分ほど焼く。

ヤセポイント 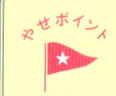 塩麹は少量で鮭に甘みと深みをプラスできるので、糖質オフにぴったりです。

ハーブはパセリ、バジルなどお好みもので！

鮭の粉チーズパン粉焼き

冷蔵 3 〜 4 日　冷凍 2 週間　レンジで温める

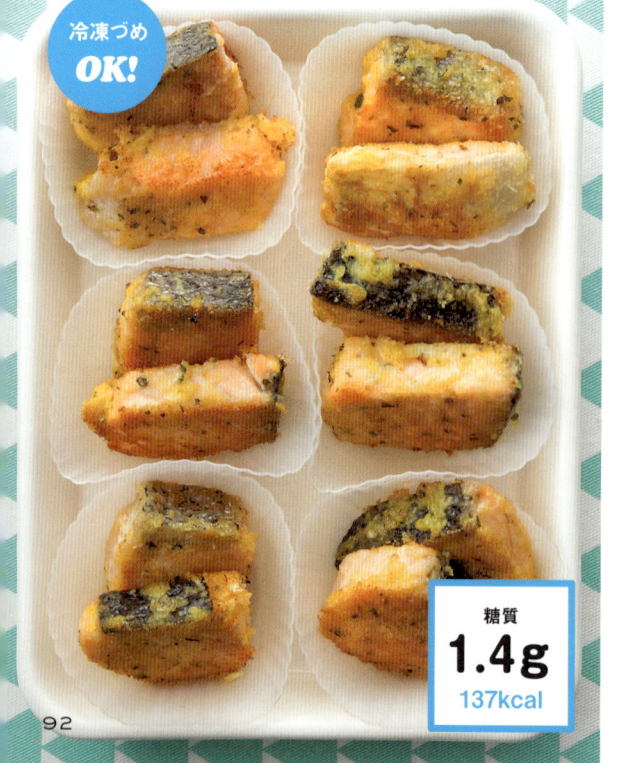

冷凍づめ **OK!**

糖質 **1.4g**
137kcal

材料（6回分）
生鮭……4 切れ
塩、こしょう……各少々
溶き卵……1 個分
A パン粉、粉チーズ
　　……各大さじ 2
　ドライハーブ（お好みのもの）
　　……大さじ ½
オリーブオイル
　……大さじ 1
ソース、トマトケチャップ
（各お好みで）……各適量

作り方
1 鮭は余分な水分をふき取り、2 〜 3 等分に切って塩、こしょうをふる。溶き卵、混ぜ合わせた A の順にまぶす。
2 フライパンにオリーブオイルを中火で熱し、1 を入れて両面に焼き色をつける。ふたをして弱火で 6 〜 8 分蒸し焼きにする。つめるときにお好みでソース、トマトケチャップを添える。

ヤセポイント 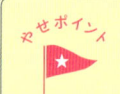 パン粉が少なめでも粉チーズを足すと、カリッと香ばしく焼き上がります。

鮭に野菜の自然な甘みがうつっておいしい！

鮭の白ワイン蒸し

`冷蔵2〜3日` `冷凍2週間` `レンジで温める`

材料（4回分）

生鮭……4切れ
塩、こしょう……各少々
玉ねぎ……½個
セロリ……8cm
にんじん……¼本
バター……5g
白ワイン……大さじ2
A ┃ マヨネーズ……大さじ3
　 ┃ レモン汁……小さじ1

作り方

1 鮭は余分な水分をふき取り、2等分に切って塩、こしょうを強めにふる。玉ねぎは薄切り、セロリ、にんじんはせん切りにする。
2 フライパンにバターを中火で熱し、1の鮭を並べ、野菜も空いているところに入れる。白ワインを加えて沸騰させ、ふたをして4〜5分蒸し焼きにする。塩、こしょう各少々（分量外）で味をととのえ、食べるときに混ぜ合わせたAをかける。

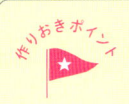 作りおきポイント 鮭に塩、こしょうを強めにふると、水っぽくならずおいしさが長持ちします。

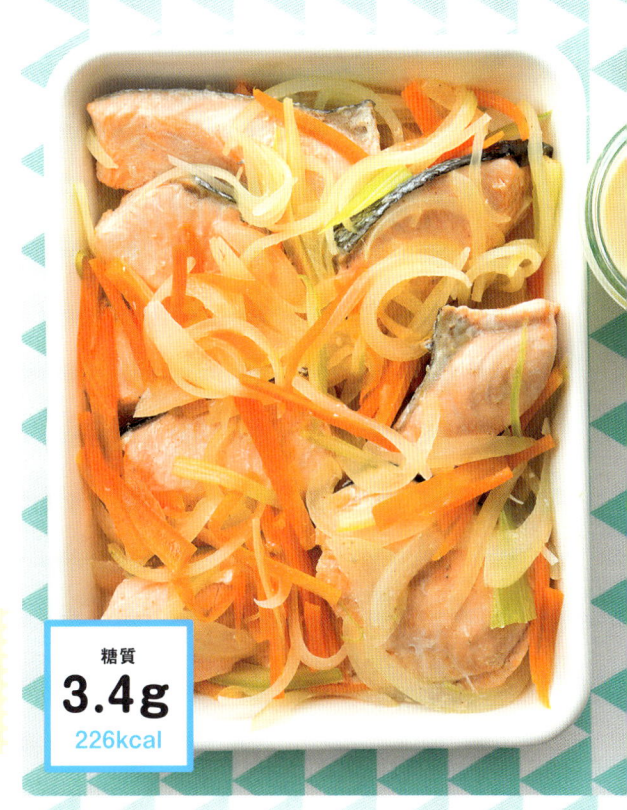

糖質
3.4g
226kcal

フライパンで焼けるからラクチン！

鮭とねぎま風串焼き

`冷蔵3〜4日` `冷凍2週間` `レンジで温める`

材料（12本分）

生鮭……4切れ
長ねぎ……½本
サラダ油……小さじ1
塩、粗びき黒こしょう
　……各少々
レモン（くし形切り）
　……½個

作り方

1 鮭は余分な水分をふき取り、皮と骨を除いて、2.5cm角程度の大きさに切る。長ねぎは3cm長さのぶつ切りにする。
2 竹串に長ねぎと鮭を交互に刺す。
3 フライパンにサラダ油を中火で熱し、2を入れてふたをし、中火〜弱火でときどき裏返しながら6〜9分蒸し焼きにする。塩、粗びき黒こしょうで味をととのえ、食べるときにレモンを添える。

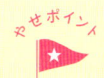 ヤセポイント 塩、こしょうとシンプルな味つけで糖質オフに。レモンと相性抜群！

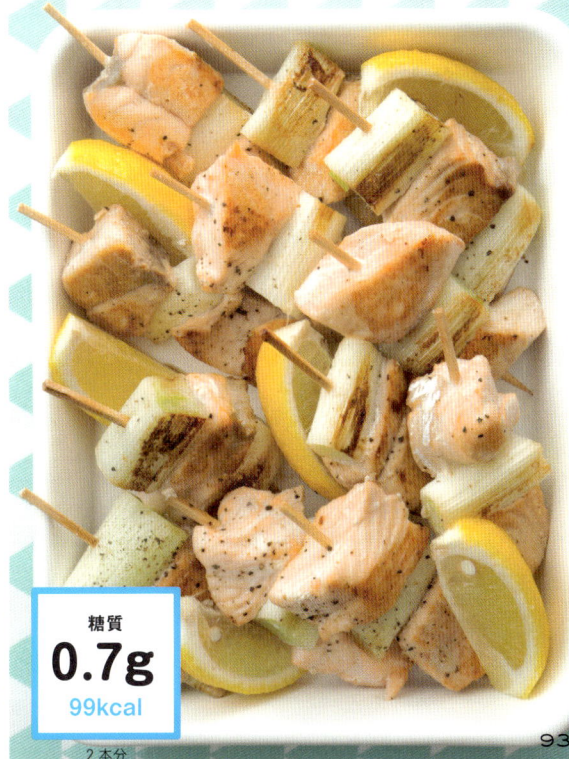

糖質
0.7g
99kcal

2本分

かじき・たら

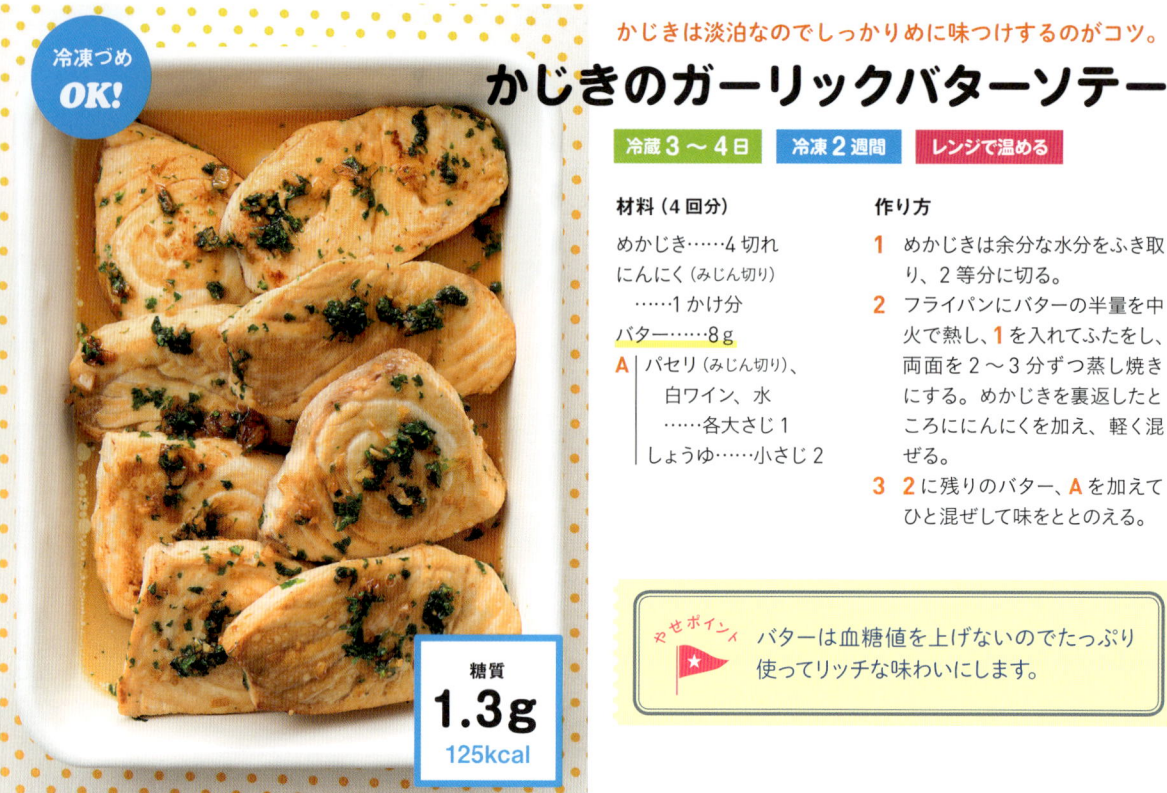

かじきは淡泊なのでしっかりめに味つけするのがコツ。

かじきのガーリックバターソテー

冷蔵 3〜4日　冷凍 2週間　レンジで温める

材料（4回分）
めかじき……4切れ
にんにく（みじん切り）
　……1かけ分
バター……8g
A　パセリ（みじん切り）、
　　白ワイン、水
　　……各大さじ1
　　しょうゆ……小さじ2

作り方
1　めかじきは余分な水分をふき取り、2等分に切る。
2　フライパンにバターの半量を中火で熱し、1を入れてふたをし、両面を2〜3分ずつ蒸し焼きにする。めかじきを裏返したところににんにくを加え、軽く混ぜる。
3　2に残りのバター、Aを加えてひと混ぜして味をととのえる。

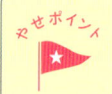
ヤセポイント　バターは血糖値を上げないのでたっぷり使ってリッチな味わいにします。

糖質 1.3g
125kcal

ザクザクとしたピーナッツの食感が楽しい！

かじきのピーナッツみそ焼き

冷蔵 3〜4日　冷凍 2週間　レンジで温める

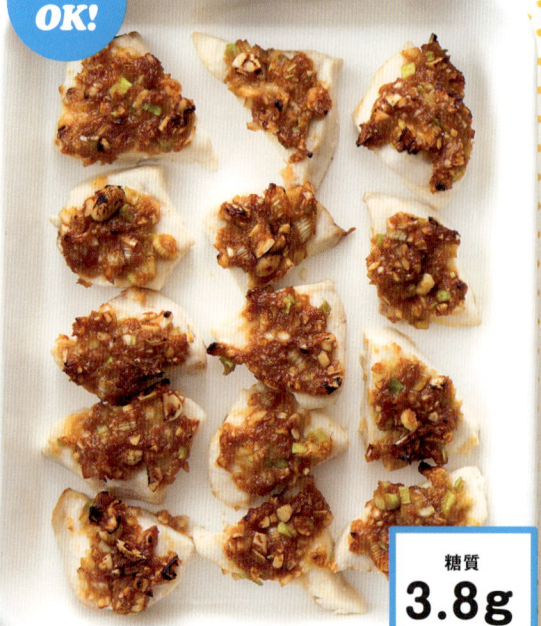

材料（4回分）
めかじき……4切れ
A　長ねぎ（みじん切り）……8cm
　　みそ……大さじ1と1/2
　　ピーナッツ（刻む）……15g
　　砂糖……小さじ1
　　しょうが（すりおろし）
　　……小さじ1/3

作り方
1　めかじきは余分な水分をふき取り、4等分に切る。
2　Aを混ぜ合わせ、1にぬる。
3　オーブントースターの天板にアルミホイルを敷いて2をのせ、焼き色がつくまで8〜10分焼く。

作りおきポイント　濃いめのピーナッツみそをのせて焼くと香ばしく、作りおいてもおいしくいただけます。

糖質 3.8g
139kcal

臭みがまったくない驚きのおいしさ！

たらのマヨネーズフリッター

`冷蔵2〜3日` `冷凍2週間` `レンジ+トースターで温める`

材料（4回分）

生たら……4切れ
塩、こしょう……各少々
A｜薄力粉……大さじ5
　｜水……大さじ2と½〜3
　｜マヨネーズ……
　｜　大さじ1と½
　｜パセリ（みじん切り）
　｜　……大さじ1
揚げ油、トマトケチャップ
　……各適量

作り方

1　たらは余分な水分をふき、皮を除いて3等分に切り、塩、こしょうをふる。
2　混ぜ合わせた A に 1 をくぐらせる。
3　揚げ油を170℃に熱し、2 の表面がカリッとするまで4〜5分揚げ、油をよくきる。食べるときにトマトケチャップを添える。

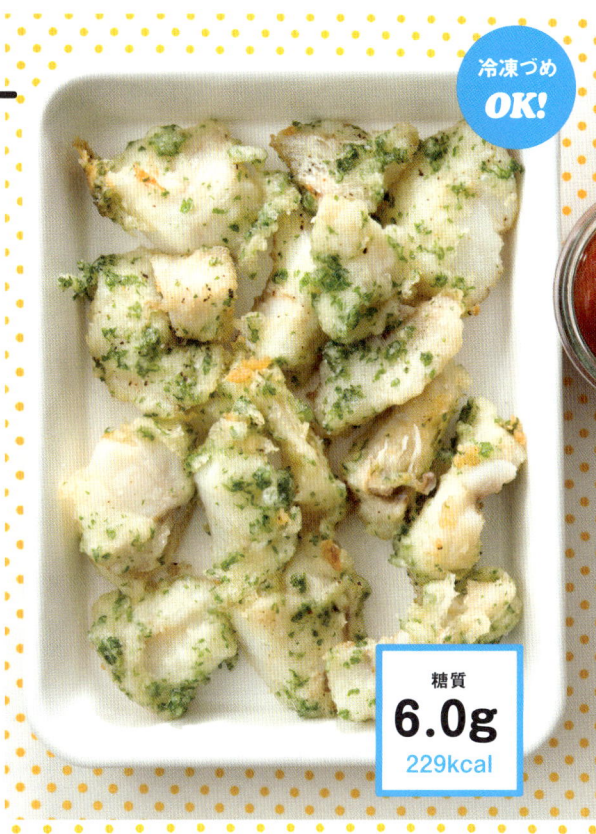

冷凍づめ
OK!

糖質
6.0g
229kcal

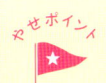
ヤセポイント　衣にマヨネーズを使うと粉が少なめでもよくつき、ふんわりと仕上がります。

にんじんとピーマンで彩りよく仕上げて。

たらの中華炒め

`冷蔵2〜3日` `冷凍2週間` `レンジで温める`

材料（6回分）

生たら……4切れ
にんじん……1/6本
ピーマン……1と½個
塩、こしょう……各少々
ごま油、酒……各大さじ1
A｜水……¼カップ
　｜顆粒鶏ガラスープの素
　｜　……小さじ1
　｜にんにく（すりおろし）
　｜　……小さじ½
　｜塩、こしょう……各少々
　｜片栗粉……小さじ1
　｜（少量の水で溶く）

作り方

1　たらは余分な水分をふき、皮を除いて3等分に切り、塩、こしょうをふる。にんじん、ピーマンはせん切りにする。
2　フライパンにごま油を中火で熱し、1 のたらを並べ、空いているところに野菜も入れる。たらの両面が焼けたら、酒をふってふたをして弱火で3〜4分蒸し焼きにする。
3　混ぜ合わせた A を加え、たらをくずさないよう炒め合わせる。

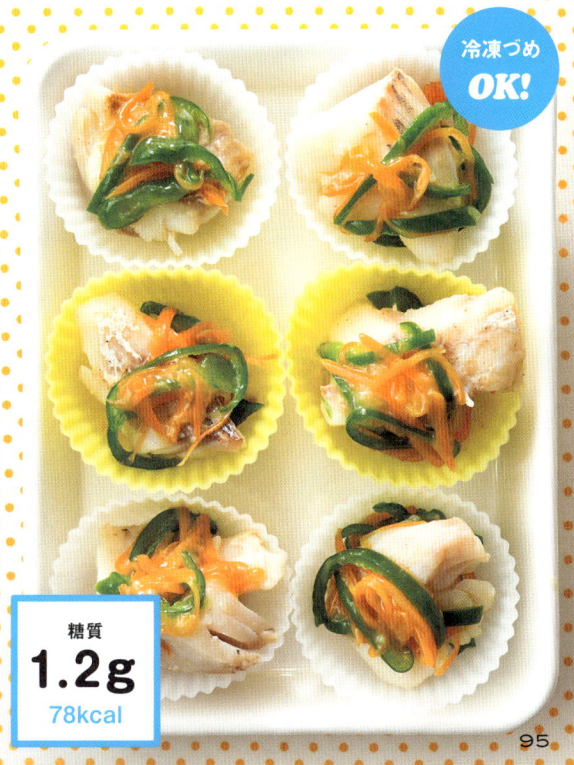

冷凍づめ
OK!

糖質
1.2g
78kcal

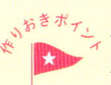
作りおきポイント　少量の水溶き片栗粉でとろみをつけると、冷めても水っぽくなりません。

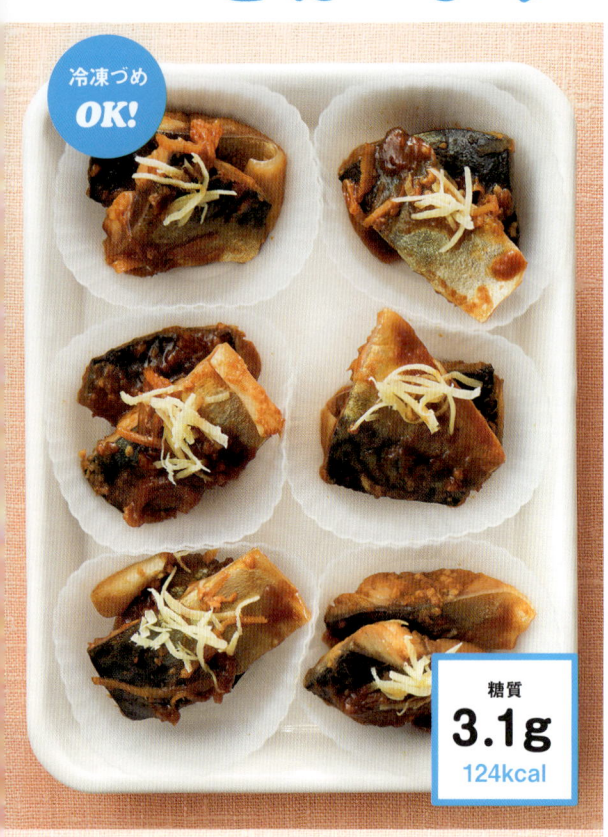

冷凍づめ OK!

糖質
3.1g
124kcal

砂糖が少なめなのに、コクがあっておいしい！

さばのみそ煮

冷蔵3〜4日　冷凍2週間　レンジで温める

材料（6回分）

生さば（3枚おろし）
……1尾分
しょうが（せん切り）
……1かけ分
A 水……⅔カップ
　みそ……大さじ1と½
　酒、砂糖、しょうゆ
　……各大さじ1
しょうが（せん切り・飾り用）
……適量

作り方

1 さばは半身を4〜6等分に切る。鍋に湯を沸かし、沸騰したらさばを10秒ほどくぐらせてざるに上げる。

2 浅めの鍋かフライパンにAを入れて中火で煮立て、さばの皮目を上にして並べ、しょうがも加える。落としぶたをして中火で5〜6分煮て、そのまま冷ます。

3 鍋からさばを取り出し、軽く煮汁を煮つめてさばにかけ、飾り用のしょうがをのせる。

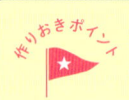 作りおきポイント
さばは熱湯にくぐらせてから煮ると、臭みが取れ、煮くずれもしにくくなります。

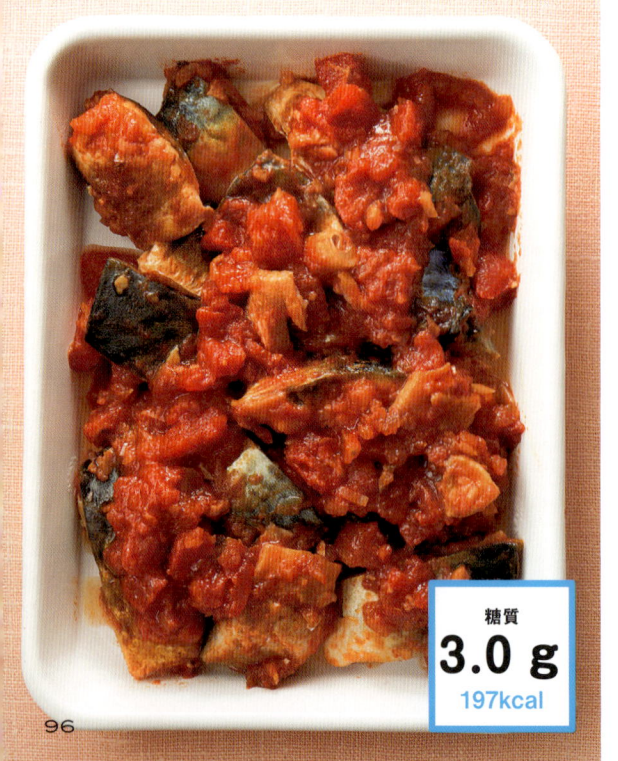

糖質
3.0g
197kcal

ダイエットにも美肌にもバッチリな組み合わせ。

さばのにんにくトマト煮

冷蔵4〜5日　冷凍2週間　レンジで温める

材料（6回分）

生さば（3枚おろし）
……1尾分
玉ねぎ……¼個
にんにく……1かけ
塩、こしょう……各少々
オリーブオイル
……大さじ1
A トマト水煮缶
　……1カップ
　しょうゆ……小さじ1

作り方

1 さばは余分な水分をふいて4〜6等分に切り、塩、こしょうをふる。玉ねぎ、にんにくはみじん切りにする。

2 フライパンにオリーブオイルを中火で熱し、1のさばを並べ、空いているところに野菜も入れて2〜3分炒める。

3 2にAを加えてふたをし、弱火で10分ほど煮て、塩、こしょう各少々（分量外）で味をととのえる。

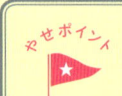 ヤセポイント
さばなどの青背魚は糖質が低いうえ、中性脂肪を下げる効果が期待できます。

砂糖を使わなくても、みりんで照りとコクを出します。

ぶりの照り焼き

`冷蔵3〜4日` `冷凍2週間` `レンジで温める`

材料 (4回分)

ぶり……4切れ
薄力粉……大さじ ½
サラダ油……小さじ 1
A｜ しょうゆ……大さじ 1と ½
　｜ みりん……大さじ 1
　｜ しょうが (すりおろし)
　｜　……小さじ ½

作り方

1 ぶりは余分な水分をよくふき、2等分に切って薄力粉を片面に薄くまぶす。

2 フライパンにサラダ油を中火で熱し、1を薄力粉がついた面から焼く。両面に焼き色がついたら、ふたをして弱火で7〜9分蒸し焼きにする。

3 2の余分な脂をふき取り、混ぜ合わせたAを加えて煮からめる。

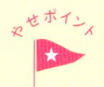
ヤセポイント 糖質量は抑えたいのでぶりの片面に少量の薄力粉をつけ、味のからみをよくします。

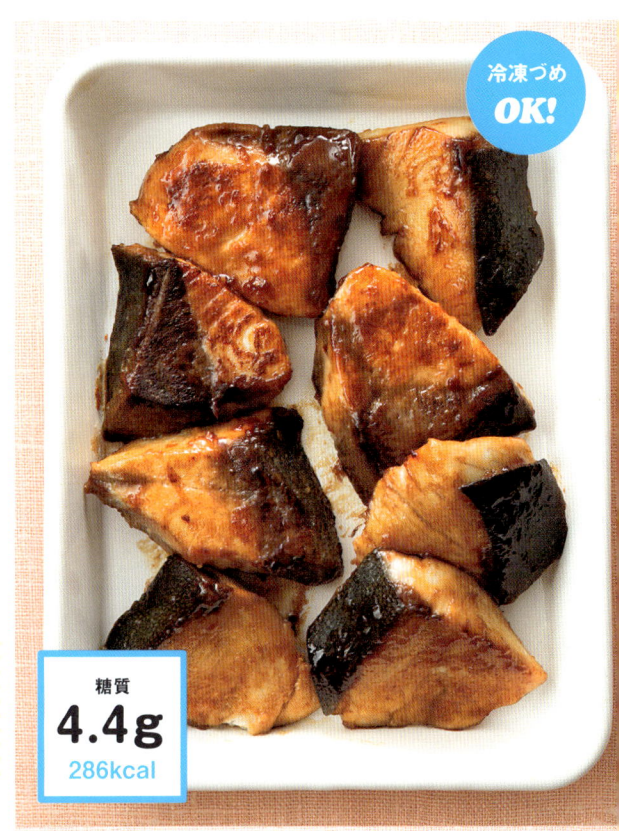
冷凍づめ OK!

糖質 **4.4g**
286kcal

ナンプラーを使えば味のマンネリ防止に。

ぶりのエスニック炒め

`冷蔵3〜4日` `冷凍2週間` `レンジで温める`

材料 (6回分)

ぶり……4切れ
玉ねぎ……⅓個
こしょう……少々
サラダ油……小さじ 1
A｜ 酒、ナンプラー
　｜　……各大さじ 1
　｜ 片栗粉……
　｜　小さじ ½ (大さじ1の水で溶く)
レモン (いちょう切り)、
　ドライシャンサイ (お好みで)
　……各適量

作り方

1 ぶりは余分な水分をふき、3〜4等分に切ってこしょうをまぶす。玉ねぎは薄切りにする。

2 フライパンにサラダ油を中火で熱し、1を4〜6分炒める。

3 2にAを加えて煮からめ、お好みでレモン、ドライシャンサイをちらす。

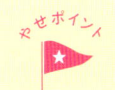
ヤセポイント ぶりには悪玉コレステロールを減らす働きがあるので積極的にとって。

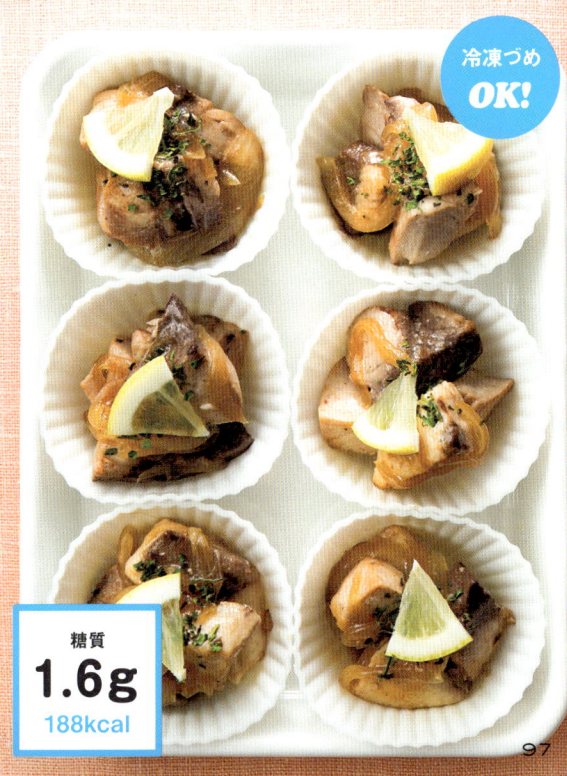
冷凍づめ OK!

糖質 **1.6g**
188kcal

97

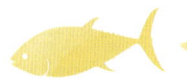

まぐろ・かつお・さんま・さわら

まぐろは赤身を選ぶのがポイント。

まぐろのガーリックステーキ

冷蔵 **3 〜 4日** ／ 冷凍 **2週間** ／ レンジで温める

材料（6回分）
まぐろ（刺身用・さく）……300g
塩、粗びき黒こしょう
　……各少々
にんにく……1 かけ
バター……8 g
A｜酒、しょうゆ
　｜……各大さじ 1

作り方
1 まぐろは余分な水分をふき取り、2cm幅に切って塩、粗びき黒こしょうをふる。にんにくは薄切りにする。
2 フライパンにバターを中火で熱し、**1**を入れて弱めの中火で 3 〜 5 分炒める。
3 **2**に **A**を加え、煮からめる。

糖質
0.6g
78kcal

作りおきポイント
にんにくは焦げないように、火加減に注意しながら焼いて風味を出します。

かつおには代謝アップに欠かせない栄養素がいっぱい。

かつおのカレー風味フライ

冷蔵 **3 〜 4日** ／ 冷凍 **2週間** ／ レンジ＋トースターで温める

材料（6回分）
かつお（刺身用・さく）
　……1 本（300 g）
A｜薄力粉……大さじ 1
　｜カレー粉……大さじ ½
　｜塩……少々
溶き卵……1 個分
パン粉（細かめのもの）
　……大さじ 4
揚げ油……適量
中濃ソース、レモンなど
（各お好みで）……各適量

作り方
1 かつおは余分な水分をふき取り、1.5cm幅に切って混ぜ合わせた **A**、溶き卵、パン粉の順につける。
2 揚げ油を170℃に熱し、**1**を3 〜 5 分揚げ、油をよくきる。食べるときに中濃ソース、レモンなどを添える。

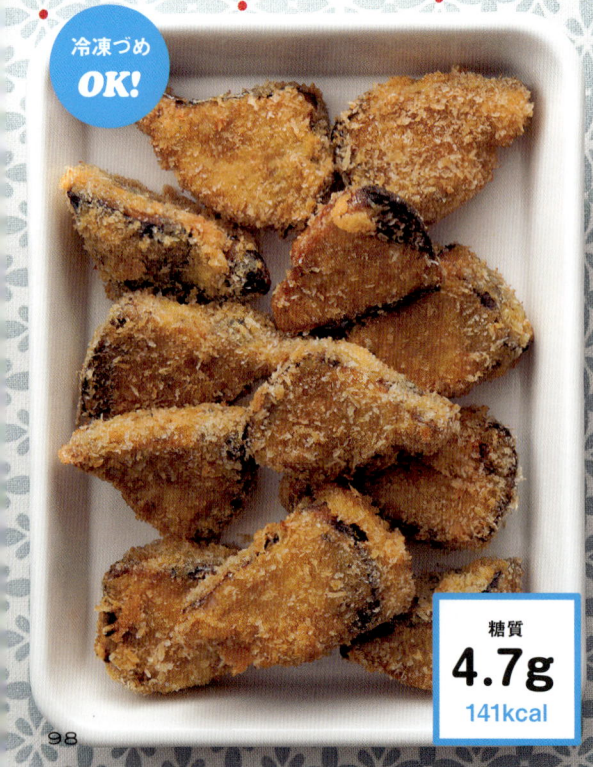

糖質
4.7g
141kcal

作りおきポイント
かつおにカレー風味の衣をつけると、作りおいてもおいしく食べられます。

お弁当で食べやすいようにくるくると巻いて。

さんまのチーズロールグリル

`冷蔵 3 〜 4 日` `冷凍 2 週間` `自然解凍後トースターで`

材料（8個分）

さんま（3枚おろし）……4尾分
粗びき黒こしょう……少々
みそ……大さじ ½
溶けるチーズ……60g
酒……大さじ 1
オリーブオイル……小さじ 2

作り方

1 さんまは小骨を除いて水分を
ふき、粗びき黒こしょうをふ
る。皮目を下にしておき、み
そを薄くぬってチーズの半量
を等分にのせ、くるくると巻
いて爪楊枝で留める。全部で
8個作る。

2 アルミカップに **1** を入れ、オー
ブントースターの天板に並べ
る。酒をふって残りのチーズ
をのせ、オリーブオイルを回
しかけ、10 〜 12 分焼く。

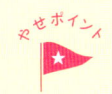
さんまには血糖値を下げる効果があり
ます。とくに旬の時期は積極的にとって。

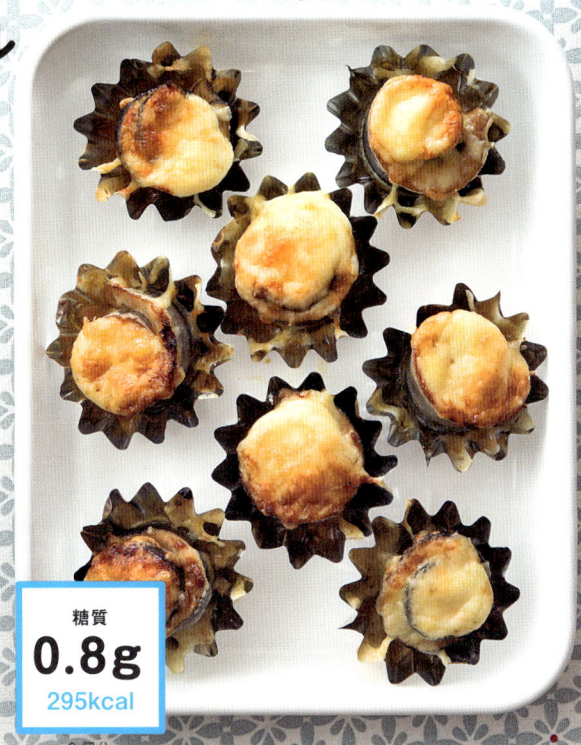

糖質
0.8g
295kcal
2個分

上品な辛さがやみつきになります。

さわらのみそマヨ焼き

`冷蔵 3 〜 4 日` `冷凍 2 週間` `レンジで温める`

材料（6回分）

さわら……4 切れ
サラダ油……小さじ 1
酒……大さじ 1

A みそ、マヨネーズ
　　……各大さじ 1
　酒……大さじ ½
　ゆずこしょう、
　しょうが（すりおろし）
　　……各小さじ ½

作り方

1 さわらは 3 〜 4 等分に切り、
余分な水分をふく。

2 フライパンにサラダ油を中火
で熱し、**1** を焼く。両面に焼
き色がついたら、酒をふって
ふたをして弱火で 4 〜 6 分蒸
し焼きにする。

3 **2** の余分な脂をふき取り、**A**
を加えて煮からめる。

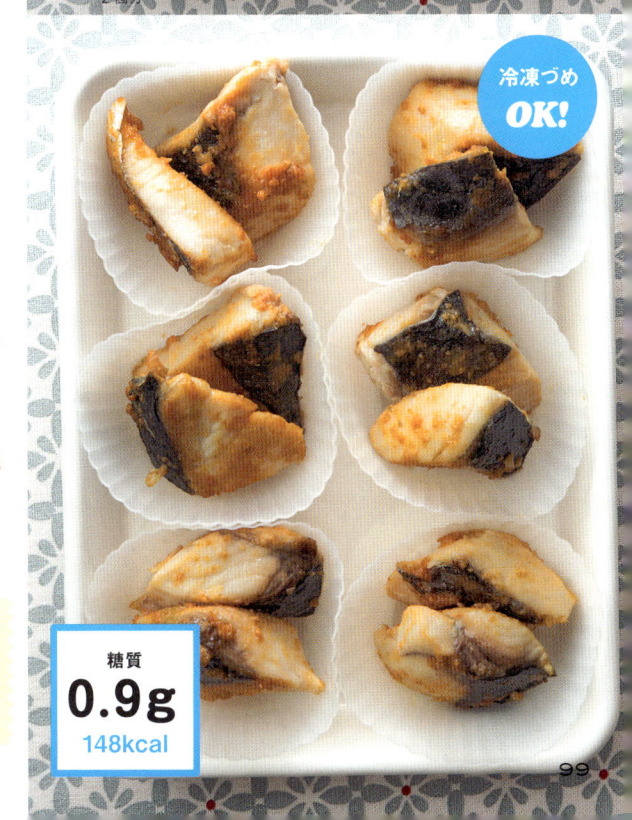
冷凍づめ
OK!

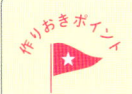
ゆずこしょうは臭みの防止と日持ちをよく
する効果があるので、常備すると便利。

糖質
0.9g
148kcal

えび

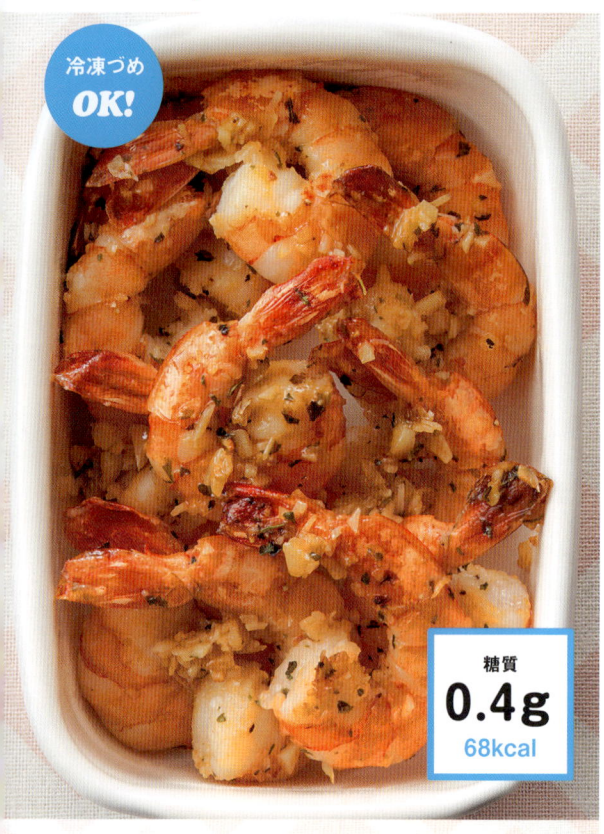

冷凍づめ OK!

糖質 **0.4g**
68kcal

えびの殻はお弁当で食べやすいようにむいて。

ガーリックシュリンプ

冷蔵 3 〜 4 日 ｜ 冷凍 2 週間 ｜ レンジで温める

材料（4 回分）

えび（殻つき）……大 12 尾
A ｜ 塩、粗びき黒こしょう、
　　ドライハーブ（お好みのもの）
　　……各少々
にんにく（みじん切り）
　……1 かけ分
バター……5g
白ワイン……大さじ 1

作り方

1 えびは殻をむいて背わたを除き、塩適量（分量外）でもんで水で洗い、水けをよくふく。
2 1 に A をまぶす。
3 フライパンにバター、にんにくを入れて中火で熱し、2 を 4 〜 5 分炒める。白ワインをふって軽くアルコールをとばす。

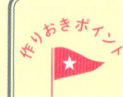 作りおきポイント　えびは塩でもんで水洗いし、水けをよくふいてから炒めると臭みが出にくくなります。

片栗粉をまぶすとプリプリ感が増します。

えびチリ

冷蔵 3 〜 4 日 ｜ 冷凍 2 週間 ｜ レンジで温める

材料（6 回分）

むきえび（中）……300 g
長ねぎ……⅓本
A ｜ 片栗粉 ……大さじ ½
　　塩、こしょう……各少々
ごま油……大さじ 1
B ｜ 水……½ カップ
　　トマトケチャップ……大さじ 1 と ½
　　豆板醤、しょうゆ……各小さじ 1 と ½
　　砂糖、酢……各小さじ 1
　　顆粒鶏ガラスープの素……小さじ ⅔
　　しょうが、にんにく（各みじん切り）
　　……各小さじ ½
片栗粉……大さじ ½（少量の水で溶く）

作り方

1 えびは背わたを除き、塩適量（分量外）でもんで水で洗い、水けをよくふき、A をまぶす。長ねぎはみじん切りにする。
2 フライパンにごま油を中火で熱し、1 を 2 〜 4 分炒める。えびの色が変わったら、混ぜ合わせた B を加えて中火で煮からめる。

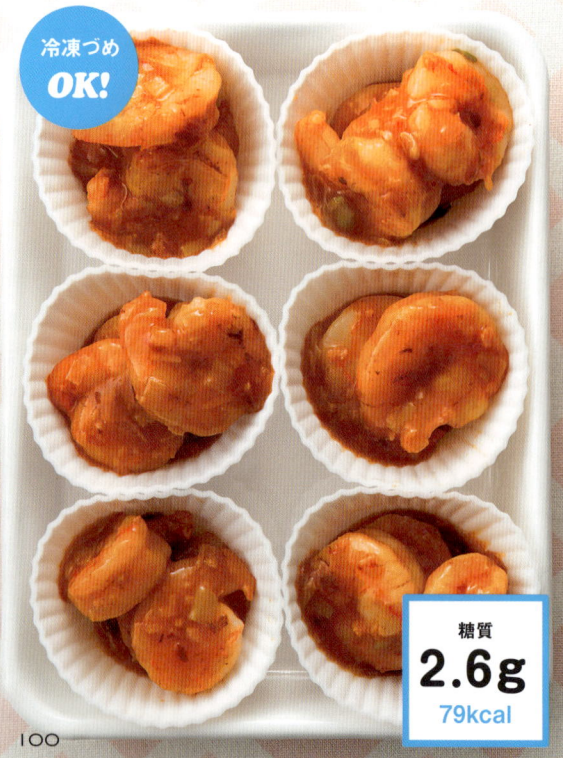

冷凍づめ OK!

糖質 **2.6g**
79kcal

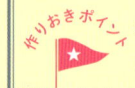 作りおきポイント　香味野菜や酢がたっぷり入ったチリソースは作りおき向きで冷めても◎。

お弁当に入っているとうれしくなるおかず。

えびフライ

`冷蔵3〜4日` `冷凍2週間` `レンジ+トースターで温める`

材料（10本分）
えび（殻つき）……大10尾
塩、こしょう……各少々
薄力粉……大さじ1
溶き卵……1個分
パン粉……大さじ6
揚げ油……適量
中濃ソース、レモン
　　……各適量

作り方
1 えびは殻をむき、背わたと剣先を除き、切り込みを入れてのばす。塩、こしょうをふり、薄力粉、溶き卵、パン粉の順にまぶす。
2 揚げ油を170℃に熱し、3〜5分揚げ、油をよくきる。食べるときに中濃ソース、レモンなどを添える。

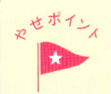
やせポイント 揚げものは衣の分量をきちんとはかり、素材にまんべんなくつけるクセをつけて。

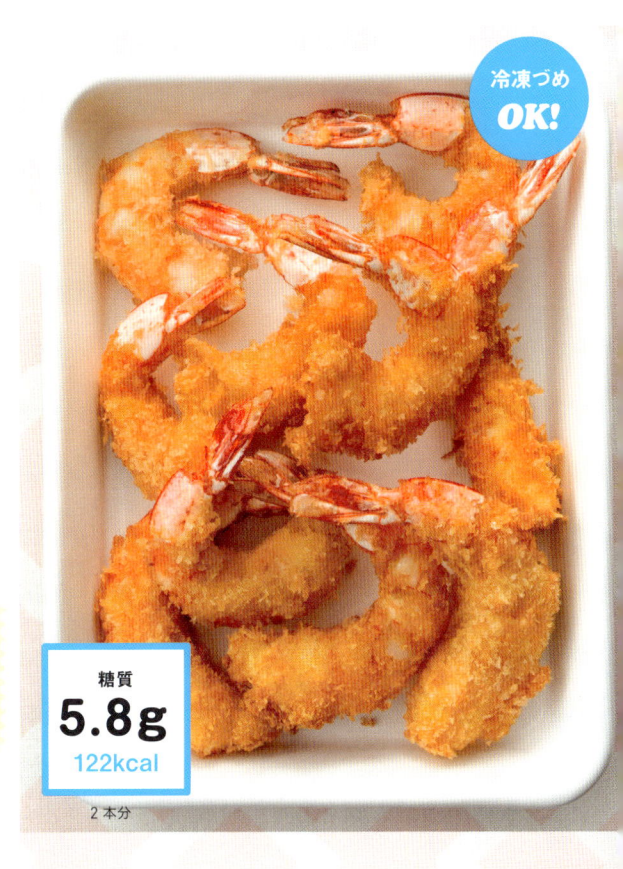

冷凍づめ **OK!**

糖質
5.8g
122kcal

2本分

酸味のある粒マスタードがアクセント！

えびとゆで卵のチーズ焼き

`冷蔵2〜3日` `冷凍2週間` `自然解凍後トースターで温める`

材料（6回分）
むきえび……12尾
ゆで卵……3個
塩、こしょう……各少々
粒マスタード
　　……大さじ1と½
溶けるチーズ……50g
パセリ（みじん切り）……少々

作り方
1 えびは背わたを除き、塩適量（分量外）でもんで水で洗い、水けをよくふく。ゆで卵は4等分に切り、それぞれに塩、こしょうをふる。
2 アルミカップに1を入れ、上から粒マスタード、溶けるチーズをかけ、パセリをちらす。
3 オーブントースターでチーズが溶けるまで4〜5分焼く。

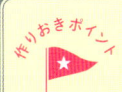
作りおきポイント オーブントースターで温め直すときは焦げないようにアルミホイルをかぶせて。

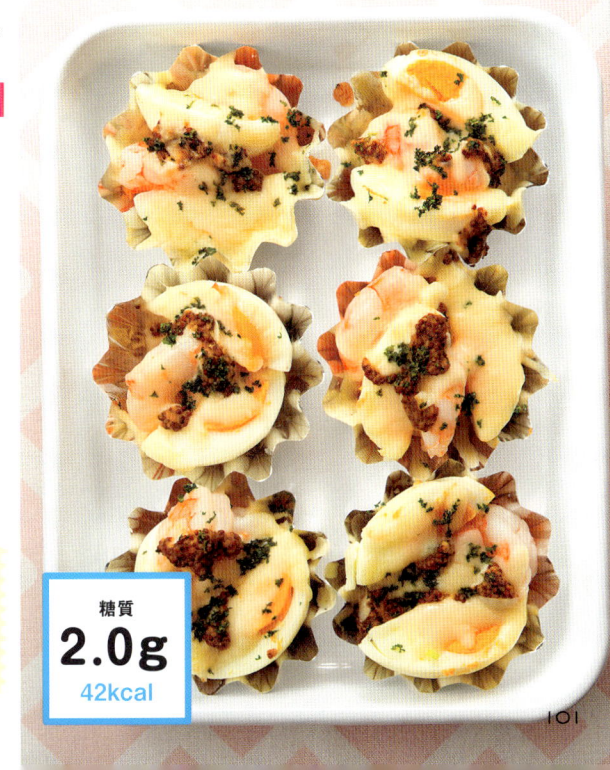

糖質
2.0g
42kcal

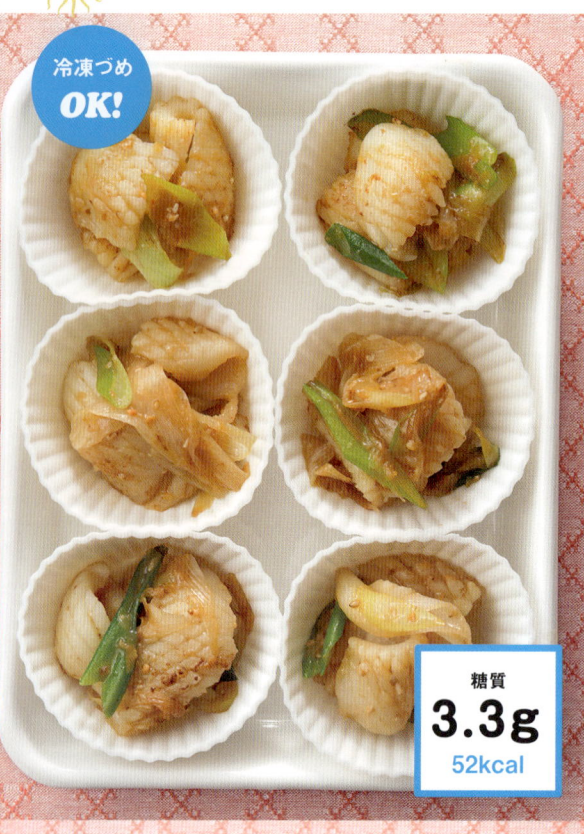

冷凍づめ **OK!**

糖質
3.3g
52kcal

うまみがたっぷりでごはんに合う！

いかとねぎのみそ炒め

冷蔵 2 〜 3 日　　冷凍 2 週間　　レンジで温める

材料（6回分）
冷凍いかの胴
　……200g（約1〜2はい）
長ねぎ……½ 本
ごま油……小さじ1
A｜みりん、みそ
　　……各大さじ1
　｜しょうゆ……小さじ1
　｜しょうが（すりおろし）
　　……小さじ½
　｜いりごま（白）……少々

作り方
1　いかは格子状に切り込みを入れ、3×2cm程度に切る。長ねぎは斜め切りにする。
2　フライパンにごま油を中火で熱し、長ねぎを1分ほど炒め、いかも加えて2〜4分炒め合わせる。
3　2に混ぜ合わせたAを加え、煮からめる。

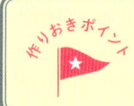 作りおきポイント いかは炒めすぎないようにして火を通し、やわらかさをキープします。

たんぱく質も野菜もとれるさっぱりおかず。

いかとパプリカのマリネ

冷蔵 3 〜 4 日　　冷凍 2 週間　　汁けをきってつめる

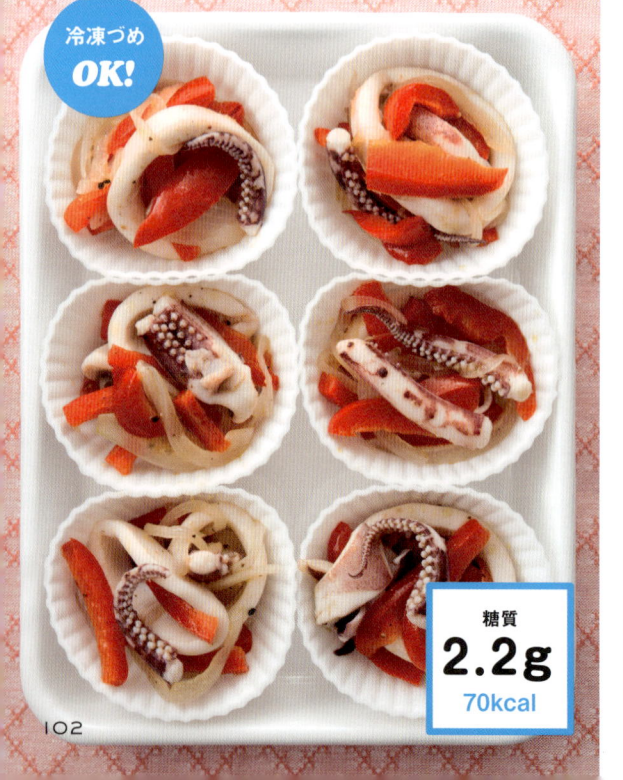

冷凍づめ **OK!**

糖質
2.2g
70kcal

材料（6回分）
いか……1ぱい
玉ねぎ……¼ 個
パプリカ（赤）……1個
A｜オリーブオイル
　　……大さじ2
　｜酢……大さじ1と½
　｜塩……小さじ⅓
　｜粗びき黒こしょう
　　……少々

作り方
1　いかは内臓やくちばし、軟骨などを除く。胴は皮をむいて1cm幅の輪切りにし、足は食べやすい大きさに切る。沸騰した湯でさっとゆでて、水けをきる。
2　玉ねぎはせん切りにし、10秒ほど湯にくぐらせて冷水にとり、水けを絞る。パプリカは8cm幅に切り、30秒〜1分ゆで、水けをきる。
3　混ぜ合わせたAに1、2を漬ける。

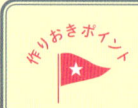 作りおきポイント 玉ねぎとパプリカはさっとゆでてからマリネ液に漬けると味わいアップ。

噛みごたえのあるたこで早食い防止に。

たこのから揚げ

`冷蔵 3 ～ 4 日`　`冷凍 2 週間`　`レンジ+トースターで温める`

材料（6回分）

ゆでたこ……200 g
A ┌ しょうゆ……大さじ ½
　　│ しょうが（すりおろし）
　　│　……小さじ 1
　　│ 薄力粉、片栗粉
　　└　……各大さじ 1
揚げ油……適量

作り方

1 たこはぶつ切りにし、**A** を加えて混ぜる。
2 揚げ油を170～180℃に熱し、**1** をカラリとするまで 2 ～ 3 分揚げ、油をよくきる。

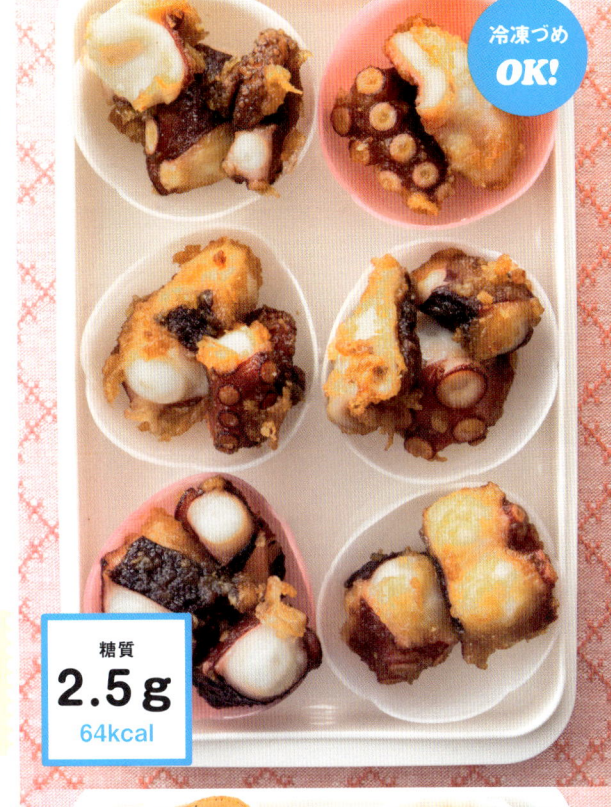

冷凍づめ **OK!**

糖質 **2.5 g** 64kcal

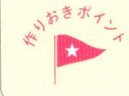 作りおきポイント　キッチンペーパーなどで油をしっかりときっておくとおいしさ長持ち。

プリッとやわらかい食感が good ！

ほたてのバターしょうゆ焼き

`冷蔵 2 ～ 3 日`　`冷凍 2 週間`　`レンジで温める`

材料（6回分）

ベビーほたて
　……200 g（約 20 個）
バター……5 g
A ┌ 小ねぎ（小口切り）
　　│　……大さじ 2
　　│ 酒……大さじ ½
　　└ しょうゆ……小さじ 1
粗びき黒こしょう……少々

作り方

1 ほたては水けをよくふく。
2 フライパンにバターを中火で熱し、**1** の両面を焼き、ふたをして弱火で 2 ～ 4 分蒸し焼きにする。
3 **1** に **A** を加えてさっと煮からめ、粗びき黒こしょうをふる。

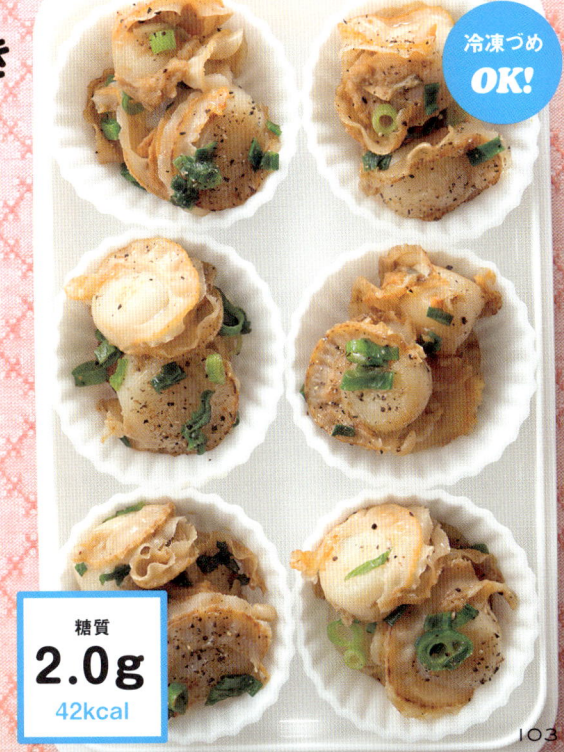

冷凍づめ **OK!**

糖質 **2.0 g** 42kcal

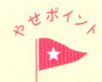 ヤセポイント　バターしょうゆで、糖質をぐっと抑えつつも満足感ある味つけに！

シーフードミックス

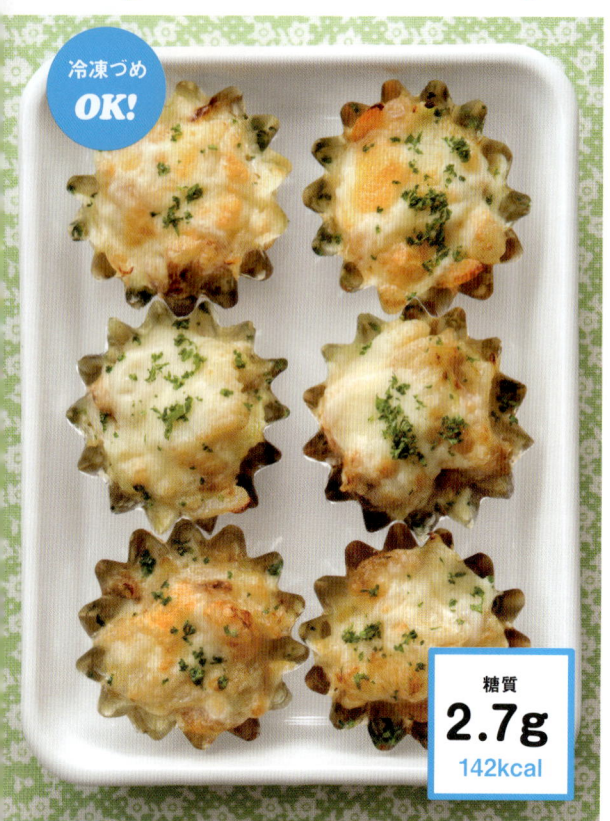

冷凍づめ OK!

糖質 **2.7g** 142kcal

バターも生クリームも糖質が低め！

シーフードのミニグラタン

冷蔵 3〜4日　冷凍 2週間　トースターで温める

材料（6回分）
シーフードミックス（冷凍）……200g
玉ねぎ……⅓ 個
薄力粉……大さじ1
A｜生クリーム……⅓ カップ
　｜塩、こしょう……各少々
バター……5g
白ワイン……大さじ ½
溶けるチーズ……80g

作り方
1 シーフードミックスはさっと水で洗って水けをふく。玉ねぎは薄切りにする。
2 フライパンにバターを中火で熱し、1を3〜5分炒め、白ワインをふる。薄力粉をふり入れ、粉っぽさがなくなるまで炒め、Aを加えて中火で混ぜながらとろみをつける。
3 アルミカップに2を入れて溶けるチーズをのせ、オーブントースターでチーズが溶けるまで4〜5分焼く。

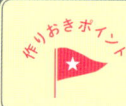
作りおきポイント　シーフードミックスはさっと洗って水けをふくと、臭みも気になりません。

仕上げの粉チーズで味がワンランクアップ。

魚介となすのトマト煮

冷蔵 3〜4日　冷凍 2週間　レンジで温める

材料（6回分）
シーフードミックス（冷凍）……200g
なす……2個
玉ねぎ……¼ 個
トマト水煮缶……1カップ
オリーブオイル……大さじ1
A｜粉チーズ……大さじ2
　｜塩、こしょう……各少々

作り方
1 シーフードミックスはさっと水で洗って水けをよくふく。なすは縦4等分に切って1cm厚さに切り、水にさらす。玉ねぎは薄切りにする。
2 小鍋にオリーブオイルを中火で熱し、1を炒める。野菜に油が回ってきたらトマト水煮缶を加える。沸騰したら、ふたをして弱火でときどき混ぜながら15分ほど蒸し煮にする。さらにふたを取って中火で水分をとばす。
3 2にAを加えて混ぜ、味をととのえる。

冷凍づめ OK!

糖質 **2.9g** 78kcal

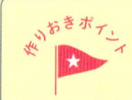
作りおきポイント　なすがとろっとするまで煮ておくと、作りおいても余分な水分が出ません。

PART.3

ストレスフリーで楽しくダイエット！

ごはん・めん・パン

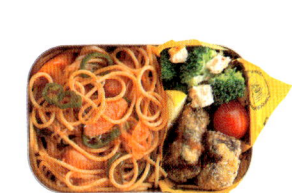
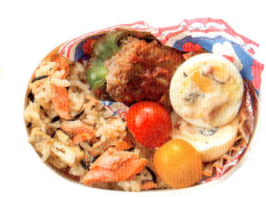

ゆる糖質オフの最大の魅力は主食が食べられること！　ここではボリューム満点のチャーハン、ナポリタン、サンドイッチなどをご紹介。たんぱく質も野菜もたっぷりで安心して食べられるお弁当です。

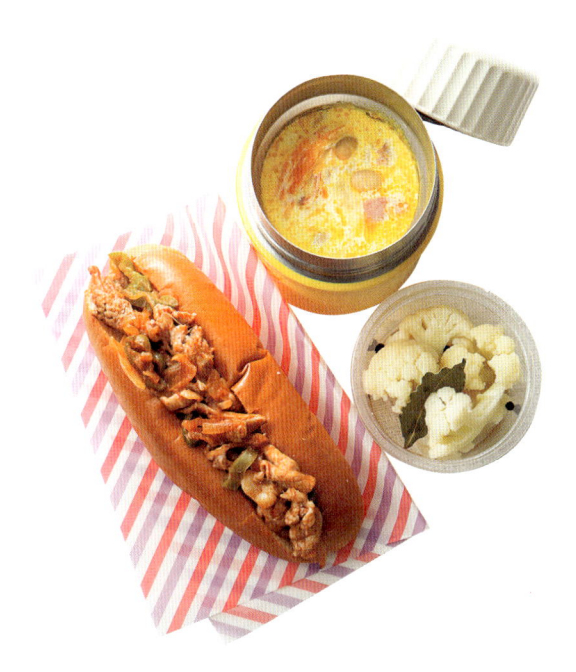

チキンライス弁当

- ごはん弁当 1 -

3 種の野菜がたっぷり入ったチキンライスは冷凍作りおきにぴったり。
副菜はカリフラワーやかぶを使った白いおかずで味も彩りもバランスよく!

カリフラワーのパセリツナサラダ

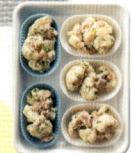

1 回分・P.154

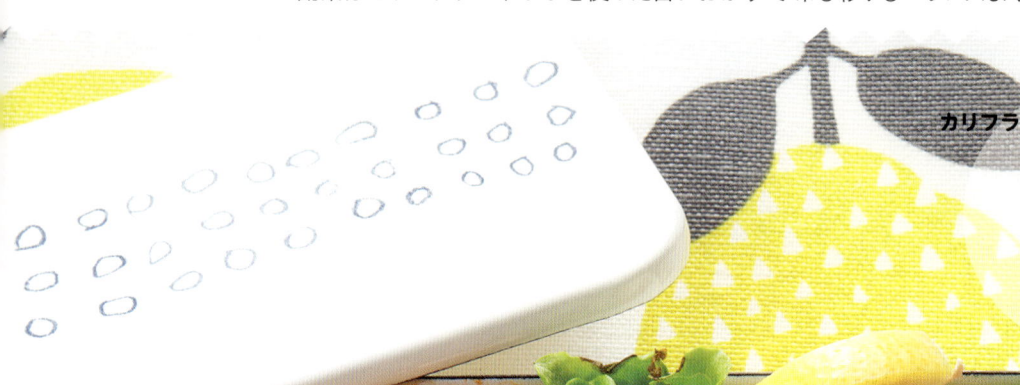

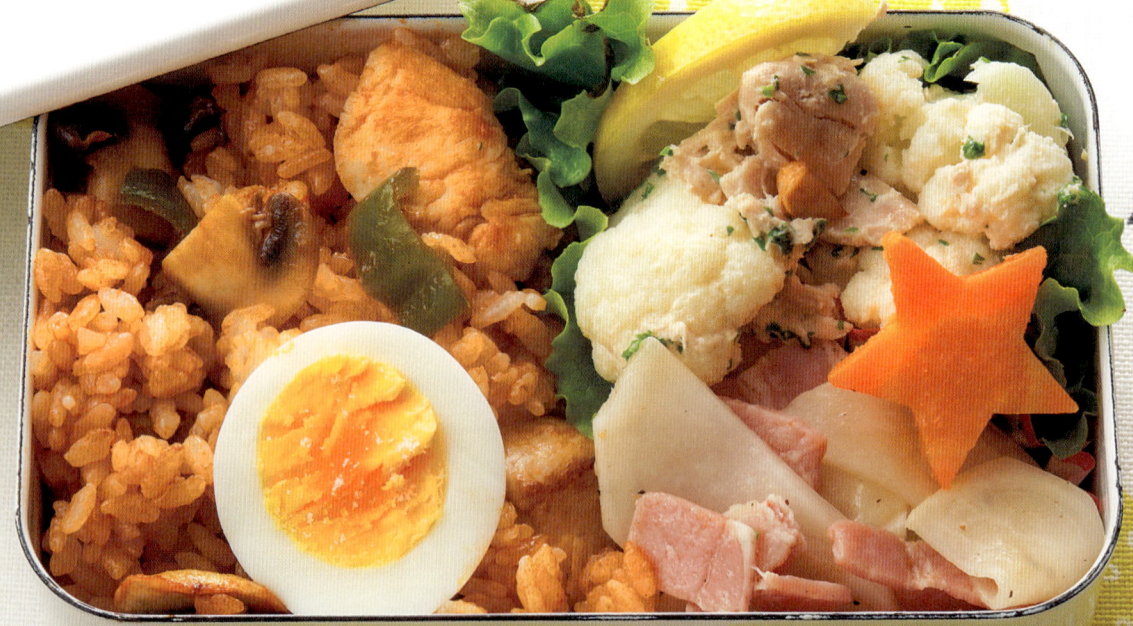

かぶのベーコンソテー

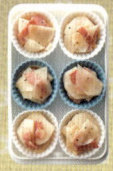

1 回分・P.160

チキンライス
1 回分
+
ゆで卵 1/3 個

糖質
43.8g
400kcal

鶏ささみはそぎ切りにすればやわらかい食感に。
チキンライス

糖質
41.1g
261kcal

| 冷蔵 2 ～ 3 日 | 冷凍 2 週間 | レンジで温める |

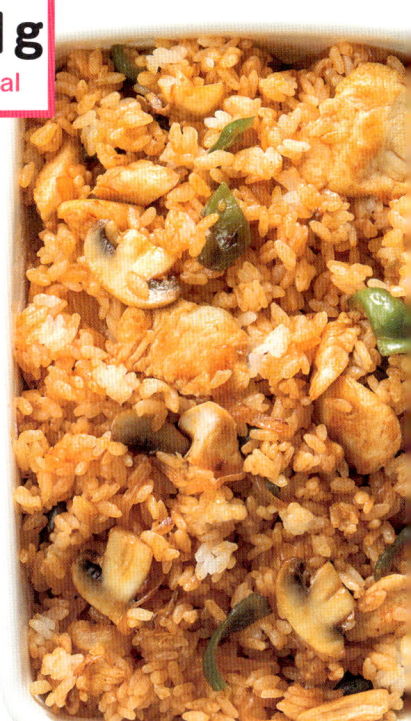

材料（4回分）

ごはん……400 g
鶏ささみ……2 本
玉ねぎ……¼ 個
マッシュルーム……4 個
ピーマン……1 個
オリーブオイル……大さじ ½
塩、こしょう……各少々
A｜トマトケチャップ
　　……大さじ 3
　　ウスターソース
　　……小さじ 1

作り方

1. 下準備をする

鶏ささみは筋を除いてひと口大のそぎ切りにし、塩、こしょうをふる。マッシュルームは石づきを除き、玉ねぎとともに薄切り、ピーマンは細切りにする。

2. 炒める

フライパンにオリーブオイルを中火で熱し、**1**を炒める。鶏肉に火が通ったら、**A** を加えて炒め、軽く水分を蒸発させる。

3. ごはんを加える

2 にごはんを加えて炒め、塩、こしょう各少々（分量外）で味をととのえる。

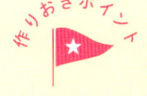 トマトケチャップ、ウスターソースを加え、炒めながら軽く水分を飛ばすのがポイント。時間がたってもべちゃっとしません。

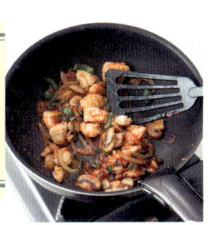

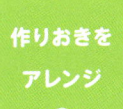 作りおきをアレンジ

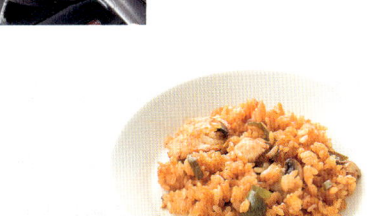

チキンライスの
スクランブルエッグのせ

糖質
43.4g
358kcal

材料（1人分）

チキンライス……1 回分　　A｜塩、こしょう……各少々
卵……1 個　　　　　　　　　｜牛乳……小さじ 1
　　　　　　　　　　　　　オリーブオイル……小さじ ⅓
　　　　　　　　　　　　　トマトケチャップ……適量

作り方

1　卵に **A** を加えて混ぜ合わせる。フライパンにオリーブオイルを熱し、卵液を流し込み、スクランブルエッグを作る。
2　チキンライスに **1** をのせ、トマトケチャップを絞る。

スパイシーチキンライス

糖質
41.4g
288kcal

材料（1人分）

チキンライス……1 回分
カレー粉……小さじ ¼
バター……3 g

作り方

1　フライパンにバターを中火で熱し、チキンライス、カレー粉を入れて炒め合わせる。

肉巻きおにぎり弁当

- ごはん弁当2 -

ランチが待ち遠しいボリュームたっぷりの肉巻きおにぎり弁当。
サブおかずでたんぱく質と野菜を補えば栄養バランスもアップ！

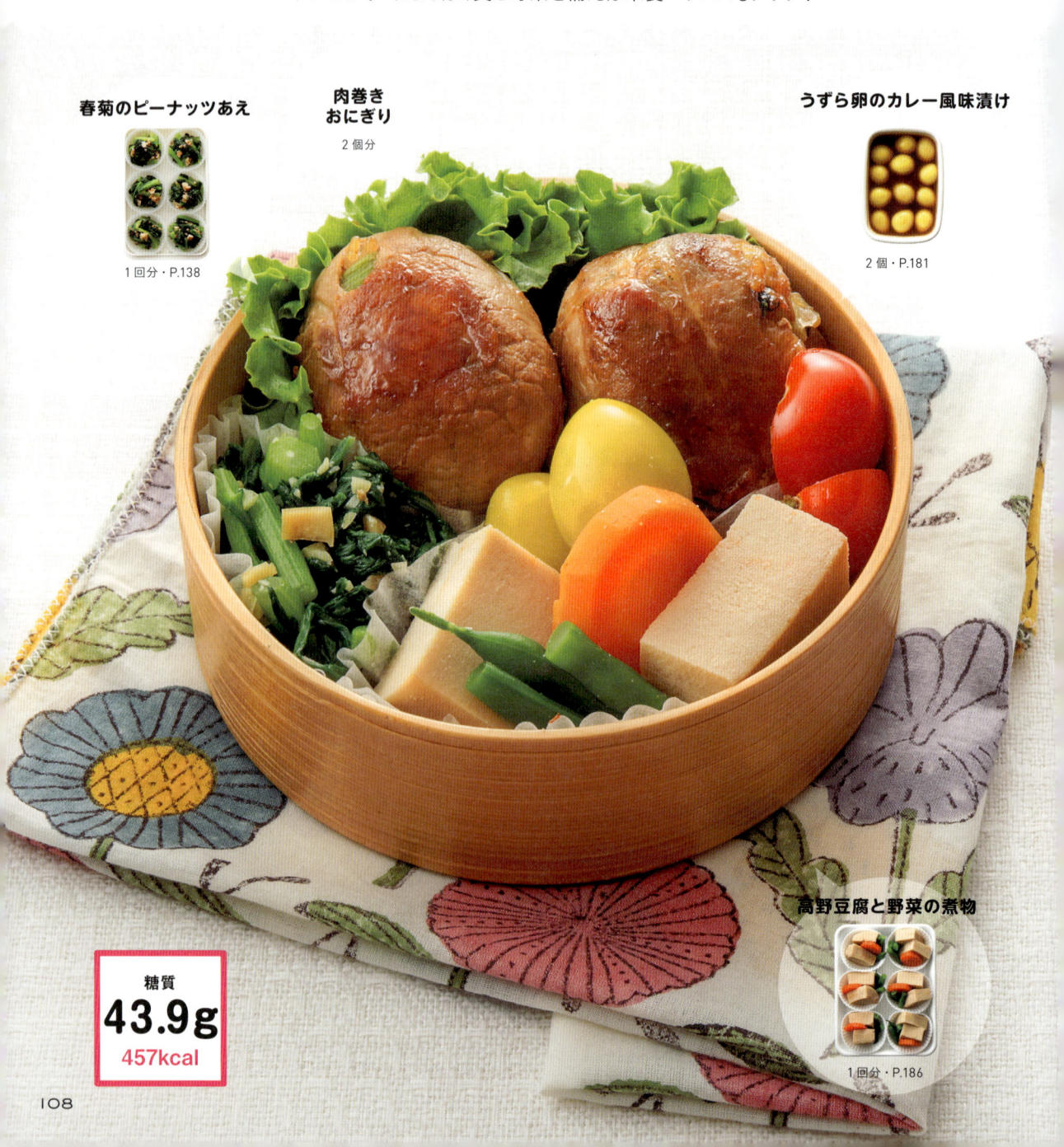

春菊のピーナッツあえ

1 回分・P.138

**肉巻き
おにぎり**

2 個分

うずら卵のカレー風味漬け

2 個・P.181

高野豆腐と野菜の煮物

1 回分・P.186

糖質
43.9g
457kcal

こんがりと焼けた豚肉がふっくらごはんにマッチ。

肉巻きおにぎり

`冷蔵 2 ～ 3 日` `冷凍 2 週間` `レンジで温める`

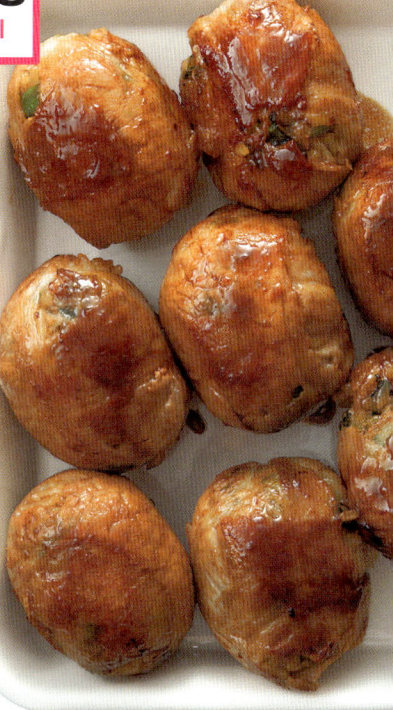

材料（8 個分）

ごはん……400g
小松菜……½ 束
豚ロース薄切り肉……16 枚
サラダ油……小さじ 1
A｜だし汁……大さじ 2
　｜しょうゆ……大さじ 1 と ½
　｜砂糖……大さじ ½
　｜しょうが（すりおろし）
　｜　……小さじ ½

作り方

1. 下準備をする

小松菜は塩ゆで（分量外）し、水にさらして水けを絞る。粗く刻んでごはんに混ぜ、8 等分にして俵形に握る。

2. 豚肉を巻く

おにぎり 1 個につき、豚肉 2 枚を巻きつけてしっかりと包む。全部で 8 個作る。

3. 焼いてたれをからめる

フライパンにサラダ油を中火で熱し、2 の巻き終わりを下にして入れる。ふたをして全体を転がしながら、弱火で 6 ～ 10 分焼く。余分な脂が出てきたらふき取り、混ぜ合わせた A を加えて中火で煮からめる。

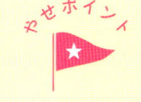

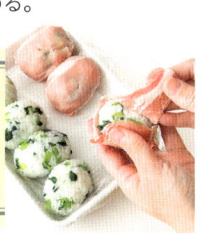

やせポイント
小さめのおにぎりでも豚肉を巻くことで、見た目にボリュームが出て食べごたえがアップ！小松菜も加えているので糖質もダウン！

作りおきを
アレンジ

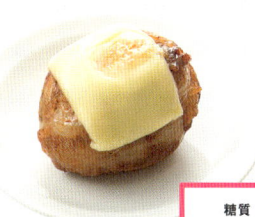

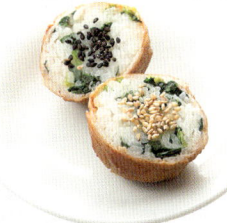

チーズ肉巻きおにぎり

材料（1 人分）

肉巻きおにぎり……2 個
スライスチーズ……⅔ 枚

作り方

1　肉巻きおにぎりにスライスチーズをのせ、オーブントースターでチーズが溶けるまで 3 ～ 5 分焼く。

ごまのせ肉巻きおにぎり

材料（1 人分）

肉巻きおにぎり……2 個
いりごま（白・黒）……各小さじ 2

作り方

1　肉巻きおにぎりは半分に切り、断面に白ごま、黒ごまをそれぞれのせる。

具だくさん洋風チャーハン弁当

- ごはん弁当 3 -

コンソメスープの素で洋風にアレンジしたチャーハン弁当。
いかとパプリカのマリネは汁けをきってつめましょう。

いかとパプリカのマリネ

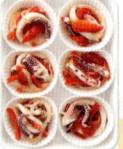

1 回分・P.102

ズッキーニのピカタ

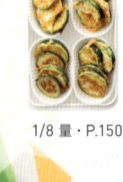

1/8 量・P.150

**具だくさん
洋風チャーハン**

1 回分

糖質
40.5g
329kcal

マッシュルームとブロッコリーは低糖質な優秀野菜。

具だくさん洋風チャーハン

糖質
37.9g
228kcal

`冷蔵 2〜3 日`　`冷凍 2 週間`　`レンジで温める`

材料（4 回分）
ごはん……400 g
ウインナー……4 本
マッシュルーム………4 個
ブロッコリー……½ 個
オリーブオイル……大さじ ½
A｜ 顆粒コンソメスープの素
　　……小さじ 1
　　塩、こしょう……各少々

作り方

1. 下準備をする
ウインナーは斜め薄切り、マッシュルームは石づきを除いて薄切りにする。ブロッコリーは小房に分け、固めに塩ゆで(分量外)し、水けをきる。

2. 炒める
フライパンにオリーブオイルを中火で熱し、1 を順に炒め、野菜に火が通ったらごはんを加えて炒め合わせる。

3. 調味する
2 に A を加え、中火で 1〜2 分炒めて味をととのえる。

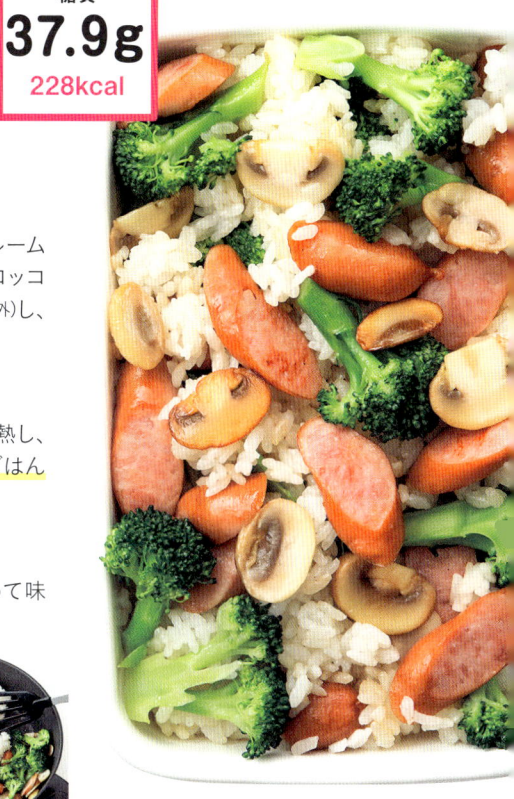

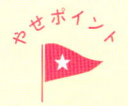 ヤセポイント
ごはんが少なめでも具材をたっぷり合わせれば、満足感がアップ。同時に糖質の吸収もゆるやかにしてくれるので太りにくい体質に！

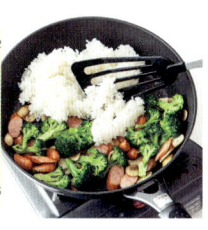

作りおきをアレンジ

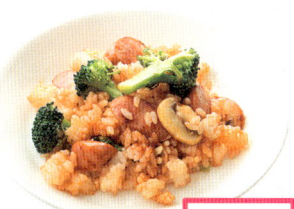

ケチャップライス風

糖質
40.5g
277kcal

材料（1 人分）
具だくさん洋風チャーハン……1 回分
オリーブオイル…… 小さじ 1
トマトケチャップ…… 小さじ 2

作り方
1　フライパンにオリーブオイルを中火で熱し、トマトケチャップ、具だくさん洋風チャーハンの順に加え、炒め合わせる。

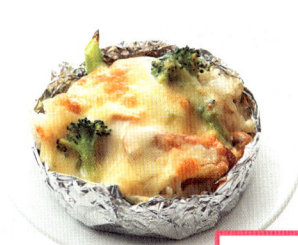

チャーハンドリア

糖質
27.6g
227kcal

材料（1 人分）
具だくさん洋風チャーハン……⅙ 量
ホワイトソース（市販）……大さじ 1 と ½
溶けるチーズ……15 g

作り方
1　アルミホイルで容器を作り、具だくさん洋風チャーハンを入れる。その上にホワイトソース、溶けるチーズをのせ、オーブントースターで 5 分焼く。

鮭の炊き込みごはん弁当

- ごはん弁当 4 -

磯の香りが漂う鮭の炊き込みごはん弁当。あっさりしているので
ジューシーな肉おかずとこっくりとしたマヨ卵がぴったりです。

ピーマンの肉づめ焼き

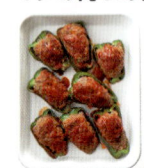

1個・P.70

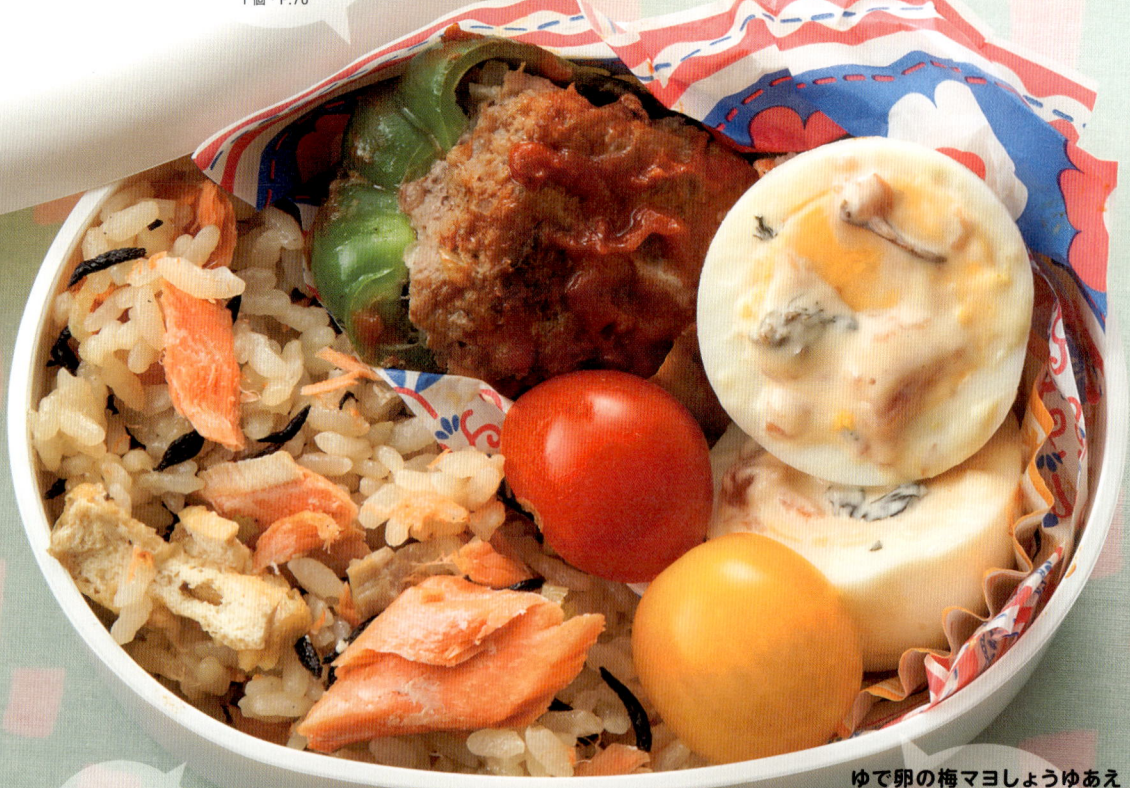

**鮭とひじきの
炊き込みごはん**

1/7 量

ゆで卵の梅マヨしょうゆあえ

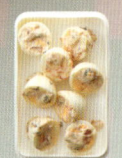

1個・P.180

調味料はしょうゆだけでも十分おいしい！

鮭の炊き込みごはん

`冷蔵 3〜4 日`　`冷凍 2 週間`　`レンジで温める`

糖質
33.4g
197kcal

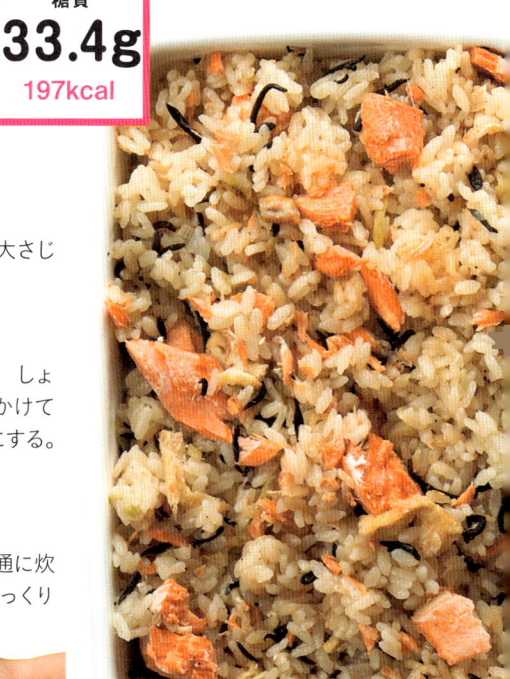

材料 (7 回分)

米……2 合
甘塩鮭……2 切れ
芽ひじき……3 g
長ねぎ……¼ 本
しょうが……½ かけ
油揚げ……⅓ 枚
しょうゆ……大さじ 1

作り方

1. 米を準備する

米はといで炊飯器に入れ、2 合の目盛りより大さじ 1 少なめに水を加え、30 分以上吸水させる。

2. 具材を準備する

ひじきはさっと水で洗う。長ねぎは小口切り、しょうがはせん切りにする。油揚げは熱湯を回しかけて油抜きをし、水けをきって 2cm長さの細切りにする。鮭は余分な水分をふき取る。

3. 炊飯する

1 にしょうゆをざっと混ぜ、2 を順にのせて普通に炊く。炊き上がったら、鮭の骨と皮を除いてさっくりと混ぜる。

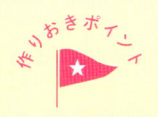 作りおきポイント
余分な水分をキッチンペーパーでしっかりふいてからと炊くと、冷めても鮭の臭みが気になりません。

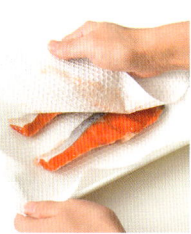

作りおきをアレンジ

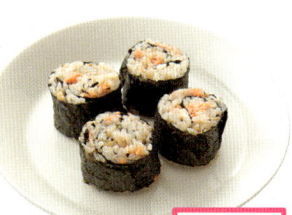

鮭とひじきののり巻き

糖質
33.6g
197kcal

材料 (1 人分)

鮭の炊き込みごはん……1 回分
焼きのり……½ 枚

作り方

1　ラップの上に焼きのりを縦長に置き、鮭の炊き込みごはんを敷きつめる。
2　端からくるくるときつめに巻き、形を整えて 4 等分に切り分ける。

鮭のチャーハン

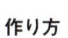

糖質
33.6g
310kcal

材料 (1 人分)

鮭の炊き込みごはん……1 回分
卵……1 個
塩、こしょう……各少々
ごま油……小さじ 1

作り方

1　卵に塩、こしょうを加えて混ぜ合わせる。フライパンにごま油を中火で熱し、卵液を入れて半熟状になるまでさっと炒める。
2　1 に鮭の炊き込みごはんを加え、炒め合わせる。

しらたき入りナポリタン弁当

- めん弁当 1 -

おいしさはそのままにダイエットもできる最強ナポリタン弁当。
オリーブオイル効果で、冷めてもしっとり、食感もよし！

ブロッコリーのクリームチーズあえ

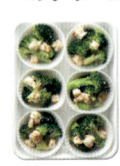

1回分・P.133

かつおのカレー風味フライ

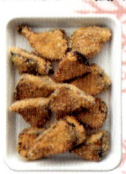

1回分・P.98

**しらたき入り
ナポリタン**

1回分

糖質
37.7g
445kcal

しらたきがたっぷりでその食感がクセになります。

しらたき入りナポリタン

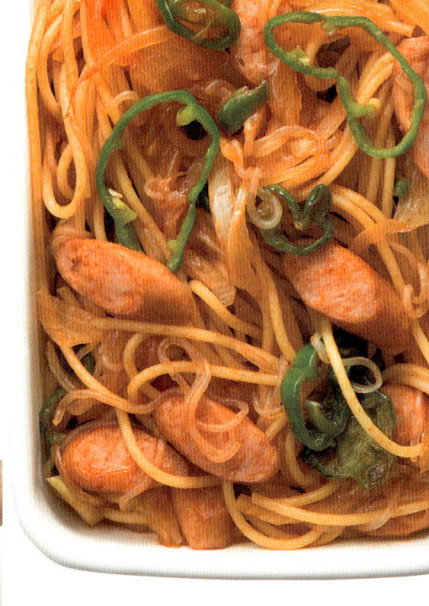

糖質
32.4g
273kcal

`冷蔵 2 〜 3 日`　`冷凍 N G`　`レンジで温める`

材料（4 回分）

スパゲッティ……150 g
しらたき（アク抜き済み）
　……180 g
ウインナー……4 本
ピーマン……2 個
玉ねぎ……1/3 個
オリーブオイル
　……大さじ 1 と 1/2
A｜トマトケチャップ
　｜……大さじ 4
　｜ウスターソース
　｜……小さじ 1
塩、こしょう……各少々

作り方

1. スパゲッティをゆでる

スパゲッティは袋の表示時間通りゆで、ざるに上げてオリーブオイル大さじ 1 をまぶす。

2. 下準備をする

ウインナーは 1cm 幅の斜め切り、ピーマンは 5mm 幅の輪切り、玉ねぎは薄切りにする。しらたきは水けをよくきり、長さを 3 等分にする。

3. 炒める

フライパンに残りのオリーブオイルを中火で熱し、**2** のウインナー、野菜、しらたきの順に炒める。**A**、**1** を加えて炒め合わせ、塩、こしょうで味をととのえる。

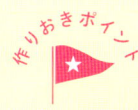

作りおきポイント　ゆでたスパゲッティにオリーブオイルをまぶしてから炒めます。そのほうが時間がたってもくっつきにくく、パサつきません。

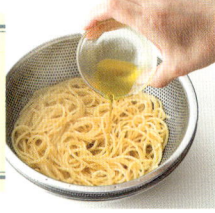

`作りおきをアレンジ`

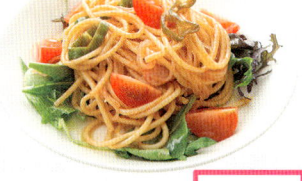

焼きナポリタン

材料（1 人分）

しらたき入りナポリタン……1 回分
溶けるチーズ……20 g
パセリ（みじん切り）……小さじ 1

糖質
32.7g
342kcal

作り方

1　アルミホイルで容器を作り、しらたき入りナポリタンを入れる。

2　**1** に溶けるチーズをのせ、オーブントースターで 4 〜 5 分焼き、パセリをふる。

サラダ風ナポリタン

材料（1 人分）

しらたき入りナポリタン……1 回分
ベビーリーフ……小 1/3 パック
ミニトマト（4 等分に切る）……2 個
A｜オリーブオイル、酢……各小さじ 1
　｜塩、こしょう……各少々

糖質
33.3g
319kcal

作り方

1　ベビーリーフの上にしらたき入りナポリタンをのせ、ミニトマトをちらす。

2　混ぜ合わせた **A** を食べる直前にかける。

カレー風味の焼きうどん弁当

- めん弁当 2 -

繰り返し食べたくなるカレー風味の焼きうどん弁当。
きのこやアボカドなど糖質の低い副菜を一緒につめます。

アボカドのベーコン巻き

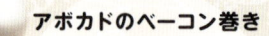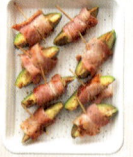

2 個・P.172

**カレー風味の
焼きうどん**

1 回分

焼きしいたけのごまあえ

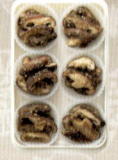

1 回分・P.170

ゴーヤのめんつゆ漬け

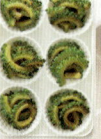

6 回分・P.151

糖質
23.1g
495kcal

パパッとかんたんに作れるのがうれしい！

カレー風味の焼きうどん

`冷蔵 2 ～ 3 日` `冷凍 2 週間` `レンジで温める`

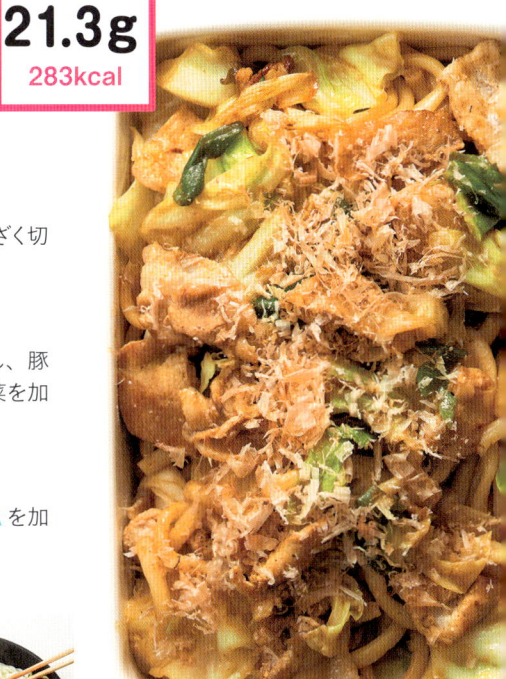

糖質
21.3g
283kcal

材料（4 回分）

ゆでうどん（チルドタイプ）
……2 食分
長ねぎ……1/3 本
キャベツ……1/8 個
豚ロース薄切り肉……250 g
サラダ油……大さじ 1/2
A 中濃ソース……大さじ 3
　しょうゆ……大さじ 1/2
　カレー粉……小さじ 1
かつお節……1 パック（4 g）

作り方

1. 下準備をする

長ねぎは斜め薄切り、キャベツはざく切りにする。豚肉は 3cm幅に切る。

2. 炒める

フライパンにサラダ油を中火で熱し、豚肉を炒め、肉の色が変わったら野菜を加えて炒め合わせる。

3. 調味する

2 にうどんを加えて炒めてほぐし、A を加えて炒め合わせ、かつお節をふる。

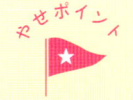
ヤセポイント
うどんの量は約半分ですが、たっぷりの豚肉と野菜と炒め合わせれば、腹持ちがよく、もの足りなさ一切なし！

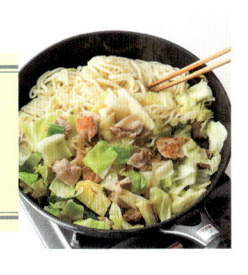

作りおきをアレンジ

焼きうどんの
お好み焼き風

糖質
22.2g
370kcal

材料（1 人分）

カレー風味の焼きうどん……1 回分
マヨネーズ……大さじ 1
紅しょうが、青のり……各適量

作り方

1 カレー風味の焼きうどんの上に、マヨネーズ、紅しょうが、青のりをふる。

焼きうどん
目玉焼きのせ

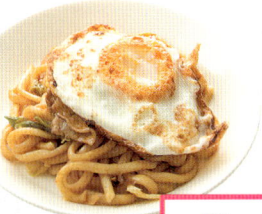

糖質
21.5g
358kcal

材料（1 人分）

カレー風味の焼きうどん……1 回分
卵……1 個
サラダ油、塩……各少々

作り方

1 フライパンにサラダ油を熱し、卵を割り入れる。両面をしっかり焼いて火を通し、塩をふる。
2 1 をカレー風味の焼きうどんの上にのせる。

ポークケチャップドッグ弁当

- パン弁当 -

甘辛味が後を引くボリューム満点のポークケチャップドッグ弁当。
大豆たっぷりの作りおきスープと箸休めのピクルスを添えます。

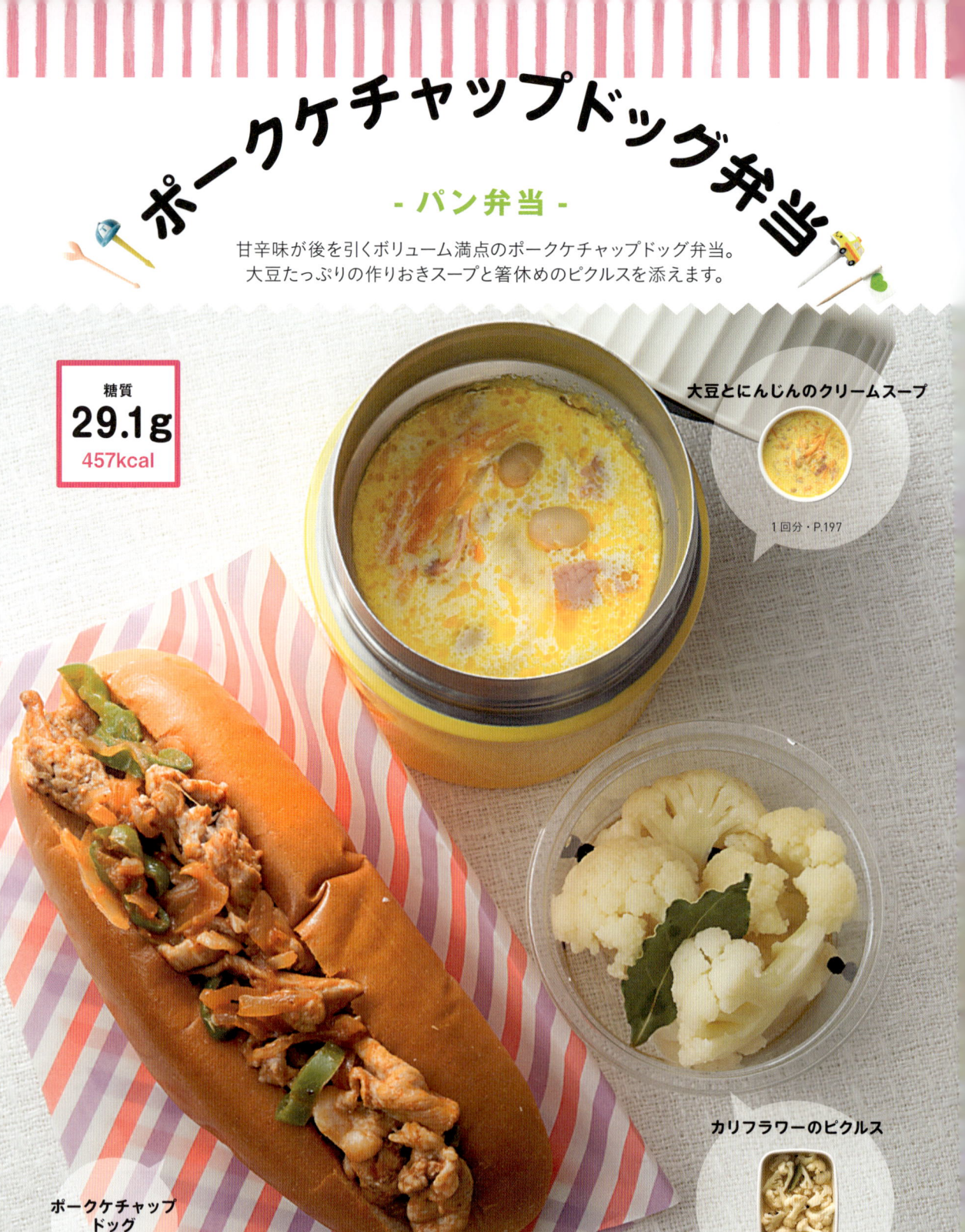

糖質
29.1g
457kcal

大豆とにんじんのクリームスープ

1回分・P.197

ポークケチャップ
ドッグ

1個分

カリフラワーのピクルス

1回分・P.155

水分が出にくい野菜と一緒に炒めれば作りおき向きに。

ポークケチャップドッグ

`冷蔵2日`　`冷凍2週間`　`レンジで温める`

材料（4個分）

ホットドッグ用パン
　……4個（1個40g）
豚ロース薄切り肉……230g
玉ねぎ……1/3個
ピーマン……2個
オリーブオイル……小さじ1
A｜トマトケチャップ
　｜……大さじ3
　｜塩、こしょう……各少々

作り方

1. 下準備をする

豚肉は5cm長さに切る。玉ねぎは薄切り、ピーマンは5mm幅の細切りにする。

2. 炒める

フライパンにオリーブオイルを中火で熱し、**1**を炒め、豚肉の色が変わったら**A**を加えて煮からめる。

3. パンにはさむ

パンに切り込みを入れ、**2**を冷ましてからはさむ。1個ずつラップで包む。

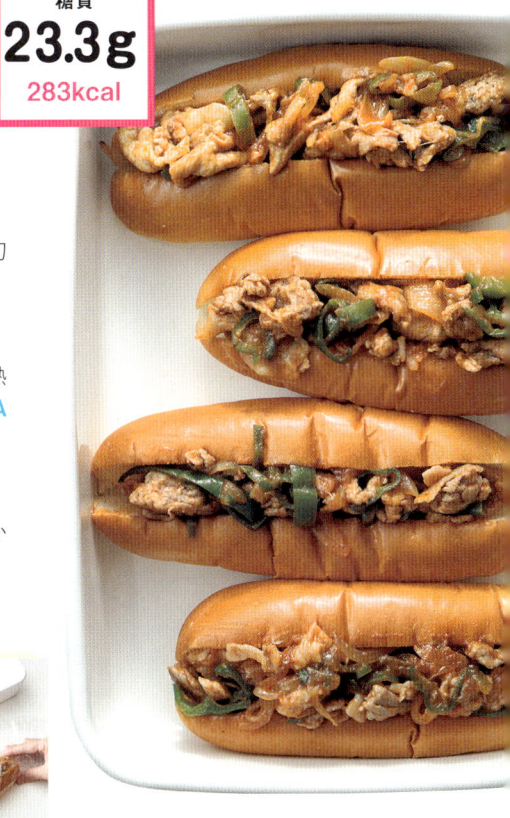

作りおきポイント パンが乾燥してパサつかないように1個ずつぴっちりとラップに包んで保存して。冷凍する場合は、さらにチャック付き保存袋に入れます。

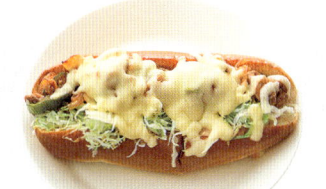

作りおきをアレンジ

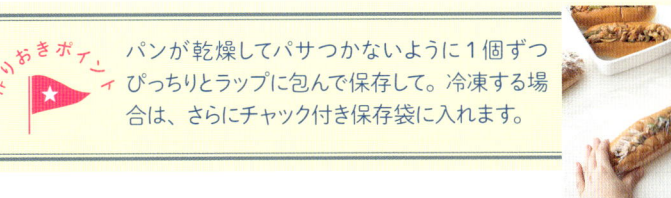

キャベツ&チーズドッグ

材料（1人分）

ポークケチャップドッグ……1個
キャベツ（せん切り）……1枚
溶けるチーズ……20g

作り方

1　ポークケチャップドッグにキャベツをはさむ。
2　**1**の上にチーズをのせ、オーブントースターでチーズが溶けるまで2〜4分焼く。

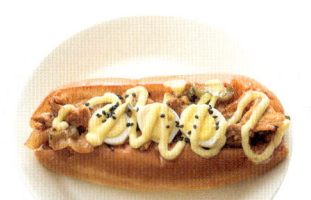

マヨネーズ焼きドッグ

材料（1人分）

ポークケチャップドッグ……1個
うずら卵水煮……1と1/2個
マヨネーズ……大さじ1
いりごま（黒）……少々

作り方

1　うずら卵水煮は半分に切る。
2　ポークケチャップドッグに**1**をのせ、マヨネーズを絞る。ごまをちらしてオーブントースターで2〜4分焼く。

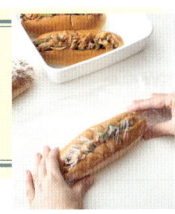

🍚 ごはん

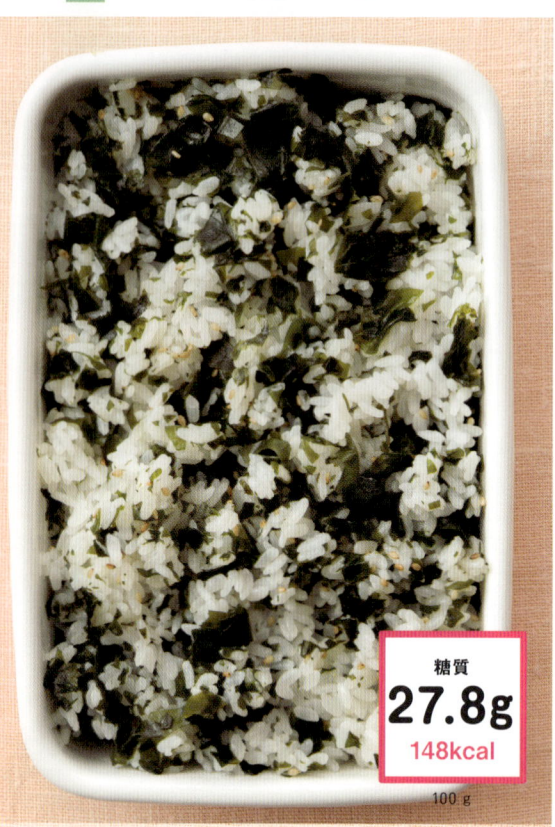

糖質
27.8g
148kcal

100 g

大人にも子どもにも人気の混ぜごはん！

わかめごはん

冷蔵 **2 〜 3日** ｜ 冷凍 **2週間** ｜ レンジで温める

材料（作りやすい分量）

米……2合
カットわかめ（乾燥）……15 g
ごま油……小さじ1
しょうゆ……小さじ2
いりごま（白）……大さじ2

作り方

1 米はといで炊飯器に入れ、2合の水加減にして30分以上吸水させ、普通に炊く。
2 わかめは水に5〜10分つけてもどし、水けをよく絞り、粗く刻む。
3 フライパンに中火でごま油を熱し、**2**を2〜3分炒め、しょうゆとごまを混ぜる。炊き上がった**1**に混ぜる。

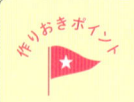 作りおきポイント

わかめは炒めてから加えるとコクが出てごはんがべちゃっとしません。

きのこはしいたけ、エリンギなどでもOK！

きのこの炊き込みごはん

冷蔵 **3 〜 4日** ｜ 冷凍 **2週間** ｜ レンジで温める

材料（10回分）

米……2合
大根……50 g
厚揚げ……200 g
しめじ……60 g
まいたけ……60 g
しょうが……1かけ
A｜ しょうゆ……大さじ2
　｜ 顆粒和風だしの素……小さじ1

作り方

1 米はといで炊飯器に入れ、少なめに水加減して30分以上吸水させる。
2 大根は1cm四方に切り、厚揚げは熱湯を回しかけて油抜きをし、1.5cm角に切る。きのこ類は石づきを除いてほぐす。しょうがはせん切りにする。
3 **1**に**A**を混ぜ、上に**2**をのせて普通に炊く。

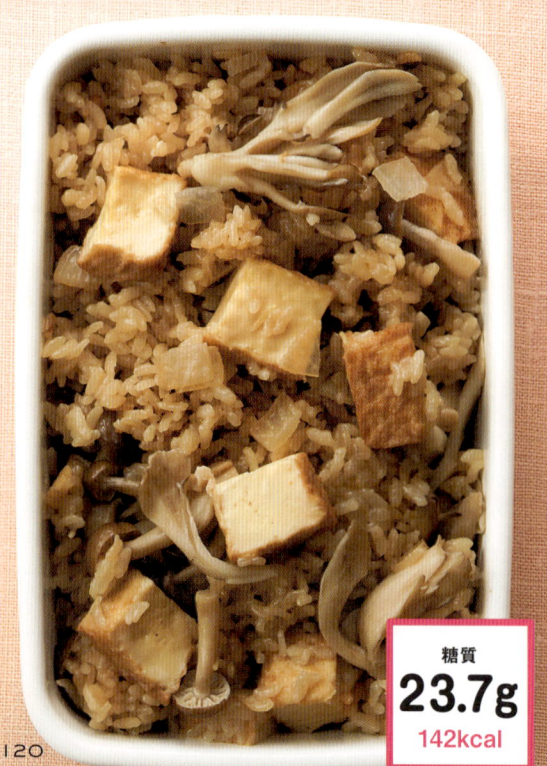

糖質
23.7g
142kcal

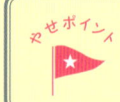 やせポイント

糖質の低いしめじ、まいたけ、厚揚げをたっぷり入れて食べごたえを出します。

カリカリのじゃこが香ばしく◎。

具だくさん混ぜごはん

`冷蔵2〜3日` `冷凍NG` `レンジで温める`

材料（作りやすい分量）

米……2合
大豆水煮……50g
こんにゃく
　（つきこんにゃくなど）
　……90g
にんじん……50g
ちりめんじゃこ……30g
A｜しょうゆ……大さじ1
　｜顆粒和風だしの素
　｜　……小さじ1

作り方

1 米はといで炊飯器に入れ、2合の水加減にして30分以上吸水させ、普通に炊く。
2 にんじんはせん切り、こんにゃくは粗く刻む。
3 鍋にかぶる程度の湯を沸かして2を入れ、にんじんがやわらかくなるまでゆでる。湯を捨て、Aを加えて水分をとばすようにして中火で軽く炒め、大豆、ちりめんじゃこも加えてさらに1分炒める。炊き上がった1に混ぜる。

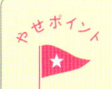 **やせポイント** 大豆やこんにゃくなど噛みごたえのある食材を混ぜ込んでおいしく糖質オフ！

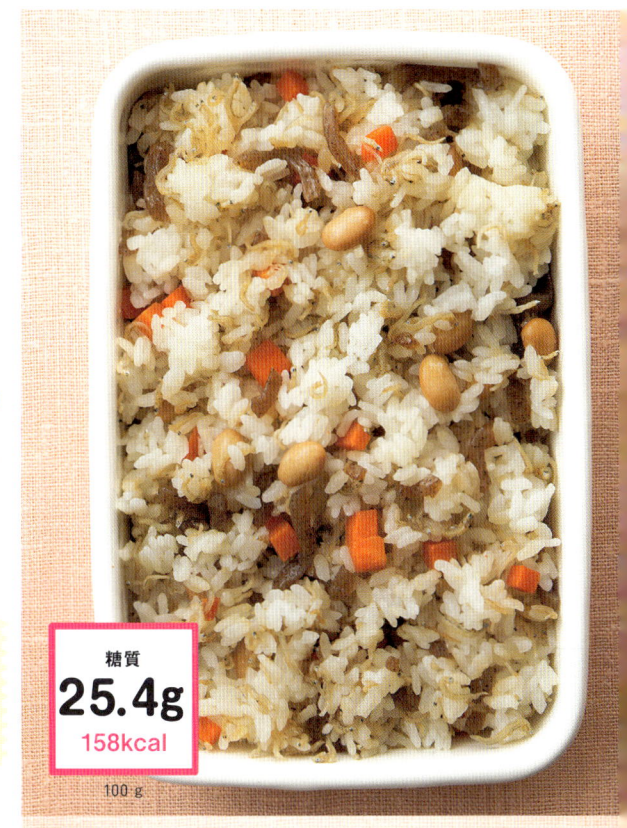

糖質
25.4g
158kcal
100 g

残りごはんで作るとパラリと仕上がります。

豆もやしと豚肉のチャーハン

`冷蔵2〜3日` `冷凍2週間` `レンジで温める`

材料（4回分）

ごはん……400g
豆もやし……100g
豚ロース薄切り肉……100g
卵……1個
塩、こしょう……各少々
ごま油……大さじ1
A｜しょうゆ……大さじ½
　｜顆粒鶏ガラスープの素
　｜　……小さじ1
　｜塩、こしょう……各少々

作り方

1 豆もやしは長さを半分に切る。豚肉は2cm幅に切り、塩、こしょうをふる。卵は溶きほぐす。
2 フライパンにごま油を中火で熱し、豚肉、豆もやしの順に炒める。
3 豚肉の色が変わったら、ごはんを加えて炒める。溶き卵も加え、手早く炒め合わせ、Aで味をととのえる。

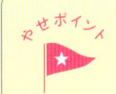 **やせポイント** 糖質がほぼゼロに近い豆もやしを入れ、食感もアップ。うまみもプラスされます。

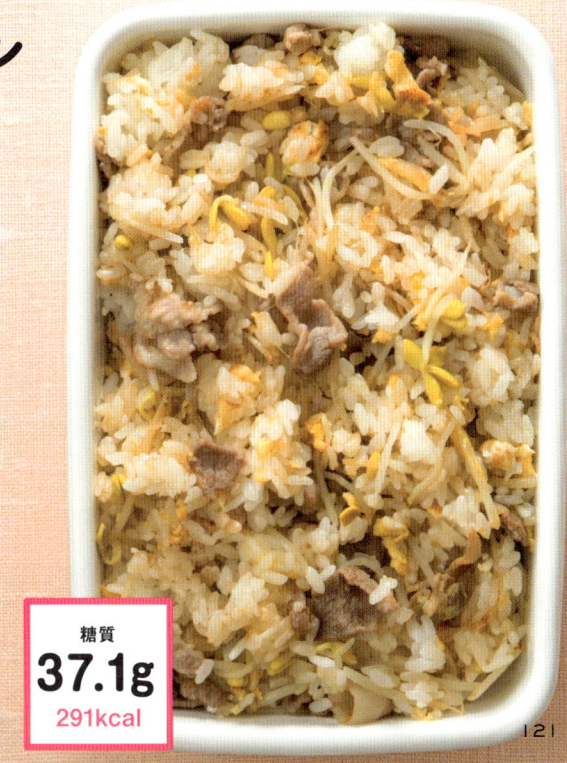

糖質
37.1g
291kcal

ごはん

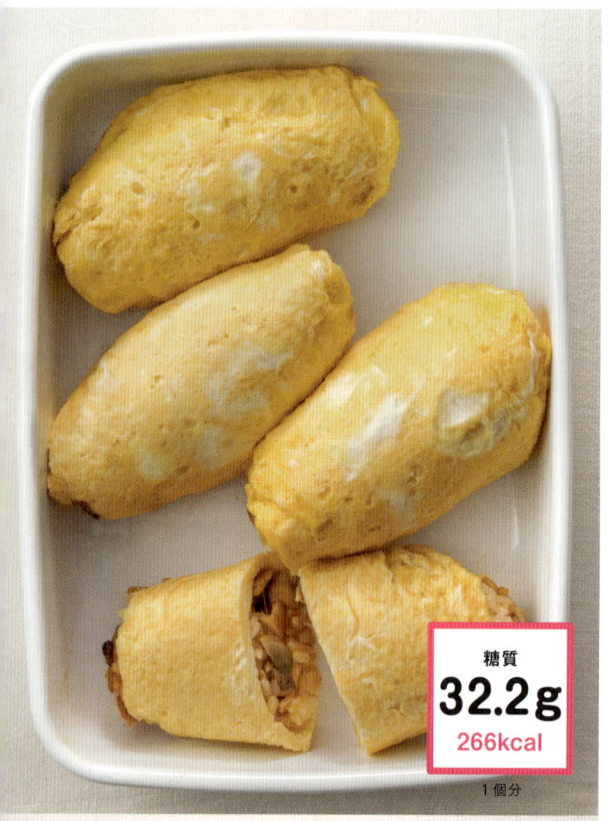

糖質 **32.2g** 266kcal

1個分

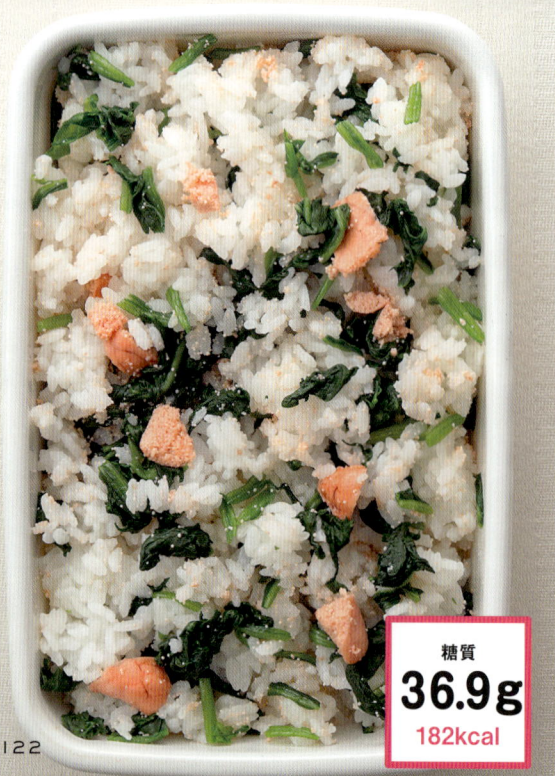

糖質 **36.9g** 182kcal

卵厚めのオムライス

冷蔵 **2 ～ 3日** | 冷凍 **2週間** | レンジで温める

材料（4個分）

ごはん……300 g
玉ねぎ……¼ 個
マッシュルーム……8 個
ハム……3 枚
バター……8 g
A トマトケチャップ
　　……大さじ 2
　ウスターソース
　　……小さじ 1
　塩、こしょう……各少々
B 卵……4 個
　牛乳……大さじ 1
　塩、こしょう……各少々
オリーブオイル……小さじ 1

作り方

1 マッシュルームは石づきを除き、玉ねぎとともに薄切り、ハムは1cm四方に切る。

2 フライパンにバターを熱し、**1**を炒めて全体に火が通ったら、**A**を加えて軽く煮つめるように炒める。ごはんも加えて炒め合わせ、4等分に木の葉形にラップで包んで形を整える。

3 小さめのフライパンに薄くオリーブオイルを引き、混ぜ合わせた**B**を¼量ずつ丸く流し入れ、しっかりと焼く。**2**を包み、新しいラップで包んで形を整える。

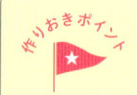 作りおきポイント
オムライスが熱いうちにラップでぴっちりと包んで形を整えます。

焼きたらこの混ぜごはん

冷蔵 **2 ～ 3日** | 冷凍 **2週間** | レンジで温める

材料（4回分）

ごはん……400 g
甘塩たらこ……1 腹 (30g)
ほうれん草……⅔ 把

作り方

1 たらこは焼いて火を通し、1cm角程度になるようにほぐす。ほうれん草は塩ゆで（分量外）し、水けをしっかりと絞って1cm幅に切る。

2 ごはんに **1** を混ぜる。

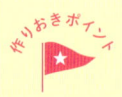 作りおきポイント
たらこは中までしっかりと火を通してからごはんに混ぜ込むと、痛みにくくなります。

具材をのせたら混ぜずに炊くと加熱ムラができません。

シーフードカレーピラフ

冷蔵3〜4日　冷凍2週間　レンジで温める

材料（7回分）

米……2合
シーフードミックス（冷凍）
　……200g
ウインナー……2本
玉ねぎ……¼個
パプリカ（赤）……¼個
A｜固形コンソメスープの素
　　……1と½個
　｜トマトケチャップ
　　……大さじ2
　｜カレー粉……小さじ1
　｜塩、こしょう……各少々

作り方

1 米はといで炊飯器に入れ、2合の目盛りより大さじ3少なめに水を入れ、30分以上吸水させる。
2 シーフードミックスはさっと洗って水けをよくふく。ウインナーは5mm幅の輪切り、玉ねぎ、パプリカは1cm角程度に切る。
3 1にAを混ぜ、2をのせて普通に炊く。

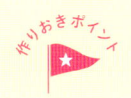 米の水加減はいつもより少なめにすると、パラリと炊き上がっておいしい。

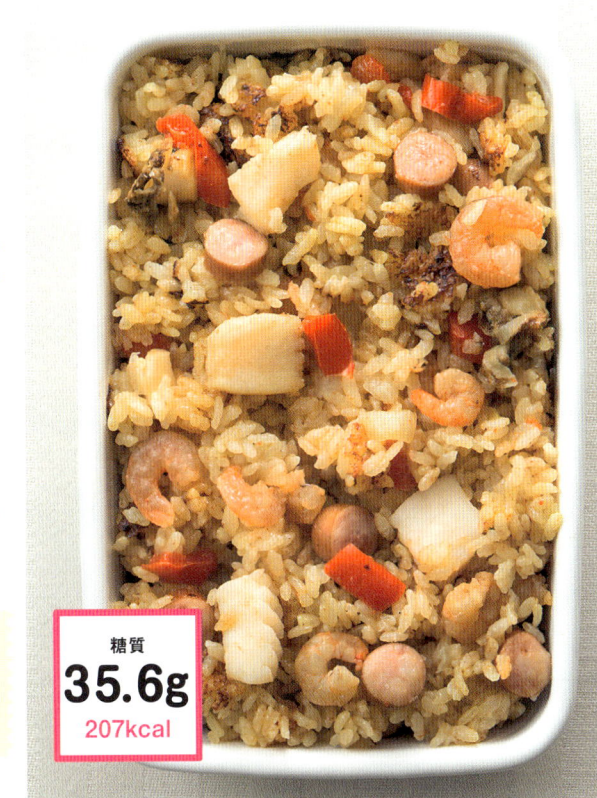

糖質 **35.6g** 207kcal

鶏肉のうまみがごはんに移ってツヤツヤ！

シンガポールチキンライス

冷蔵3〜4日　冷凍2週間　レンジで温める

材料（6回分）

米……2合
鶏もも肉……2枚
しょうが……1かけ
A｜塩……小さじ½
　｜ナンプラー、酒
　　……各大さじ1
B｜オイスターソース
　　……大さじ2
　｜小ねぎ（みじん切り）
　　……大さじ1と½
　｜しょうが（すりおろし）……小さじ½

作り方

1 米はといで炊飯器に入れ、2合の目盛りより大さじ2少なめに水を入れ、30分以上吸水させる。
2 鶏肉は余分な脂を除く。しょうがはせん切りにする。
3 1にAを混ぜ、2を上にのせて普通に炊く。粗熱がとれたら、鶏肉を切り分ける。Bは混ぜ合わせ、食べるときにかける。

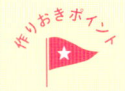 鶏肉は肉汁が出ないように粗熱がとれてからお好みの大きさに切り分けて。

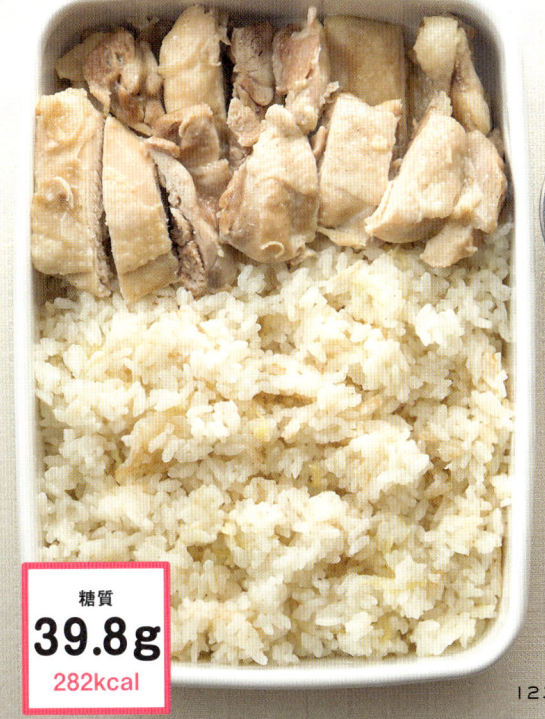

糖質 **39.8g** 282kcal

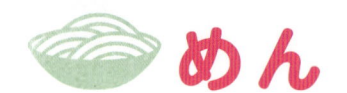

めん

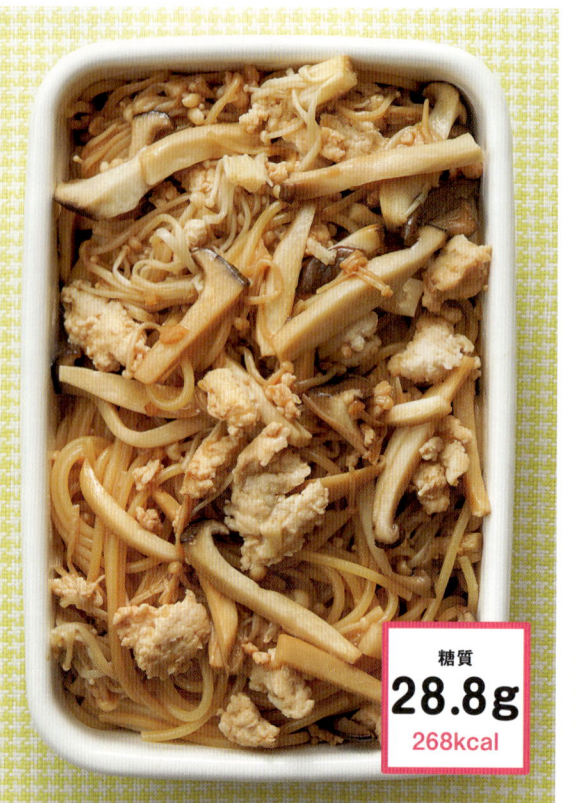

きのことひき肉の和風パスタ

`冷蔵 2〜3日` `冷凍 2週間` `レンジで温める`

材料（4 回分）

スパゲッティ……150 g
鶏むねひき肉……150 g
えのきだけ……1 パック
エリンギ……2 〜 3 本
にんにく……1 かけ
バター……8 g
オリーブオイル……大さじ 1
A｜しょうゆ……大さじ 2
　｜酒……大さじ 1
　｜顆粒コンソメスープの素
　｜……小さじ 1

作り方

1 スパゲティは袋の表示時間通りゆで、ざるに上げてオリーブオイルをまぶす。

2 えのきだけは石づきをの除いてほぐし、エリンギは縦 4 〜 6 等分に切る。にんにくはみじん切りにする。

3 フライパンにバターを中火で熱し、鶏ひき肉、2 を軽くほぐしながら炒める。肉の色が変わったら、1、A を加えて中火でさっと炒める。

糖質
28.8g
268kcal

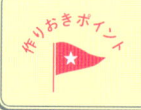 **作りおきポイント** オリーブオイルをまぶしておくと、作りおいてもめんがくっつかず、風味もアップ！

ミートソースパスタ

`冷蔵 2〜3日` `冷凍 2週間` `レンジで温める`

材料（4 回分）

スパゲッティ……150 g
合いびき肉……250 g
マッシュルーム……80 g
まいたけ……120 g
玉ねぎ……1/6 個
オリーブオイル
　……大さじ 1 と 1/2
トマト水煮缶
　……1 と 1/4 カップ
A｜しょうゆ
　｜……小さじ 2
　｜塩、こしょう
　｜……各少々
粉チーズ……大さじ 2

作り方

1 きのこ類は石づきを除いて粗みじん切り、玉ねぎはみじん切りにする。

2 鍋にひき肉を入れて炒め、脂が出てきたら一度ふき取る。オリーブオイル大さじ 1、1 を加えて、弱めの中火で玉ねぎが透き通るまで炒める。トマト水煮缶を加えて中火で沸騰させ、ふたをして弱火で、ときどき混ぜながら 15 分ほど煮て、A で味をととのえる。

3 スパゲティは袋の表示時間通りゆで、ざるに上げて残りのオリーブオイルをまぶす。2 と粉チーズの半量を混ぜ、食べるときに残りの粉チーズをかける。

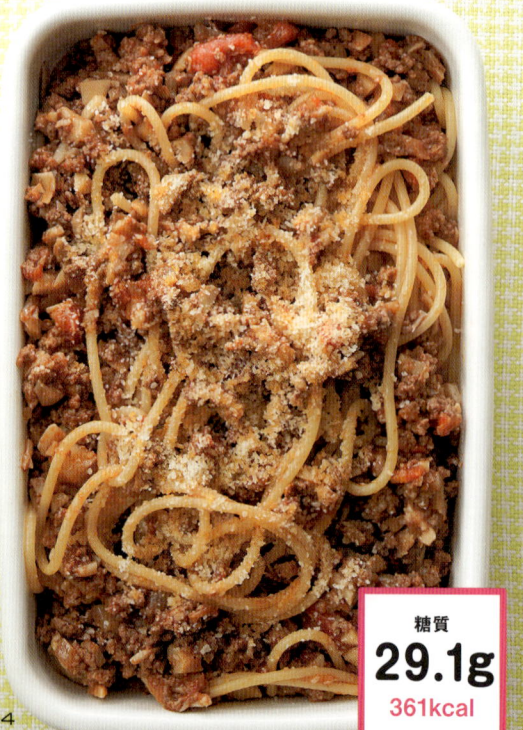

糖質
29.1g
361kcal

ヤセポイント きのこ類は粗みじん切りにすると、まるでお肉のような食感になります。

めんは蒸し焼きにしながら炒めるとふっくら。

ハーフもやし焼きそば

`冷蔵2〜3日` `冷凍2週間` `レンジで温める`

材料 (4回分)

焼きそば用蒸しめん
　……2食分
豆もやし……1パック
豚ロース薄切り肉……200g
キャベツ……3枚
サラダ油……小さじ1
添付のソース
　(またはウスターソース)
紅しょうが、青のり
　……各適量

作り方

1. 豚肉は3cm長さに切る。キャベツはざく切りにする。
2. フライパンにサラダ油を中火で熱し、1の豚肉を炒め、色が変わってきたら、キャベツ、豆もやしを加えて炒める。
3. 2にめんと水⅓カップ(分量外)を加え、ふたをして蒸し焼きにしながら炒める。水分が蒸発したらソースを加えて炒め合わせ、紅しょうが、青のりをちらす。

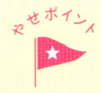
ヤセポイント 豆もやしをたっぷり加えれば、おいしさはそのままに糖質量を抑えることが可能!!

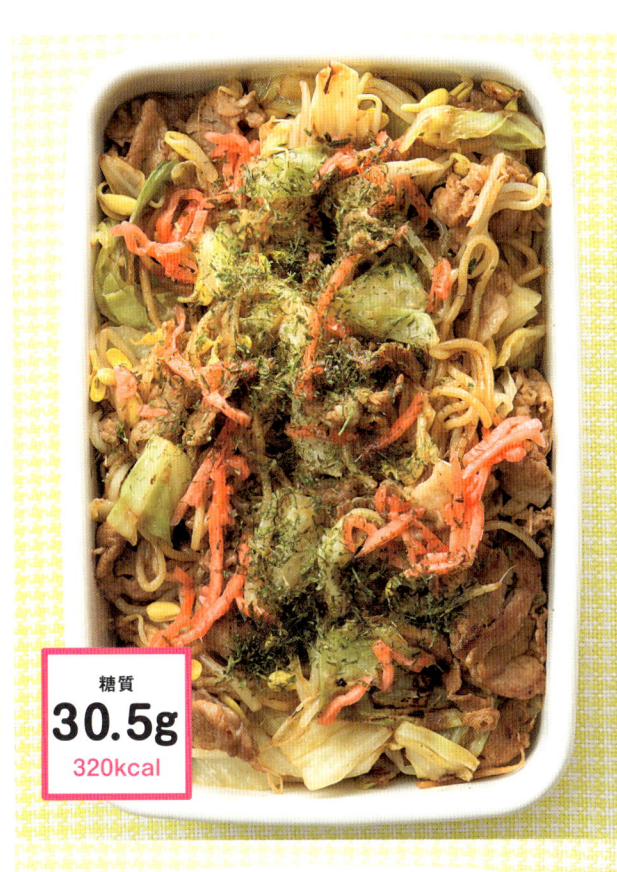

糖質 30.5g
320kcal

うどんが少なめでも満足感は保証つき。

キャベツたっぷり焼きうどん

`冷蔵2日` `冷凍2週間` `レンジで温める`

材料 (4回分)

ゆでうどん(チルドタイプ)……2玉
キャベツ……⅙個
玉ねぎ……⅓個
ツナオイル缶(かたまりタイプ)
　……大1缶(150g)
サラダ油……大さじ½
A しょうゆ……大さじ2
　みりん……大さじ1
　しょうが(すりおろし)
　　……小さじ1
　すりごま(白)……少々
かつお節……1パック(4g)

作り方

1. キャベツはざく切り、玉ねぎは薄切りにする。
2. フライパンにサラダ油を中火で熱し、玉ねぎを炒め、透き通ってきたらうどん、キャベツを加えて炒め合わせる。
3. 2に缶汁をきったツナ缶、Aを加えてさっと煮からめ、かつお節をのせる。

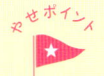
ヤセポイント 糖質が低いツナ缶は肉の代わりにも使えてコク増しにもなります。

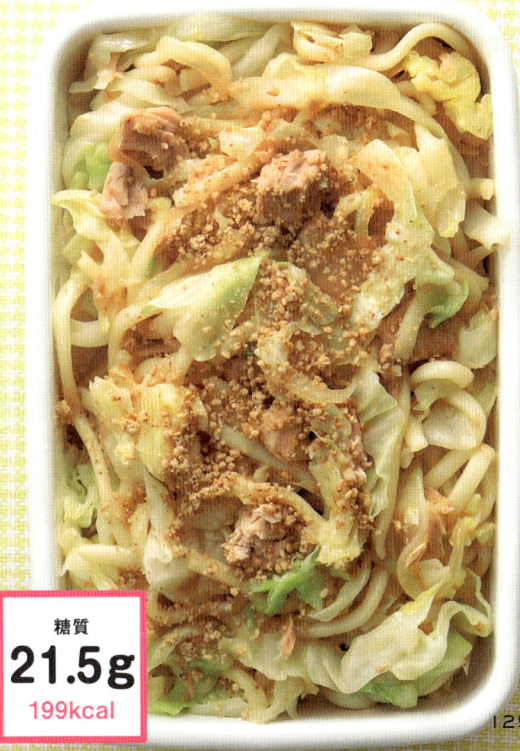

糖質 21.5g
199kcal

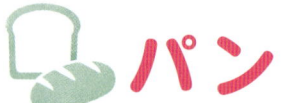 # パン

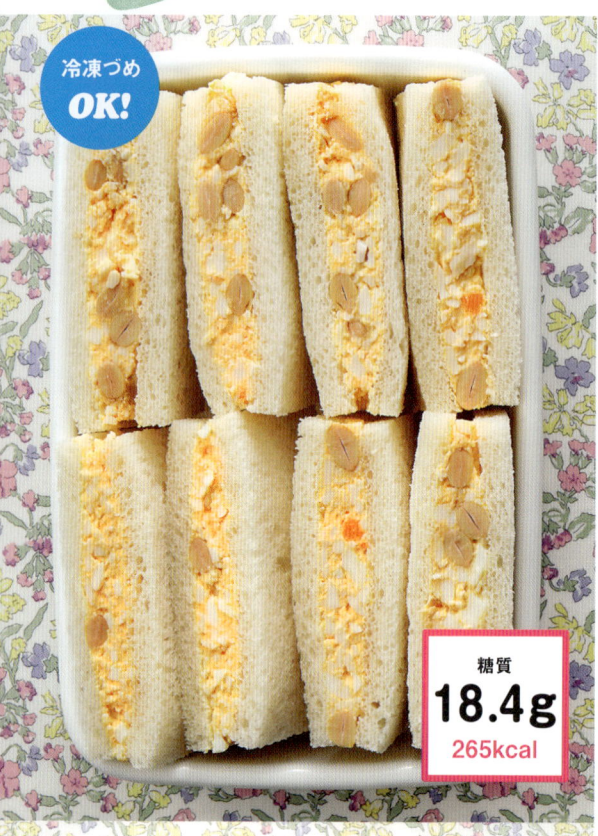

冷凍づめ OK!

糖質 18.4g 265kcal

卵大豆サンド

`冷蔵 2 日` `冷凍 2 週間` `そのままつめる`

材料（4 回分）

サンドイッチ用食パン……8 枚
卵……4 個
大豆水煮……50 g
A マヨネーズ……大さじ 2
　マスタード……大さじ ½
　塩、こしょう……各少々
バター……適量

作り方

1　卵は水から中火でゆで始め、沸騰したら弱火にして 9 〜 10 分ゆでる。冷水にとり、殻をむいてつぶす。
2　1 に大豆、**A** を加えて混ぜる。
3　パンの片面にバターをぬり、2 をはさむ。全部で 4 個作り、ラップでぴっちりと包む。つめるときに食べやすい大きさに切る。

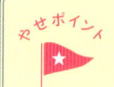 **ヤセポイント**

うまみがある大豆水煮は腹持ちがよく、低糖質なのもうれしい。栄養も満点です。

ブラウンパンでおしゃれなデリ風に。

ツナにんじんサンド

`冷蔵 2 日` `冷凍 2 週間` `冷蔵はそのまま、冷凍は自然解凍後つめる`

材料（4 回分）

ライ麦パン
　……4 切れ（160 g）
にんじん……⅓ 本
ツナオイル缶
　……大 1 缶（150 g）
A マヨネーズ
　　……大さじ 1 と ½
　塩、こしょう
　　……各少々
バター……適量

作り方

1　にんじんはせん切りにして耐熱容器に入れ、ふんわりとラップをかけて 40 秒ほど加熱する。粗熱がとれたら、水けをしっかりと絞る。
2　1、缶汁をきったツナ缶、**A** を混ぜる。
3　ライ麦パンに切り込みを入れ、パンの片面にバターをぬり、2 をはさむ。全部で 4 個作り、ラップでぴっちりと包む。つめるときに食べやすい大きさに切り分ける。

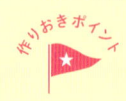 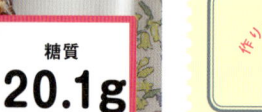 **作りおきポイント**

パンが水っぽくならないように、にんじんの水分はしっかりと絞って。

糖質 20.1g 239kcal

マヨみそがしっとりチキンに合う！

チキンみそマヨサンド

`冷蔵 2 日` `冷凍 2 週間` `冷蔵はそのまま、冷凍は自然解凍後つめる`

材料（4 回分）

ホットドッグ用パン
　……4 個
バター……適量
鶏ささみ……3 本
ごぼう……¼ 本
A｜塩、こしょう
　……各少々
　酒……大さじ 1
B｜マヨネーズ
　……大さじ 2
　みそ……小さじ 1

作り方

1 ごぼうはせん切りにし、水に 30 秒さらす。熱湯で 3～5 分ゆでてしっかりと水けを絞る。

2 鶏ささみは耐熱容器に入れて A をふり、ふんわりとラップをかけて 2 分 30 秒～3 分 30 秒加熱する。そのまま冷まし、粗熱がとれたら細かくほぐし、1 を合わせて B であえる。

3 パンに切り込みを入れてバターをぬり、2 をはさむ。1 個ずつラップで包む。

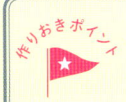
作りおきポイント　パンが乾燥しないようにラップでぴっちりと包んでから保存するのがコツ。

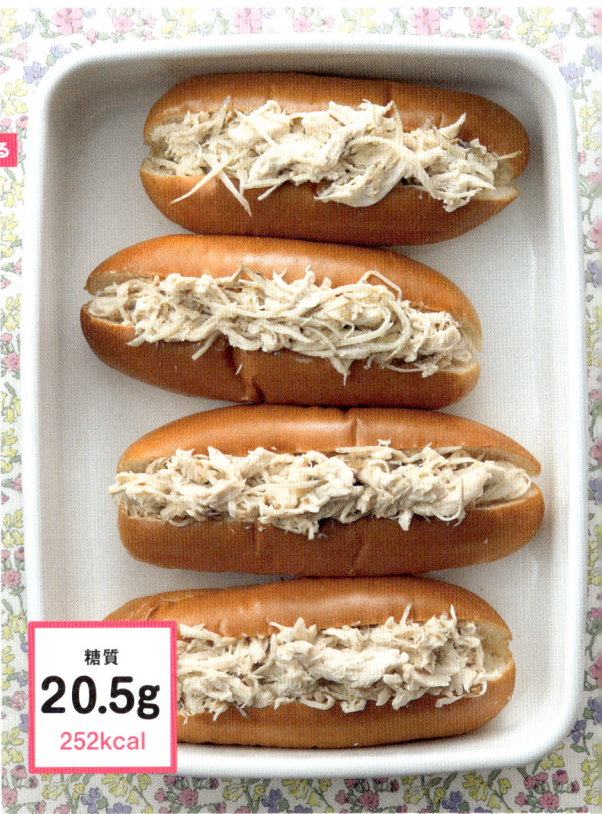

糖質
20.5g
252kcal

具だくさんで楽しいランチに！

マフィンピザトースト

`冷蔵 2 日` `冷凍 2 週間` `そのままつめる`

材料（4 回分）

イングリッシュマフィン……2 個
スライスベーコン……1 と ½ 枚
ピーマン……1 個
トマトケチャップ……大さじ 2
溶けるチーズ……80 g

作り方

1 ピーマンは薄切り、ベーコンは 8mm 幅に切る。

2 イングリッシュマフィンは横半分に切り、トマトケチャップをぬり、上にチーズ、1 をのせる。

3 オーブントースターでチーズが溶けるまで 4～5 分焼く。

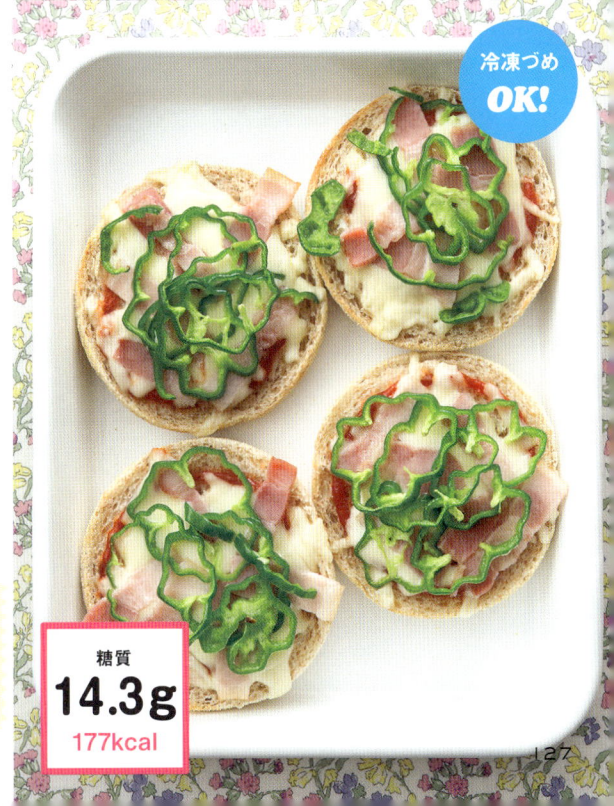

冷凍づめ
OK!

糖質
14.3g
177kcal

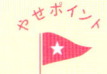
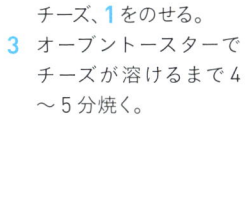
ヤセポイント　イングリッシュマフィンは、焼いてもモチモチの食感が楽しめて作りおきに◎。

127

満足やせごはんレシピ

太りにくく、「食べた！」という満腹感を得られる、とっておきのごはんレシピをご紹介します。
1回分ずつラップにしっかりと包み、冷蔵または冷凍保存しましょう。

見た目は普通のごはんと変わらない！

しらたきごはん

冷蔵 2 〜 3 日　　冷凍 N G　　レンジで温める

材料 (作りやすい分量)

米……2 合
しらたき（アク抜き済み）
　……1 袋 (180 〜 200g)

作り方

1　しらたきはよく洗って水けを絞り、細かく刻む。
2　米はといで炊飯器に入れ、普通よりやや少なめに水加減にし、30 分以上吸水させる。1 を入れて普通に炊く。

糖質
25.8g
121kcal
100g

memo

白米ごはん 100g は
茶碗 2/3 くらいが目安
糖質 36.8g
168kcal

彩りがきれいで食べごたえも◎。

枝豆混ぜごはん

冷蔵 2 〜 3 日　　冷凍 2 週間　　レンジで温める

材料 (4 回分)

ごはん……320 g
枝豆（冷凍・さやつき）
　……160g

作り方

1　枝豆は流水で解凍し、さやから実を取り出す。
2　ごはんに 1 を混ぜる。

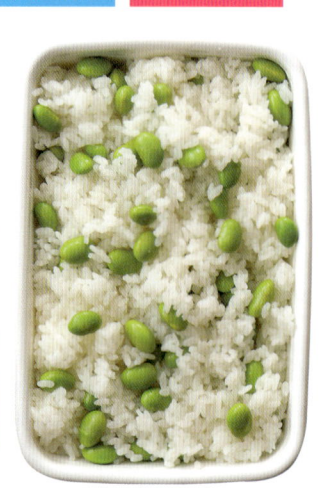

糖質
30.2g
161kcal
100g

糖質
28.4g
157kcal
100g

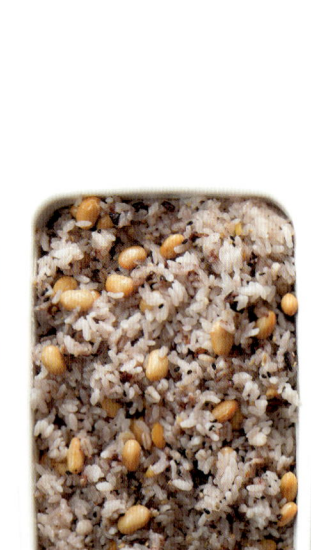

材料 (作りやすい分量)

米……2 合
雑穀ごはんの素
　……1 袋 (30g)
大豆水煮……100 g

作り方

1　米はといで炊飯器に入れ、雑穀ごはんの素を加えてやや多めの水加減（表示にそった水加減）にし、30 分以上吸水させ、普通に炊く。
2　1 に大豆を混ぜる。

雑穀はお好みのタイプを使って。

雑穀大豆ごはん

冷蔵 2 〜 3 日　　冷凍 2 週間　　レンジで温める

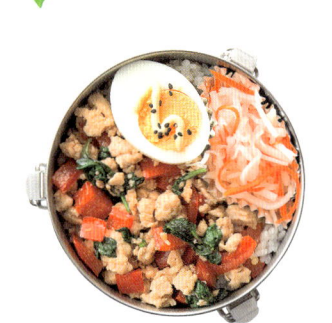

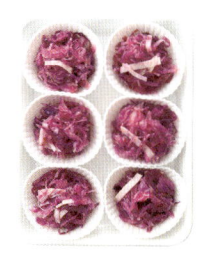

PART.4

野菜のおかず

まとめて作れば朝がラクチン！

お弁当の栄養バランスや彩りも左右する野菜のサブおかず！ ビタミン・ミネラル・食物繊維が含まれ、ダイエットには欠かせない存在です。毎日飽きずに食べられるようにおいしい112品が勢ぞろい！

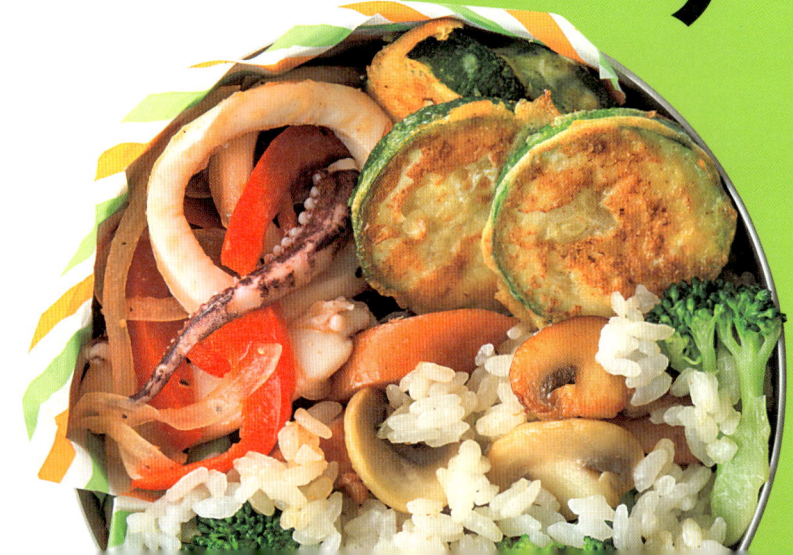

にんじん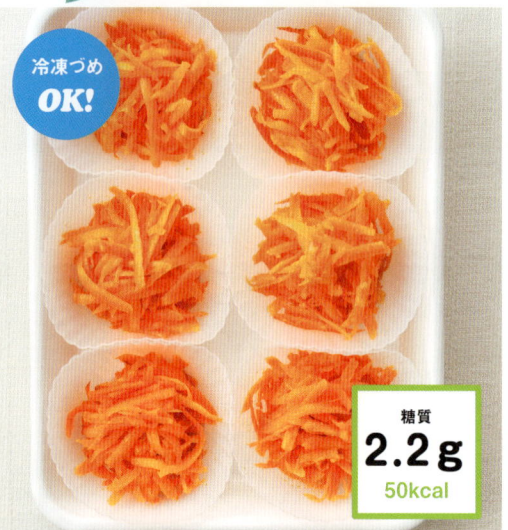

冷凍づめ OK!

糖質
2.2 g
50kcal

栄養も彩りもアップする万能副菜。
キャロットラペ

`冷蔵 3 〜 4 日` `冷凍 2 週間` `そのままつめる`

材料（6 回分）

にんじん……1 本
A オリーブオイル……大さじ 2
　酢……小さじ 2
　塩……小さじ ¼
　こしょう……少々

作り方

1 にんじんはピーラー（せん切り用）などでできるだけ細いせん切りにする。
2 1を混ぜ合わせた A であえる。

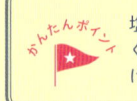 **かんたんポイント** 塩もみする必要がなく、切ってあえるだけで十分おいしい！

冷凍づめ OK!

糖質
3.5 g
54kcal

ツナのコクとくるみの食感で味わいアップ。
にんじんとツナのサラダ

`冷蔵 3 〜 4 日` `冷凍 2 週間` `そのままつめる`

材料（6 回分）

にんじん……1 本
ツナオイル缶……小 1 缶 (70g)
くるみ……15g
A マヨネーズ……小さじ 2
　塩、こしょう……各少々

作り方

1 にんじんはピーラーでリボン状に薄くむき、長さを半分に切る。耐熱容器に入れてふんわりとラップをかけ、電子レンジで 30 〜 50 秒加熱する。
2 ツナ缶は缶汁をきり、くるみは粗く刻む。
3 1に 2、A を加えて混ぜる。

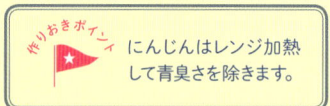 **作りおきポイント** にんじんはレンジ加熱して青臭さを除きます。

冷凍づめ OK!

糖質
1.3 g
10kcal

甘すぎなくておいしい！！
にんじんの塩バター煮

`冷蔵 3 〜 4 日` `冷凍 2 週間` `そのままつめる`

材料（作りやすい分量・約 20 枚分）

にんじん……2 本
A バター……5 g
　塩……小さじ ¼
　水……1 と ½ カップ

作り方

1 にんじんは 1cm 厚さの輪切りにする。
2 小鍋に 1、A を入れて中火にかける。沸騰したら弱火にしてふたをし、にんじんがやわらかくなるまで 10 分ほど煮て、そのまま冷ます。

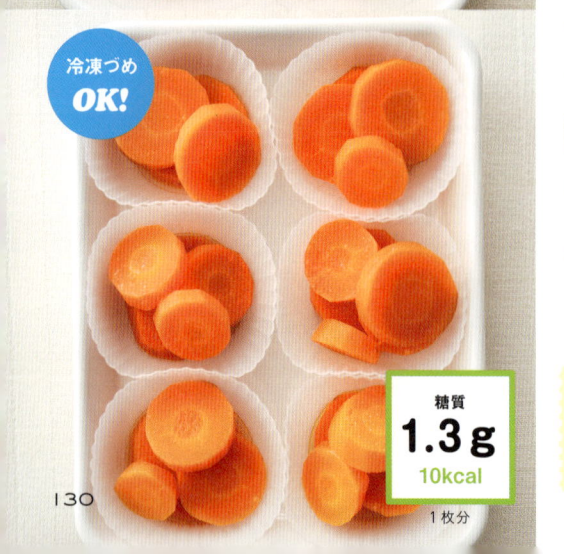

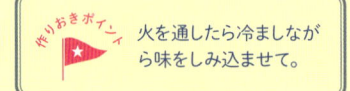 **作りおきポイント** 火を通したら冷ましながら味をしみ込ませて。

1 枚分

オリーブオイルでしっとり感をキープ。
にんじんのカッテージチーズあえ

冷蔵 2 〜 3 日　冷凍 2 週間　そのままつめる

材料（6回分）

にんじん…… 1 本
A｜カッテージチーズ…… 30 g
　｜かつお節…… ½ パック（2 g）
　｜オリーブオイル…… 小さじ 1
　｜しょうゆ…… 小さじ ⅓

ヤセポイント 低糖質＆低カロリーのカッテージチーズでコクがアップ。

作り方

1　にんじんはせん切りにし、耐熱容器に入れてふんわりとラップをかけ、電子レンジで 40 秒ほど加熱する。
2　1 の粗熱がとれたら、A と混ぜ合わせる。

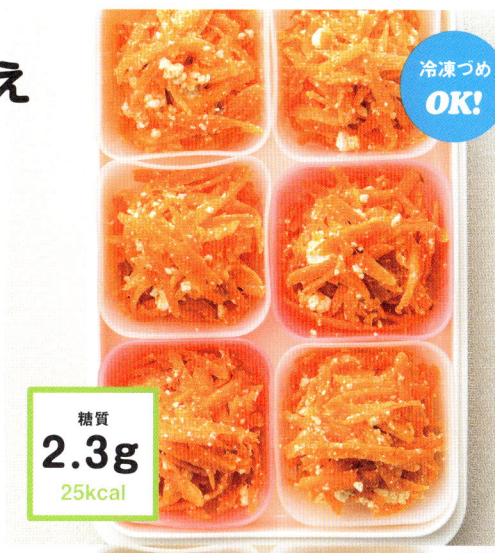
冷凍づめ OK!
糖質 **2.3g** 25kcal

食物繊維がとれる定番お弁当おかず。
にんじんのあっさりきんぴら

冷蔵 3 〜 4 日　冷凍 2 週間　レンジで温める

材料（6回分）

にんじん…… ⅓ 本
ごぼう…… ½ 本
サラダ油…… 小さじ 1
A｜砂糖、しょうゆ…… 各小さじ 1
　｜いりごま（白）…… 小さじ ½

ヤセポイント 砂糖は控えめにしてあっさりと仕上げて。

作り方

1　にんじんとごぼうはせん切りにし、ごぼうだけ水にさらして水けをよくきる。
2　フライパンにサラダ油を中火で熱し、1 を 2 〜 3 分炒める。
3　A を加え、全体がしっとりするまで 3 〜 5 分炒める。

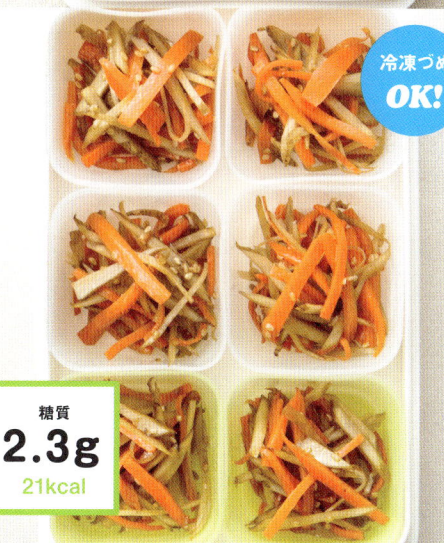
冷凍づめ OK!
糖質 **2.3g** 21kcal

ちくわのうまみがきいています。
にんじんとちくわのしょうゆ炒め

冷蔵 2 〜 3 日　冷凍 2 週間　レンジで温める

材料（6回分）

にんじん…… 1 本
ちくわ…… 1 と ½ 本
サラダ油…… 小さじ 1
しょうゆ…… 大さじ ½

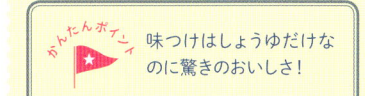
かんたんポイント 味つけはしょうゆだけなのに驚きのおいしさ！

作り方

1　にんじんとちくわは 5mm 厚さの半月切りにする。
2　フライパンにサラダ油を弱めの中火で熱し、1 を 5 〜 7 分炒める。しんなりしてきたら、しょうゆを回し入れてさっと煮からめる。

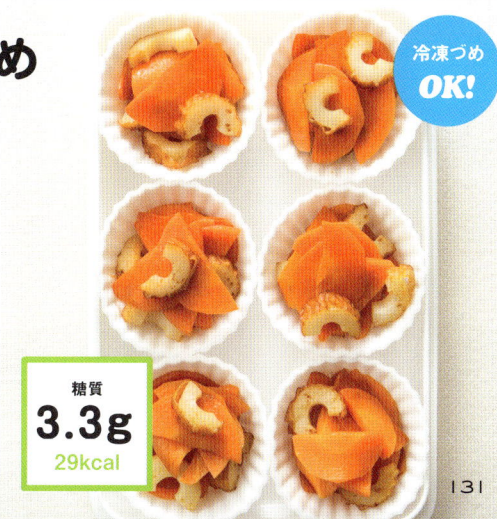
冷凍づめ OK!
糖質 **3.3g** 29kcal

ブロッコリー

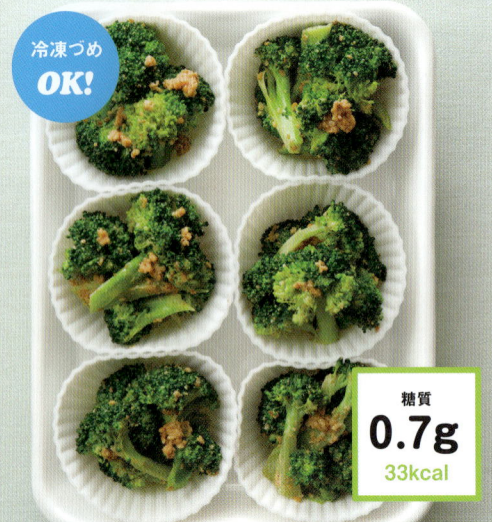

冷凍づめ **OK!**

糖質 **0.7g** 33kcal

ごまの風味で砂糖なしでも十分おいしい！

ブロッコリーのごまあえ

冷蔵 **2〜3日** | 冷凍 **2週間** | そのままつめる

材料（6回分）

ブロッコリー……1株
A すりごま（白）……大さじ2
しょうゆ……大さじ ½

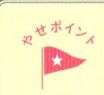 ブロッコリーは低糖質で腹持ちのよい優秀野菜です。

作り方

1 ブロッコリーは小房に分け、2〜3分塩ゆで（分量外）し、水けをよくきる。
2 1を**A**であえる。

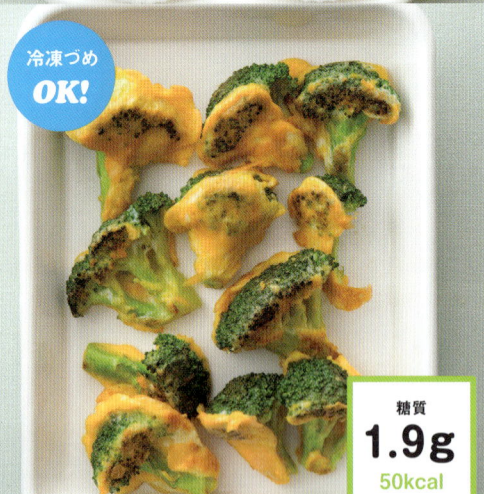

冷凍づめ **OK!**

糖質 **1.9g** 50kcal

つめるだけでお弁当の彩りアップ！

ブロッコリーのピカタ

冷蔵 **2〜3日** | 冷凍 **2週間** | レンジで温める

材料（5回分）

ブロッコリー…… ⅔ 株
A 卵……1個
粉チーズ……大さじ1
塩、こしょう……各少々
オリーブオイル……大さじ ½
トマトケチャップ……適量

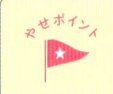 ブロッコリーをピカタにすると食べごたえが一気にアップ！

作り方

1 ブロッコリーは小房に分け、厚みがある房は半分に切る。
2 混ぜ合わせた**A**に**1**をくぐらせる。フライパンにオリーブオイルを中火で熱し、ブロッコリーを並べる。ふたをして弱火で途中上下を返しながら5〜7分焼く。つめるときにトマトケチャップを添える。

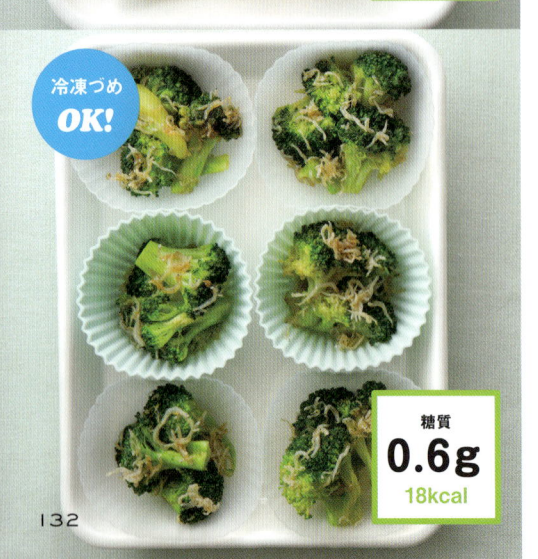

冷凍づめ **OK!**

糖質 **0.6g** 18kcal

じゃこの塩けとうまみがマッチ。

ブロッコリーのじゃこ炒め

冷蔵 **3日** | 冷凍 **2週間** | レンジで温める

材料（6回分）

ブロッコリー…… ½ 株
ちりめんじゃこ……10g
ごま油……小さじ1
A オイスターソース……小さじ2
酒……小さじ1
しょうが（すりおろし）……小さじ ¼

作り方

1 ブロッコリーは小房に分ける。
2 フライパンにごま油を中火で熱し、**1**を入れる。ふたをして弱火〜中火でときどき混ぜながら3〜5分炒める。
3 **2**にちりめんじゃこを加え、中火で1〜2分炒め、**A**を加えて煮からめる。

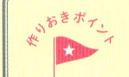 しょうがを少し加えるとおいしさが長持ちします。

和風にも洋風にもぴったり！
ブロッコリーのクリームチーズあえ

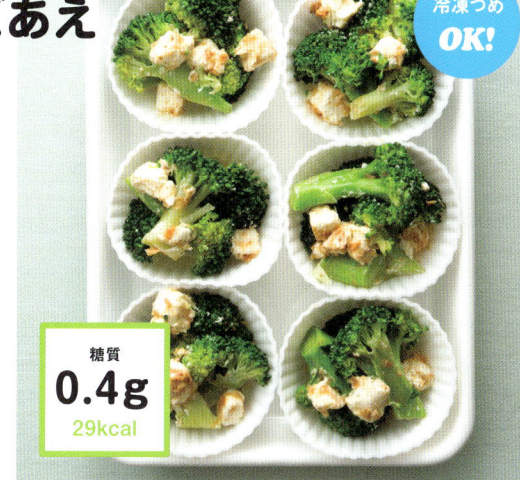

冷凍づめ OK!

`冷蔵 2 日`　`冷凍 2 週間`　`そのままつめる`

材料（6回分）

ブロッコリー……½ 株
クリームチーズ……35 g
A｜かつお節……½ パック（2 g）
　｜しょうゆ……小さじ 1

作り方

1 ブロッコリーは小房に分け、2 〜 3 分塩ゆで（分量外）し、水け をよくきる。
2 1を小さくちぎったクリームチーズ、Aであえる。

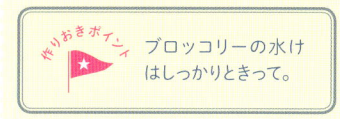
作りおきポイント ブロッコリーの水けはしっかりときって。

糖質 **0.4g** 29kcal

すきまおかずに最適な飽きないおかず。
ブロッコリーの塩昆布あえ

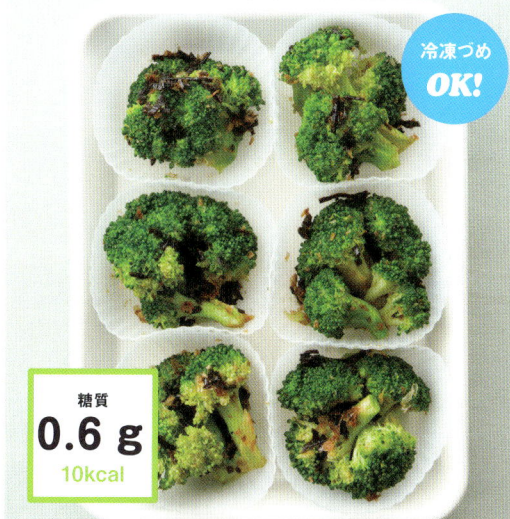

冷凍づめ OK!

`冷蔵 2 日`　`冷凍 2 週間`　`そのままつめる`

材料（6回分）

ブロッコリー……½ 株
塩昆布……ひとつまみ（6 〜 8g）
A｜かつお節……3 g
　｜しょうゆ……小さじ ¼

作り方

1 ブロッコリーは小房に分け、2 〜 3 分塩ゆで（分量外）し、水けをよくきる。
2 塩昆布は粗く刻み、1、Aとあえる。

やせポイント 塩昆布は少量でうまみが増すので糖質オフにぴったり。

糖質 **0.6 g** 10kcal

クリーミーな味わいが最高！
ブロッコリーと卵のマヨサラダ

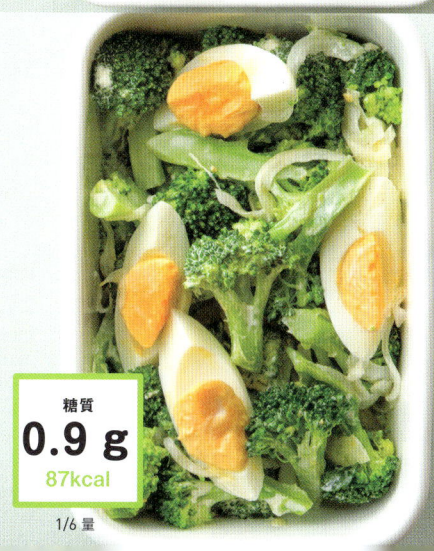

`冷蔵 2 〜 3 日`　`冷凍 NG`　`そのままつめる`

材料（6回分）

ブロッコリー……½ 株
玉ねぎ……⅛ 個
ゆで卵（固ゆで）……2 個
A｜マヨネーズ……大さじ 3
　｜酢……大さじ ½
　｜塩、こしょう……各少々

作り方

1 ブロッコリーは小房に分け、2 〜 3 分塩ゆで（分量外）し、水けをよくきる。玉ねぎは薄切りにし、ブロッコリーと同じ湯で 5 〜 10 秒ゆで、水にさらして水けをよく絞る。
2 ゆで卵は 6 等分のくし形切りにする。
3 1、2の卵をつぶしすぎないよう、Aであえる。

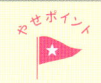
作りおきポイント 酢を加えれば卵が傷みにくくなります。

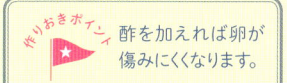

糖質 **0.9 g** 87kcal

1/6 量

ピーマン・パプリカ・ししとう

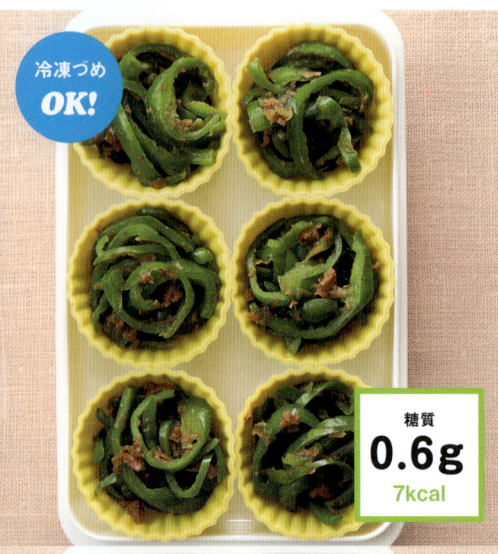

冷凍づめ OK!

糖質 **0.6g**
7kcal

かつお節と顆粒だしのダブルのうまみ！
ピーマンのおかかあえ

`冷蔵2〜3日` `冷凍2週間` `そのままつめる`

材料（6回分）
ピーマン……4個
A かつお節……1パック（4g）
　しょうゆ……小さじ1
　顆粒昆布だし……小さじ1/3

作り方
1 ピーマンは太めのせん切りにし、1〜2分塩ゆで（分量外）し、水けをよくきる。
2 1をAであえる。

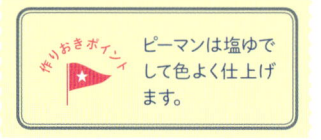 ピーマンは塩ゆでして色よく仕上げます。

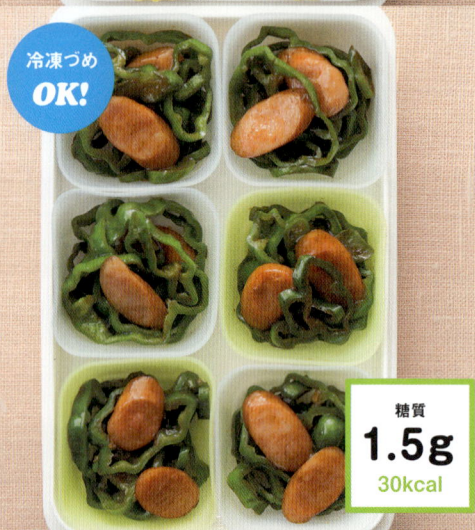

冷凍づめ OK!

糖質 **1.5g**
30kcal

ウインナーの代わりにハムでもOK！
ピーマンのソース炒め

`冷蔵2〜3日` `冷凍2週間` `レンジで温める`

材料（6回分）
ピーマン……4個
ウインナー……2本
サラダ油……小さじ1
中濃ソース……大さじ1

作り方
1 ピーマンは薄い輪切り、ウインナーは斜め薄切りにする。
2 フライパンにサラダ油を中火で熱し、1を炒める。全体に油が回ったら、中濃ソース加えて中火で煮からめる。

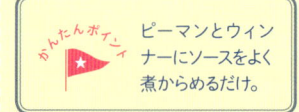 ピーマンとウィンナーにソースをよく煮からめるだけ。

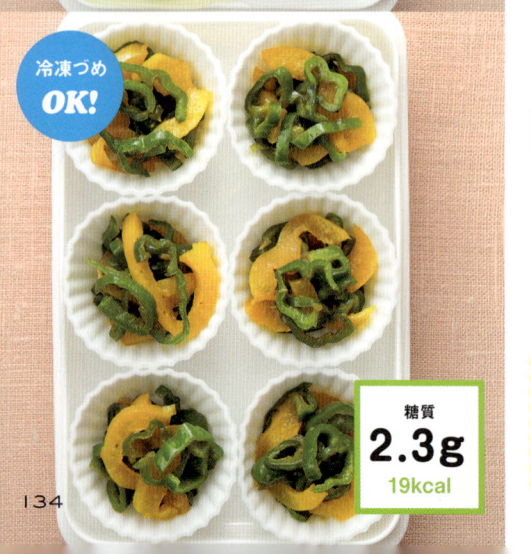

冷凍づめ OK!

糖質 **2.3g**
19kcal

味つけは焼き肉のたれで手軽に！
ピーマンの焼き肉たれ炒め

`冷蔵2〜3日` `冷凍2週間` `レンジで温める`

材料（6回分）
ピーマン……3個
パプリカ（黄）……1/3個
ごま油……小さじ1
焼き肉のたれ……大さじ1と1/2

作り方
1 ピーマンは細切り、パプリカは長さを半分に切ってから細切りにする。
2 フライパンにごま油を中火で熱し、1を炒める。少ししんなりしてきたら、焼き肉のたれを加え、中火で煮からめる。

作りおきポイント ピーマンとパプリカは歯ごたえを残すように炒めて。

つめるときはしっかりと汁けをきって。
焼きパプリカのマリネ

`冷蔵3〜4日` `冷凍2週間` `汁けをきってつめる`

材料（6回分）

パプリカ（赤）……1と½個
パプリカ（黄）……1個
A｜オリーブオイル……大さじ2
　｜酢……大さじ½
　｜塩……小さじ⅓
　｜粗びき黒こしょう……少々

作り方

1 パプリカは縦2cm幅に切り、オーブントースターに並べて5〜8分焼く。粗熱がとれたら、薄皮をむく。

2 混ぜ合わせたAに1を2時間以上漬け込む。

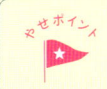 しっかりと焼いたパプリカは甘みがあり、砂糖なしでも美味。

糖質
3.5g
55kcal

かに風味かまぼこで味わいアップ！
パプリカのおかかマヨあえ

`冷蔵2日` `冷凍2週間` `そのままつめる`

材料（6回分）

パプリカ（黄）……1個
かに風味かまぼこ……2本（25g）
A｜かつお節……1パック（4g）
　｜マヨネーズ……大さじ½
　｜しょうゆ……小さじ1と½

作り方

1 パプリカは長さを半分に切ってから細切りにし、1〜2分塩ゆで（分量外）し、水けをよくきる。

2 かに風味かまぼこはほぐす。

3 1、2をAであえる。

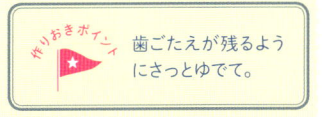 歯ごたえが残るようにさっとゆでて。

冷凍づめ
OK!

糖質
1.9g
21kcal

食べごたえのある副菜です。
ししとうのツナチーズ焼き

`冷蔵2〜3日` `冷凍2週間` `レンジで温める`

材料（6回分）

ししとう……18本
ツナオイル缶……大⅔缶（50g）
溶けるチーズ……40g

作り方

1 ししとうはへたを除き、縦に1本切り込みを入れる。

2 ツナ缶は缶汁をきって溶けるチーズと混ぜ、1の切り込みにつめる。

3 オーブントースターの天板にアルミホイルを敷いて2を並べ、チーズが溶けるまで5分ほど焼く。

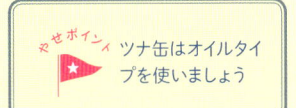 ツナ缶はオイルタイプを使いましょう

冷凍づめ
OK!

糖質
0.4g
49kcal

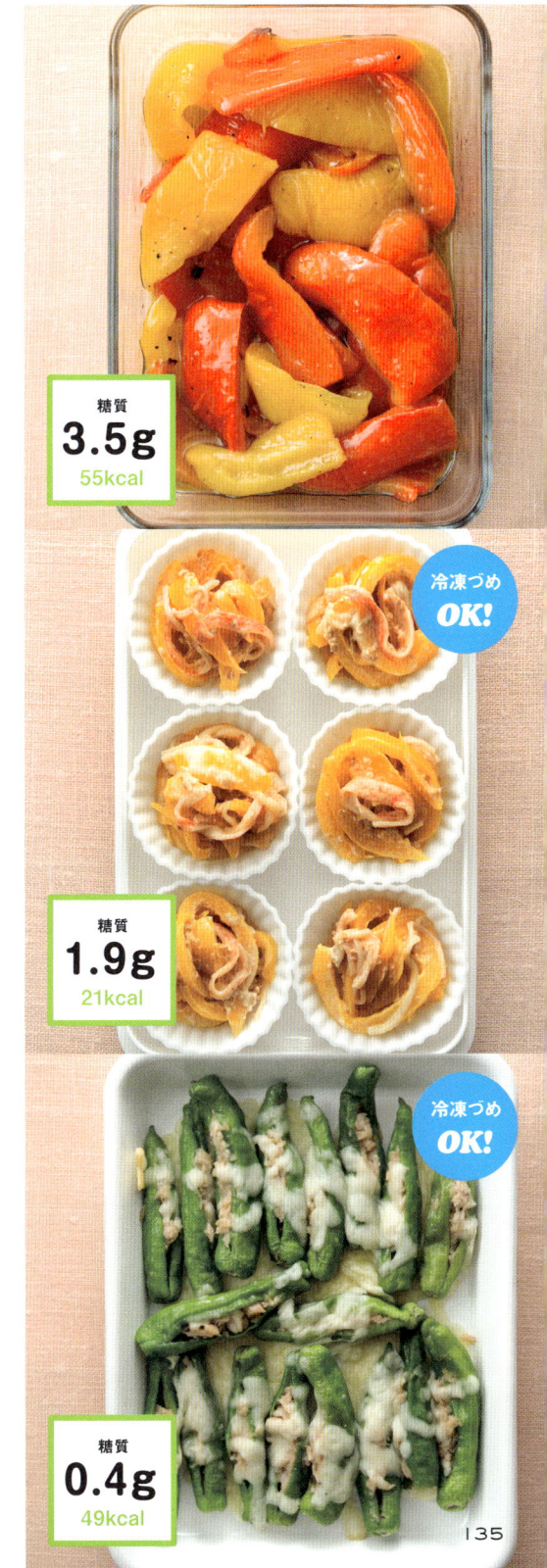

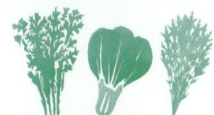

ほうれん草・小松菜

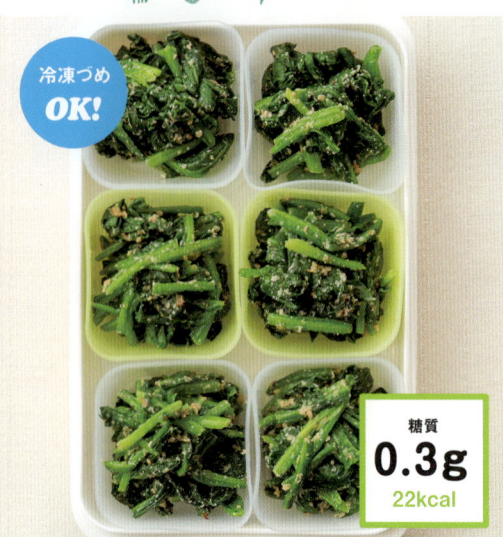

冷凍づめ
OK!

糖質
0.3g
22kcal

かつお節を加えるのがポイント。
ほうれん草のごまあえ

冷蔵 2 ～ 3 日 ｜ 冷凍 2 週間 ｜ そのままつめる

材料（6回分）
ほうれん草……1 束（200 g）
A ┃ すりごま（白）……大さじ 1 と ½
　┃ しょうゆ……小さじ 1
　┃ かつお節……½ パック（2g）

作り方
1 ほうれん草は 30 秒～ 1 分塩ゆで（分量外）し、流水にさらして水けをよく絞り、3㎝長さに切る。
2 ボウルに A を合わせ、1 をあえる。

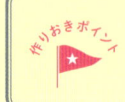
作りおきポイント
青菜類は塩ゆでするとおいしさが長持ちします。

冷凍づめ
OK!

糖質
0.6g
15kcal

洋風弁当のつけ合わせにおすすめ。
ほうれん草のバターソテー

冷蔵 2 ～ 3 日 ｜ 冷凍 2 週間 ｜ レンジで温める

材料（6回分）
ほうれん草……1 束（200 g）
パプリカ（黄）……¼ 個
バター……5 g
塩、こしょう……各少々

作り方
1 ほうれん草は 30 秒～ 1 分塩ゆで（分量外）し、流水にさらして水けをよく絞り、4㎝長さに切る。パプリカは長さを半分に切ってからせん切りにする。
2 フライパンにバターを中火で熱し、1 のパプリカを 1 ～ 2 分炒める。油が回ってきたら、ほうれん草を加えて 1 分炒め、塩、こしょうで味をととのえる。

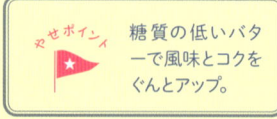
ヤセポイント
糖質の低いバターで風味とコクをぐんとアップ。

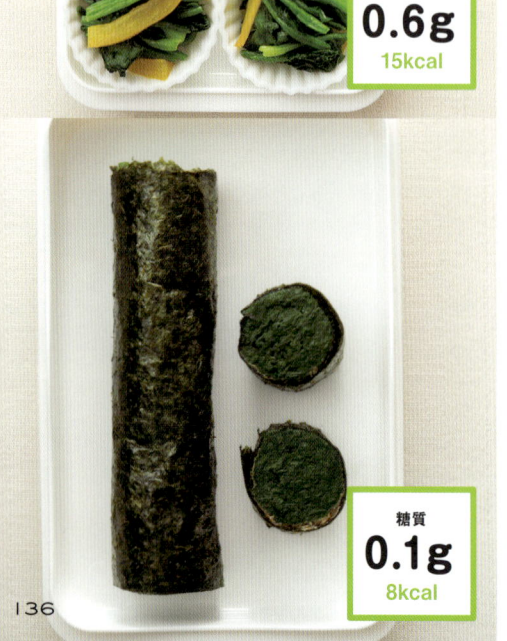

糖質
0.1g
8kcal

磯の風味が口いっぱいに広がる！
ほうれん草ののり巻き

冷蔵 2 ～ 3 日 ｜ 冷凍 N G ｜ そのままつめる

材料（6回分）
ほうれん草……1 束（200 g）
焼きのり……1 枚
かつお節……½ パック（2g）

作り方
1 ほうれん草は 30 秒～ 1 分塩ゆで（分量外）し、流水にさらして水けをよく絞る。
2 ラップに焼きのりを広げ、かつお節を広げる。
3 2 の手前に 1 をのせ、端からくるくると巻き、ひと口大に切り分ける。

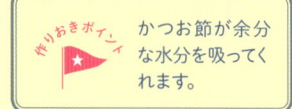
作りおきポイント
かつお節が余分な水分を吸ってくれます。

さっぱりとした味がたまりません。

小松菜と油揚げのごま酢あえ

`冷蔵2～3日` `冷凍2週間` `そのままつめる`

材料（6回分）

小松菜……1束（200g）
油揚げ……½枚
A すりごま（白）……大さじ3
　酢……大さじ1
　砂糖、しょうゆ
　　……各小さじ1
　塩……少々

作り方

1 小松菜は30秒～1分塩ゆで（分量外）し、流水にさらして水けをよく絞り、3cm長さに切る。
2 油揚げはさっとゆでて冷水にとり、水けをよく絞ってから3cm長さに切る。
3 ボウルにAを合わせ、1、2をあえる。

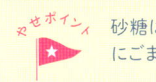
ヤセポイント
砂糖は控えめにする代わりにごまをたっぷりと加えて。

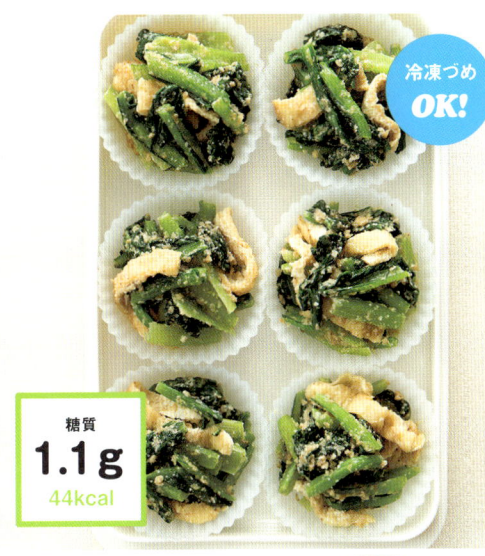
冷凍づめOK!

糖質
1.1g
44kcal

おつまみにもなるお弁当おかず。

小松菜と焼き豚のごま油あえ

`冷蔵2～3日` `冷凍2週間` `そのままつめる`

材料（6回分）

小松菜……1束（200g）
焼き豚（市販）……35g
A ごま油……大さじ½
　しょうゆ……小さじ1
　ガラスープの素
　　……小さじ½

作り方

1 小松菜は30秒～1分塩ゆで（分量外）し、流水にさらして水けをよく絞り、3cm長さに切る。焼き豚は細切りにする。
2 1をAであえる。

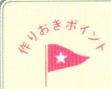
作りおきポイント
ごま油で小松菜をコーティングし、水っぽくなるのも防ぎます。

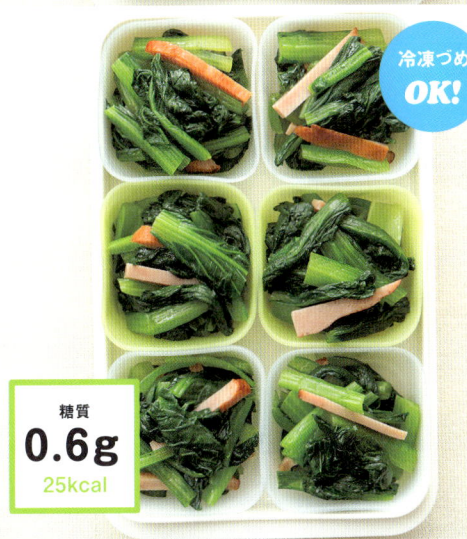
冷凍づめOK!

糖質
0.6g
25kcal

アンチエイジングにもおすすめ！

小松菜のくるみあえ

`冷蔵2～3日` `冷凍2週間` `そのままつめる`

材料（6回分）

小松菜……1束（200g）
くるみ……20g
A みそ……大さじ½
　砂糖……小さじ1
　しょうゆ……小さじ½

作り方

1 小松菜は30秒～1分塩ゆで（分量外）し、流水にさらして水けをよく絞り、3cm長さに切る。
2 くるみは刻んでAと混ぜ、1を加えてあえる。

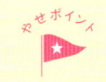
ヤセポイント
あえ衣の砂糖は控えめにしてもくるみのコクで十分おいしい。

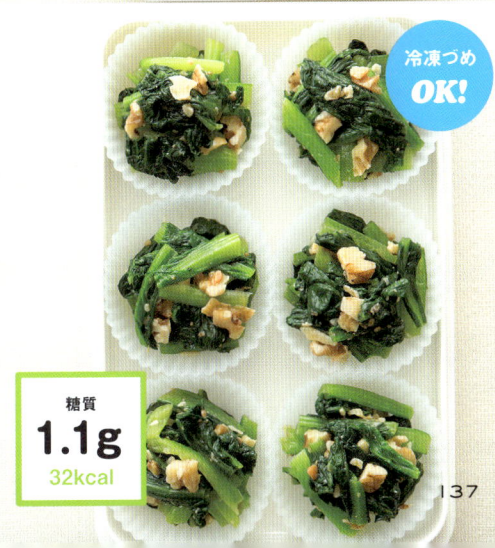
冷凍づめOK!

糖質
1.1g
32kcal

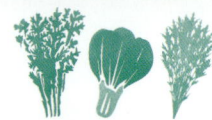

春菊・チンゲン菜・水菜

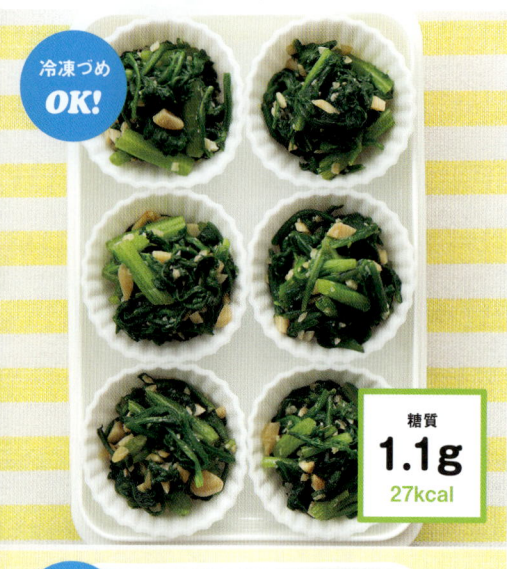

冷凍づめ OK!

糖質
1.1g
27kcal

美肌にいい成分がいっぱい！
春菊のピーナッツあえ

冷蔵 2 〜 3 日　　冷凍 2 週間　　そのままつめる

材料（6回分）
春菊……1 束（150 〜 200 g）
ピーナッツ（またはピーナッツ粉）
　……20 g
A｜しょうゆ……大さじ ½
　｜砂糖……小さじ ½

作り方
1 春菊は 1 分〜 1 分 30 秒塩ゆで（分量外）し、水にさらして水けをよく絞り、3cm長さに切る。
2 ピーナッツは粗く刻んで A と混ぜ、1 をあえる。

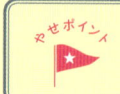
ヤセポイント
春菊にはむくみを改善するカリウムが豊富に含まれています。

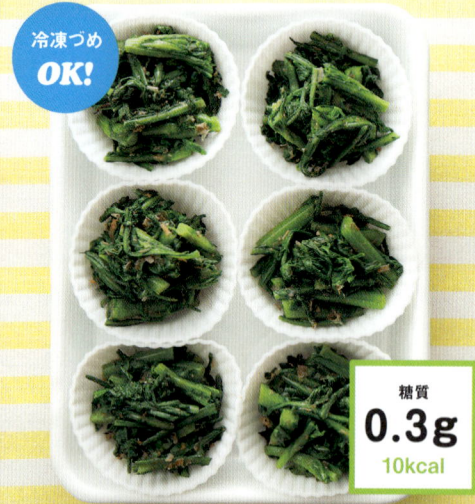

冷凍づめ OK!

糖質
0.3g
10kcal

独特の苦みもおいしさのうち。
春菊のおかかあえ

冷蔵 2 〜 3 日　　冷凍 2 週間　　そのままつめる

材料（6回分）
春菊……1 束（150 〜 200 g）
A｜かつお節……1 パック（4 g）
　｜しょうゆ……小さじ 1

作り方
1 春菊は 1 分〜 1 分 30 秒塩ゆで（分量外）をし、水にさらして水けをよく絞り、3cm長さに切る。
2 1 を A であえる。

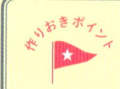
作りおきポイント
春菊の歯ごたえを残したいので、ゆですぎには注意。

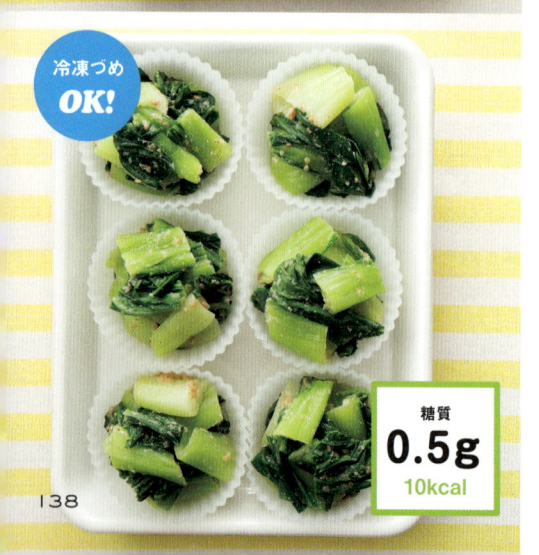

冷凍づめ OK!

糖質
0.5g
10kcal

バターで風味づけするのがポイント。
チンゲン菜のガーリック炒め

冷蔵 2 〜 3 日　　冷凍 2 週間　　レンジで温める

材料（6回分）
チンゲン菜……3 株
にんにく……½ かけ
バター……4 g
塩、こしょう……各少々

作り方
1 チンゲン菜はざく切り、にんにくはみじん切りにする。
2 フライパンにバターを中火で熱し、1 を炒める。全体に油が回ったら、塩、こしょうで味をととのえる。

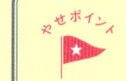
ヤセポイント
食べごたえのあるチンゲン菜で満足感アップ。

シンプルな味つけでどんなおかずにも合う！
チンゲン菜のナムル

`冷蔵2～3日` `冷凍2週間` `そのままつめる`

材料（6回分）

チンゲン菜……3 株
A すりごま（白）……大さじ 1 と ½
ごま油……大さじ 1
塩、こしょう……各少々

作り方

1 チンゲン菜は 30 秒～1 分塩ゆで（分量外）し、水にさらして水けをよく絞り、2cm長さに切る。
2 1をAであえる。

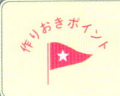
作りおきポイント チンゲン菜の水けをたっぷりのすりごまが吸ってくれます。

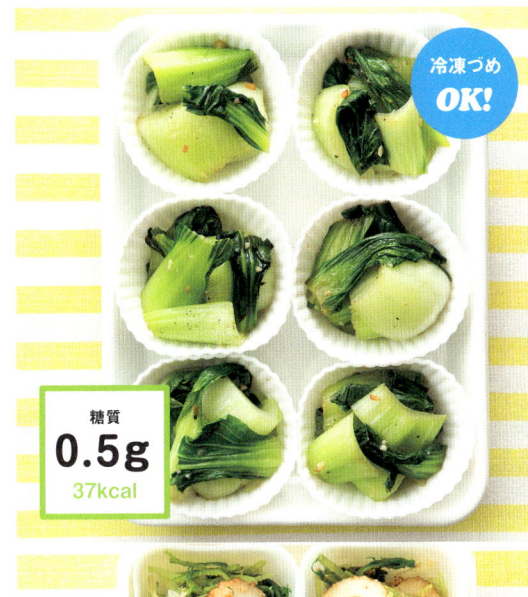
冷凍づめ OK!
糖質 **0.5g** 37kcal

半端に余った水菜ですぐできる！
水菜とちくわのごまあえ

`冷蔵2～3日` `冷凍NG` `そのままつめる`

材料（6回分）

水菜……2 株
ちくわ……1 本
A すりごま（白）……大さじ 1
しょうゆ……小さじ ½

作り方

1 水菜は 30 秒～1 分塩ゆで（分量外）し、水にさらして水けをよく絞り、3cm長さに切る。ちくわは 5mm幅の輪切りにする。
2 1をAであえる。

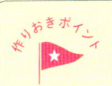
作りおきポイント 水菜は塩ゆでしてえぐみを除いておくと作りおき向きに。

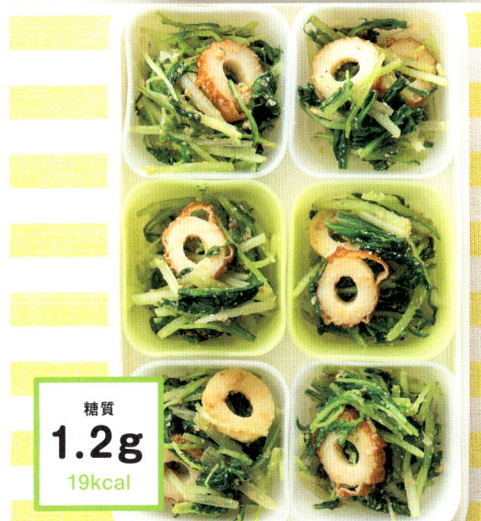
糖質 **1.2g** 19kcal

しょうゆ味に飽きたらぜひ！
水菜と桜えびのナンプラーあえ

`冷蔵2～3日` `冷凍NG` `そのままつめる`

材料（6回分）

水菜……2 株
桜えび（乾燥）……5 g
A ナンプラー、
サラダ油……各小さじ 1

作り方

1 水菜は 30 秒～1 分塩ゆで（分量外）し、水にさらして水けをよく絞り、3cm長さに切る。
2 1、桜えびをAであえる。

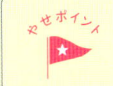
ヤセポイント ナンプラーは糖質が少なめ。少量で味に変化がつきます。

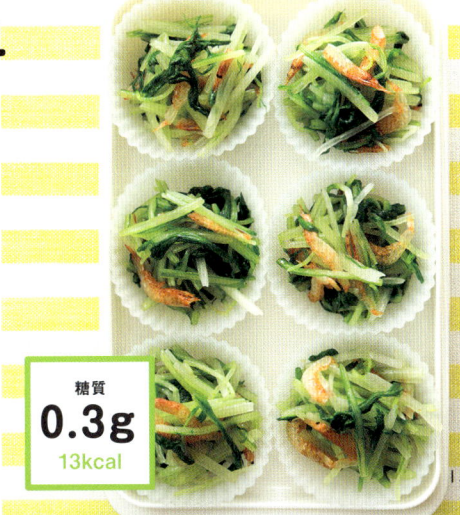
糖質 **0.3g** 13kcal

ミニトマト

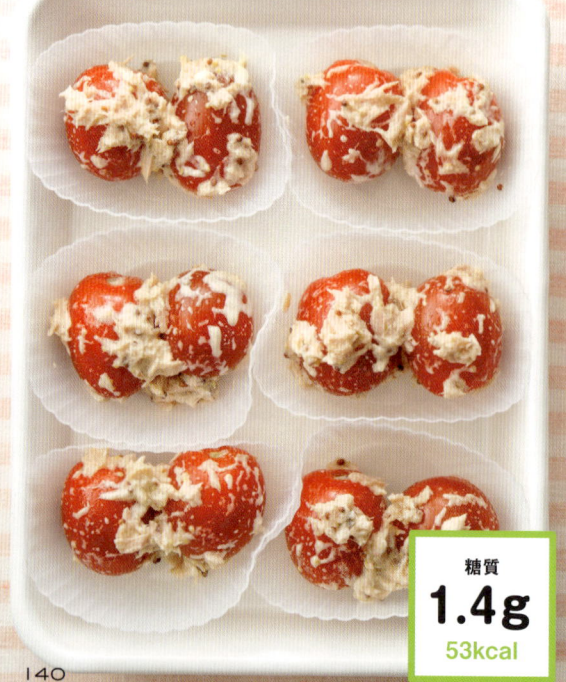

バジルでおしゃれなデリ風作りおき。

ミニトマトとチーズのバジルあえ

`冷蔵 2 〜 3 日`　`冷凍 N G`　`そのままつめる`

材料 (6 回分)

ミニトマト…… 12 個
プロセスチーズ（切れているタイプ）
……4 切れ (30 g)
バジル（なければドライバジル）
……4 枚
A｜オリーブオイル……大さじ 1
　｜塩、粗びき黒こしょう
　｜……各少々

作り方

1 ミニトマトはへたを除き、プロセスチーズは 1.5cm角に切る。
2 バジルはちぎり、1、A とあえる。

糖質
1.2g
41kcal

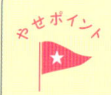 ヤセポイント
糖質が少なめのプロセスチーズを合わせておいしくボリュームアップ！

粒マスタードのほどよい酸味が◎。

ミニトマトのツナマヨサラダ

`冷蔵 2 〜 3 日`　`冷凍 N G`　`そのままつめる`

材料 (6 回分)

ミニトマト…… 12 個
ツナオイル缶……小 1 缶 (70 g)
A｜マヨネーズ……大さじ 1
　｜粒マスタード……小さじ 1
　｜塩、こしょう……各少々

作り方

1 ミニトマトはへたを除く。ツナ缶は缶汁をきる。
2 1 を混ぜ合わせた A であえる。

糖質
1.4g
53kcal

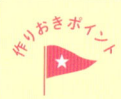 作りおきポイント
ミニトマトを洗ったら、水けをしっかりとふいて。おいしさがキープできます。

あと1品ほしいときに大活躍！

ミニトマトのベーコン巻き

冷蔵2〜3日　冷凍NG　そのままつめる

材料（4回分）

ミニトマト……8個
スライスベーコン……4枚
塩、こしょう……各少々

作り方

1 ベーコンは縦半分に切る。アルミホイルを敷いた天板に並べ、オーブントースターで4〜6分焼く。脂が出てきたら軽くふき、塩、こしょうをする。

2 ミニトマトはへたを除き、1を巻きつけて爪楊枝で留める。

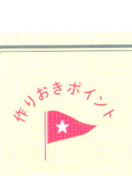

作りおきポイント

ベーコンを焼いたら、余分な脂をキッチンペーパーでふいておくと、冷めてもくどくなりません。

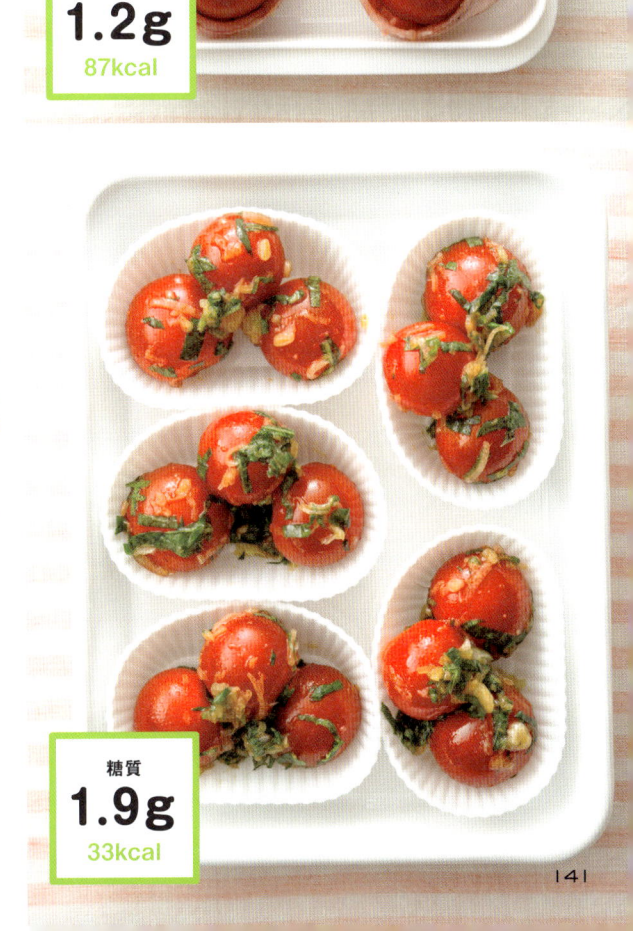

糖質
1.2g
87kcal

香味野菜をたっぷりきかせて風味よく。

ミニトマトの和風マリネ

冷蔵2〜3日　冷凍NG　そのままつめる

材料（5回分）

ミニトマト……15個
青じそ……4枚
みょうが……1個
A│オリーブオイル……大さじ1
　│しょうゆ……小さじ1
　│酢……小さじ1/2
　│しょうが（すりおろし）
　│……小さじ1/3

作り方

1 青じそはせん切り、みょうがは小口切りにし、キッチンペーパーで包み、一度水にさらして水けを絞る。

2 ミニトマトはへたを除き、1、混ぜ合わせたAであえる。

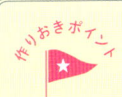

作りおきポイント

青じそとみょうがは水にさらすことで日持ちがよくなります。

糖質
1.9g
33kcal

さやいんげん・スナップエンドウ

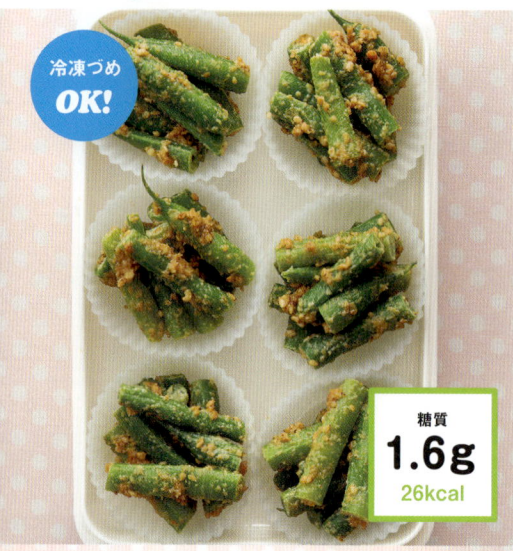

冷凍づめ **OK!**

糖質 **1.6g** 26kcal

冷凍しても食感が変わりにくい!

いんげんのみそごまあえ

冷蔵 2 〜 3 日 | 冷凍 2 週間 | そのままつめる

材料（6回分）
さやいんげん……15 本
A | すりごま（白）大さじ 1 と ½
みそ……小さじ 1 と ½
みりん……小さじ 1

作り方
1 さやいんげんは 4 〜 5 分塩ゆで（分量外）し、4cm長さに切る。
2 ボウルに A を合わせ、1 をあえる。

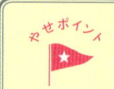 ヤセポイント 少量のみりんで甘さ控えめのあえ衣にします。

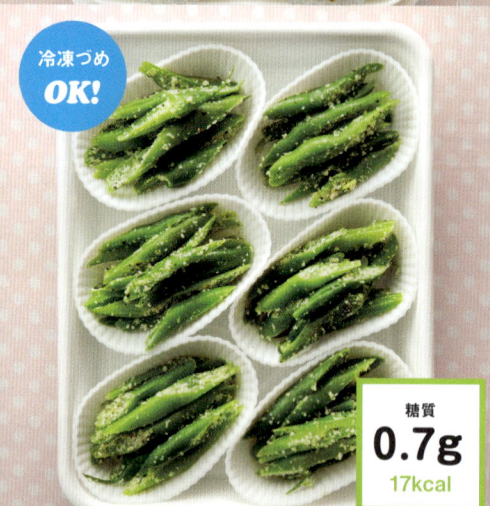

冷凍づめ **OK!**

糖質 **0.7g** 17kcal

洋風弁当に添えると栄養バランスアップ。

いんげんの粉チーズあえ

冷蔵 2 〜 3 日 | 冷凍 2 週間 | そのままつめる

材料（6回分）
さやいんげん……15 本
A | 粉チーズ……大さじ 1
オリーブオイル……小さじ 1
塩、粗びき黒こしょう……各少々

作り方
1 さやいんげんは 4 〜 5 分塩ゆで（分量外）し、4cm長さの斜め切りにする。
2 ボウルに A を合わせ、1 をあえる。

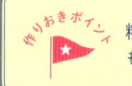 作りおきポイント 粉チーズであえると作りおいても水っぽくなりづらくて◎。

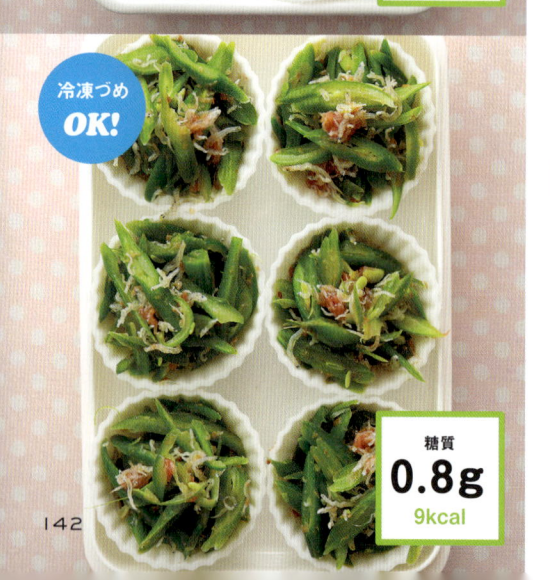

冷凍づめ **OK!**

糖質 **0.8g** 9kcal

さっぱり味でごはんに合う!

いんげんの梅じゃこあえ

冷蔵 2 〜 3 日 | 冷凍 2 週間 | そのままつめる

材料（6回分）
さやいんげん……15 本
A | ちりめんじゃこ……10 g
梅干し（種を除いて粗く刻む）……1 個分
かつお節……½ パック（2 g）

作り方
1 さやいんげんは 4 〜 5 分塩ゆで（分量外）し、3mm幅の斜め薄切りにする。
2 ボウルに A を合わせ、1 をあえる。

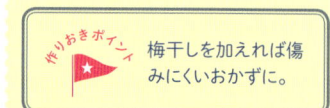 作りおきポイント 梅干しを加えれば傷みにくいおかずに。

いんげんのコンソメ煮

`冷蔵3〜4日`　`冷凍2週間`　`汁けをきってつめる`

材料（6回分）

さやいんげん……12本
にんじん……¼本
A｜水……1カップ
　｜固形コンソメスープの素……½個
　｜バター……5g

作り方

1 さやいんげんは4cm長さに切り、にんじんは8mm厚さの輪切りにする。
2 鍋にAと1のにんじんを入れて火にかけ、中火で3〜4分煮る。さやいんげんも加え、さらに5〜8分煮て火を止める。

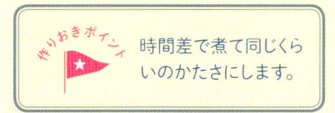 作りおきポイント　時間差で煮て同じくらいのかたさにします。

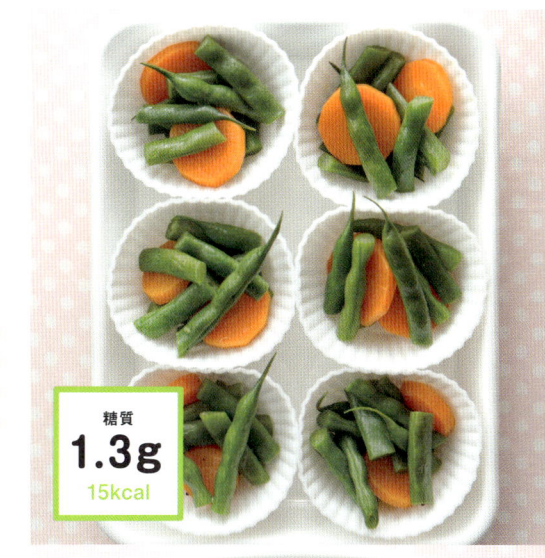

糖質
1.3g
15kcal

スナップエンドウのオイルあえ

`冷蔵2〜3日`　`冷凍2週間`　`そのままつめる`

材料（6回分）

スナップエンドウ……12さや
A｜オリーブオイル　大さじ1
　｜塩、こしょう……各少々

作り方

1 スナップエンドウは筋を除き、1〜2分塩ゆでで（分量外）し、水けをきる。
2 1をAであえる。

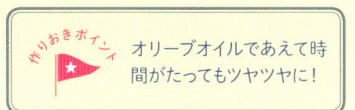 作りおきポイント　オリーブオイルであえて時間がたってもツヤツヤに！

冷凍づめ **OK!**

糖質
1.5g
27kcal

スナップエンドウのチーズサラダ

`冷蔵2〜3日`　`冷凍NG`　`そのままつめる`

材料（6回分）

スナップエンドウ……18〜20さや
ミニトマト……6個
A｜カッテージチーズ……30g
　｜オリーブオイル……大さじ1
　｜酢……大さじ½
　｜塩、粗びき黒こしょう……各少々

作り方

1 スナップエンドウは筋を除き、1〜2分塩ゆでで（分量外）し、水けをきって斜め半分に切る。ミニトマトはへたを除く。
2 ボウルにAを合わせ、1をあえる。

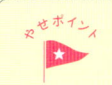 やせポイント　カッテージチーズは低糖質＆低カロリーでおすすめ。

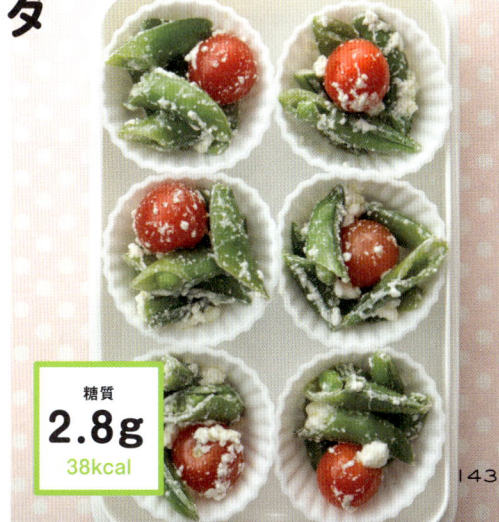

糖質
2.8g
38kcal

アスパラガス

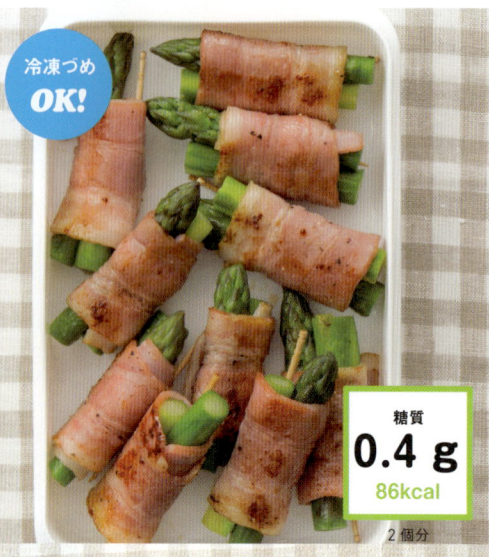

冷凍づめ OK!

糖質
0.4 g
86kcal
2個分

多めに作っておくと忙しい朝に安心。
アスパラのベーコン巻き

冷蔵 **3 〜 4日** | 冷凍 **2週間** | そのままつめる

材料（10個分）
アスパラガス……5 本
スライスベーコン……5 枚
塩、こしょう……各少々
オリーブオイル……小さじ ½

ヤセポイント 糖質が低いベーコンをアスパラガスに巻いてコクを出します。

作り方
1 アスパラガスは根元の皮をピーラーでむく。長さを 4 等分に切り、1 分塩ゆで（分量外）し、水けをふく。
2 ベーコンは長さを半分に切り、1 を 2 本ずつ巻き、巻き終わりを爪楊枝で留める。
3 フライパンにオリーブオイルを中火で熱し、2 の巻き終わりを下にして焼き始め、全面を 2 〜 4 分焼く。

冷凍づめ OK!

糖質
1.1 g
22kcal

黒ごまには美容にうれしい栄養がたっぷり！
アスパラの黒ごまあえ

冷蔵 **2 〜 3日** | 冷凍 **2週間** | そのままつめる

材料（6回分）
アスパラガス……6 〜 8 本
A｜すりごま（黒）…… 大さじ 1 と ½
　｜しょうゆ……小さじ 1
　｜砂糖……小さじ ½

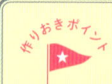
作りおきポイント アスパラガスの歯ごたえが残るようにゆですぎには注意。

作り方
1 アスパラガスは根元の皮をピーラーでむく。1 分塩ゆで（分量外）し、ざるに上げて 3cm長さの斜め切りにする。
2 ボウルに A を合わせ、1 をあえる。

冷凍づめ OK!

糖質
0.6 g
20kcal

ピリッとした大人の味わいです。
アスパラのゆずこしょうマヨサラダ

冷蔵 **2〜3日** | 冷凍 **2週間** | そのままつめる

材料（6回分）
アスパラガス……8 本
A｜マヨネーズ……大さじ 1
　｜ゆずこしょう……小さじ ¼

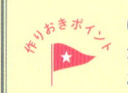
作りおきポイント ゆずこしょうをきかせて傷みにくいおかずに。

作り方
1 アスパラガスは根元の皮をピーラーでむく。1 分ほど塩ゆで（分量外）し、ざるに上げて 4cm長さの斜め切りにする。
2 1 を混ぜ合わせた A であえる。

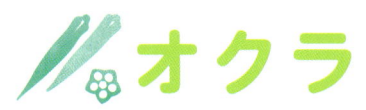
めんつゆを使ってパパッとできます。

オクラの梅おかかあえ

`冷蔵2〜3日` `冷凍2週間` `そのままつめる`

材料（6回分）

オクラ……8 本
A かつお節……¾ パック（3 g）
　めんつゆ（2 倍濃縮）
　　……大さじ ½
　梅干し（種を除いて粗く刻む）
　　……½ 個分

作り方

1 オクラは塩（分量外）をふって板ずりし、30 秒〜1 分 30 秒ゆでる。冷水にとり、水けをよくふく。
2 1 を斜め 2 〜3 等分に切り、混ぜ合わせた A であえる。

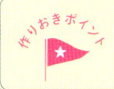 かつお節を多めに入れると水分が出にくく、味もよくからみます。

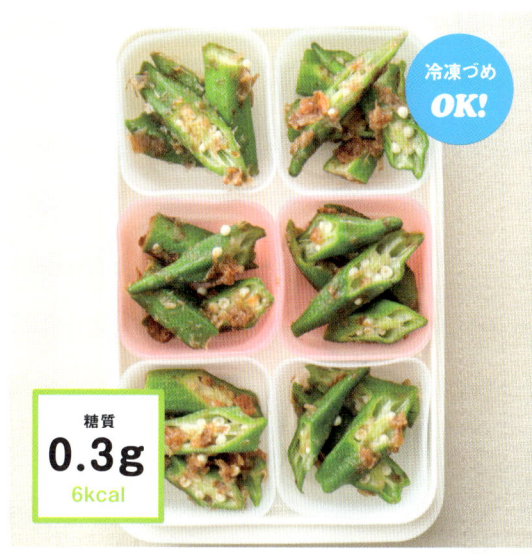

糖質 **0.3g** 6kcal

切り口がキュートで調味料いらず。

オクラのハムチーズ巻き

`冷蔵2〜3日` `冷凍2週間` `そのままつめる`

材料（8個分）

オクラ……4 本
スライスチーズ……4 枚
ハム……4 枚
焼きのり……約 2 枚

作り方

1 オクラは塩（分量外）をふって板ずりし、30 秒〜1 分 30 秒ゆでる。冷水にとり、水けをよくふく。
2 焼きのりは全形を半分に切り、スライスチーズより 3cm ほど長めに切り、計 4 枚用意する。
3 2 の上にハム、チーズ、オクラの順に手前に置き、端からしっかりと巻いていく。巻き終わりは手で軽く押さえるか、少量の水をつけて留める。斜め半分に切る。

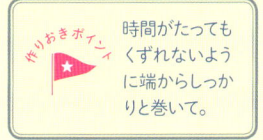 時間がたってもくずれないように端からしっかりと巻いて。

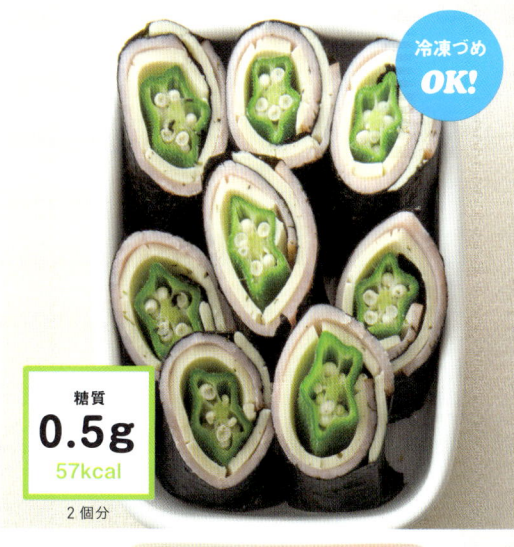

糖質 **0.5g** 57kcal

2 個分

超かんたんなのに驚くほどおいしい。

オクラとザーサイの中華あえ

`冷蔵2〜3日` `冷凍2週間` `そのままつめる`

材料（6回分）

オクラ……8 本
ザーサイ……15 g
A ごま油、すりごま（白）……各小さじ 1
　しょうゆ……小さじ ¼

作り方

1 オクラは塩（分量外）をふって板ずりし、30 秒〜1 分 30 秒ゆでる。冷水にとり、水けをよくきって 5mm 幅の小口切りにする。ザーサイは細切りにする。
2 ボウルに A を合わせ、1 をあえる。

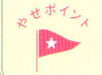 食物繊維が多いオクラは肉弁当の副菜におすすめです。

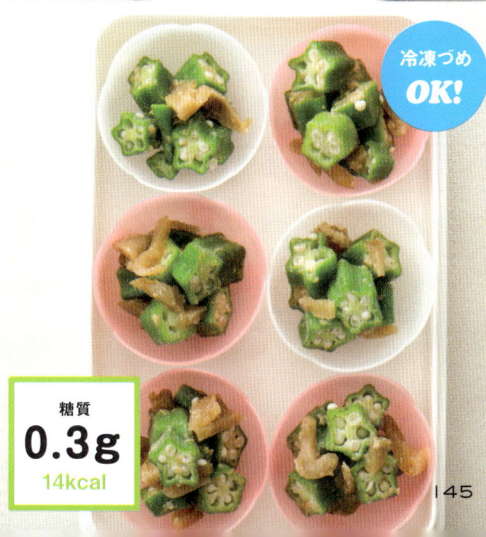

糖質 **0.3g** 14kcal

きゅうり

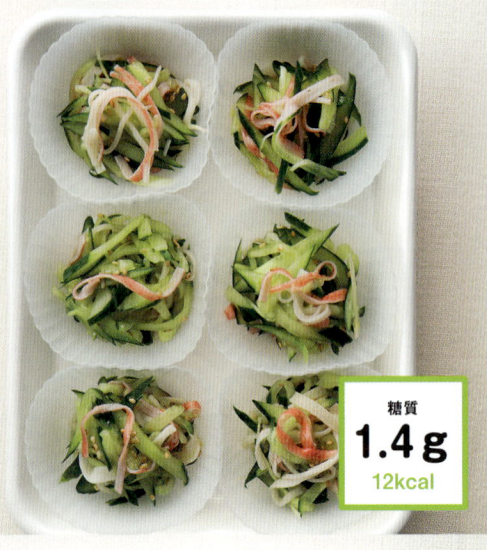

糖質 1.4g (12kcal)

シャキシャキした歯ごたえが美味。
きゅうりの酢の物

`冷蔵 2～3日` `冷凍 NG` `汁けを軽くきってつめる`

材料（6回分）

きゅうり……1本
かに風味かまぼこ……3本
A しょうが（せん切り）
　……⅓かけ分
　酢……大さじ1
　いりごま（白）、しょうゆ、砂糖
　……各小さじ½

作り方

1 きゅうりは太めのせん切りにし、塩少々（分量外）でもんで2～3分おき、水けを絞る。
2 かに風味かまぼこはほぐす。
3 1、2を混ぜ合わせたAであえる。

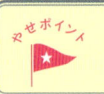
ヤセポイント 砂糖は控えめにしてもたっぷりのしょうがで風味よく仕上げます。

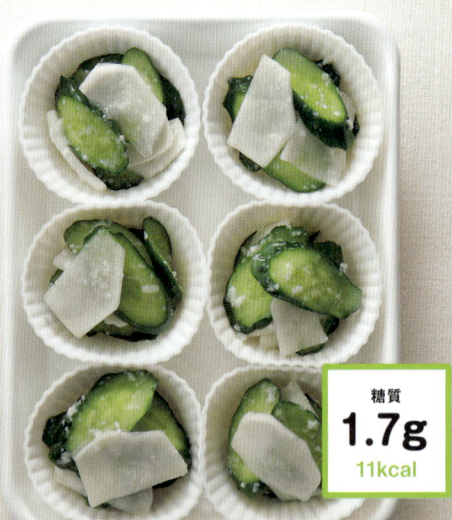

糖質 1.7g (11kcal)

ほどよい甘みで野菜のおいしさを堪能。
きゅうりとかぶの塩麹漬け

`冷蔵 3～4日` `冷凍 NG` `汁けをよく絞ってつめる`

材料（6回分）

きゅうり……2本
かぶ……2個
塩麹……大さじ2と½

作り方

1 きゅうりは斜め薄切り、かぶは皮をむいて半分に切り、5mm厚さの薄切りにする。
2 チャック付き保存袋に1、塩麹を入れて軽くもみ、冷蔵庫で2時間以上漬ける。

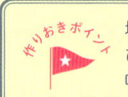
作りおきポイント 塩麹は漬け物にぴったりの万能調味料です。

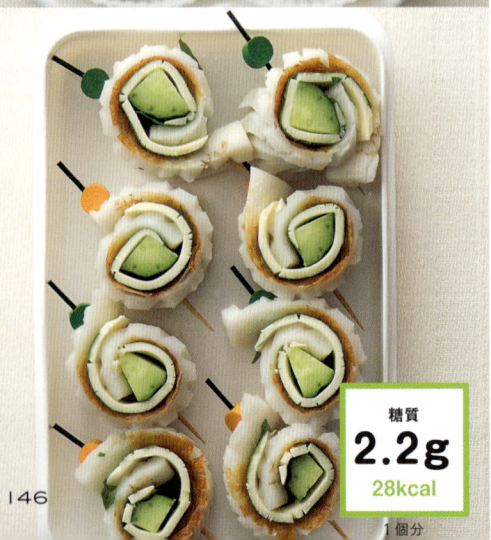

糖質 2.2g (28kcal)
1個分

ほんのひと手間で見た目にも楽しいおかずに。
裏巻きちくわきゅうり

`冷蔵 2～3日` `冷凍 NG` `そのままつめる`

材料（8個分）

きゅうり……½本
ちくわ……4本
青じそ……2枚
スライスチーズ……2枚

作り方

1 ちくわは縦に片側だけ切り込みを入れて開き、内側に4mm幅で斜めの切り込みを入れ、縦長に置く。
2 ちくわの横幅に合わせてきゅうりを切り、4等分の太さに切る。
3 1の上に半分に切ったスライスチーズと青じそ、2を順におき、手前からしっかりと巻く。巻き終わりを爪楊枝で1本につき2か所留め、爪楊枝の間を切る。全部で4本分作る。

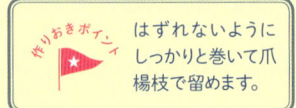
作りおきポイント はずれないようにしっかりと巻いて爪楊枝で留めます。

なつかしい味わいがクセになります。

きゅうりとハムの春雨サラダ

`冷蔵2〜3日`　`冷凍NG`　`汁けを軽くきってつめる`

材料（6回分）

きゅうり……1本
春雨（乾燥）……15g
ハム……2枚
A｜マヨネーズ……大さじ1
　｜酢、サラダ油……各小さじ1
　｜塩、こしょう……各少々

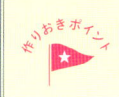 **作りおきポイント** もどした春雨は冷水でしめるともちもちの食感に。

作り方

1 きゅうりはせん切りにして塩少々（分量外）でもみ、水けを軽く絞る。春雨は熱湯に4分つけてもどし、冷水にとってよく絞り、3〜4等分に切る。ハムはせん切りにする。
2 1を混ぜ合わせたAであえる。

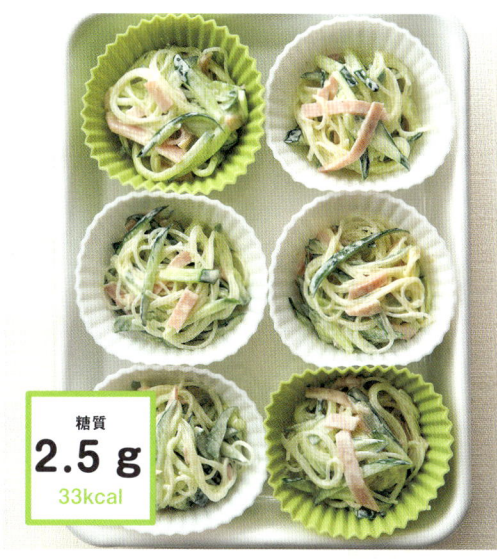

糖質 **2.5g** 33kcal

粒マスタードで味にパンチを出して。

きゅうりのレンジピクルス

`冷蔵2〜3日`　`冷凍NG`　`汁けを軽くきってつめる`

材料（8回分）

きゅうり……2本
A｜水……⅓カップ
　｜オリーブオイル……大さじ2強
　｜酢（または白ワインビネガー）……大さじ2
　｜粒マスタード、砂糖……各小さじ2
　｜塩……小さじ1と½

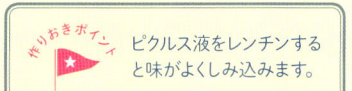 **作りおきポイント** ピクルス液をレンチンすると味がよくしみ込みます。

作り方

1 きゅうりはところどころピーラーで皮をむき、長さを4等分に切る。
2 チャック付き保存袋にA、1を入れてなじませる。しっかりと密封し、電子レンジで30秒加熱し、取り出して半日以上漬け込む。

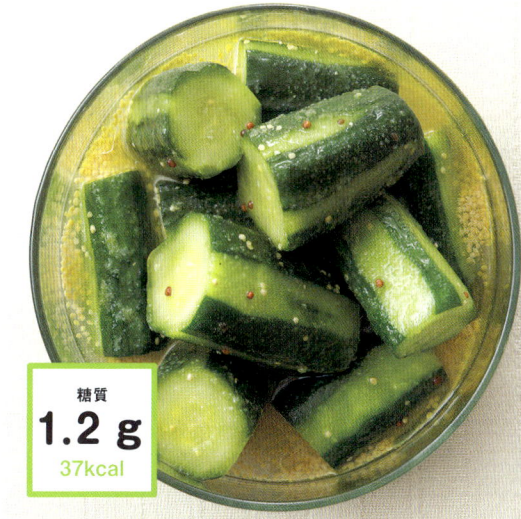

糖質 **1.2g** 37kcal

食欲をそそるおしゃれなデリ風おかず。

きゅうりのエスニックサラダ

`冷蔵2〜3日`　`冷凍NG`　`汁けを軽くきってつめる`

材料（6回分）

きゅうり……2本
むきえび……100g
香菜……1株
A｜ナンプラー……大さじ1と⅓
　｜レモン汁、サラダ油……各大さじ½

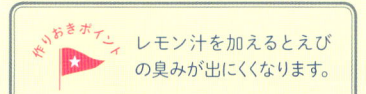 **作りおきポイント** レモン汁を加えるとえびの臭みが出にくくなります。

作り方

1 きゅうりは縦半分に切ってから斜め薄切りにし、香菜は2cm幅に切る。
2 むきえびは熱湯で2〜3分ゆで、ざるに上げて冷まます。
3 1、2を混ぜ合わせたAであえる。

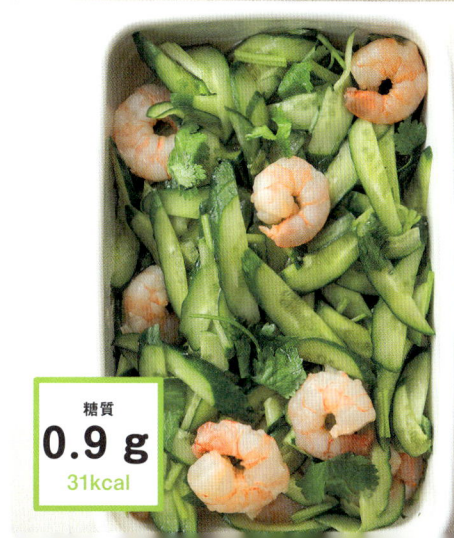

糖質 **0.9g** 31kcal

なす

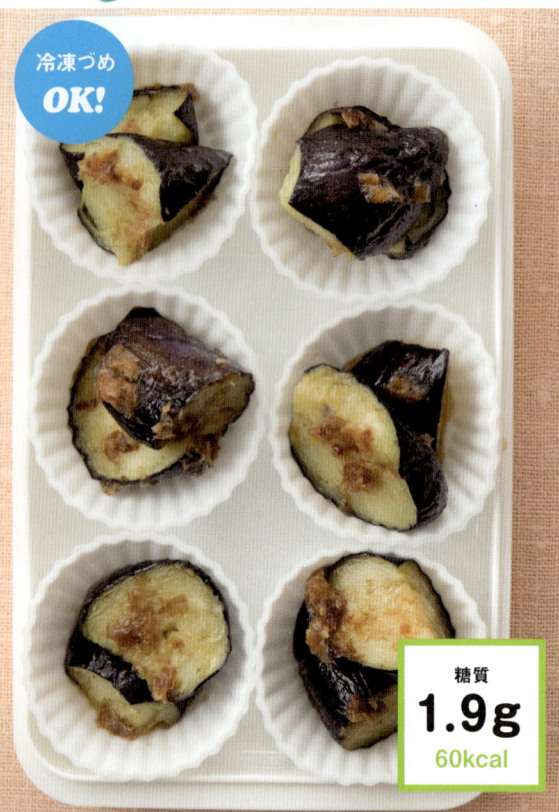

冷凍づめ OK!

糖質
1.9g
60kcal

漬け汁はめんつゆを使えばラクチン！

なすの揚げ浸し

冷蔵3〜4日　冷凍2週間　汁けをきってつめる

材料（6回分）

なす……3本
揚げ油……適量
A｜めんつゆ（2倍濃縮）
　｜……¼カップ
　｜かつお節……½パック（2g）
　｜しょうが（すりおろし）
　｜……小さじ½

作り方

1　なすは乱切りにし、水けをよくふく。
2　170℃の揚げ油で1を3〜4分揚げる。油をよくきり、混ぜ合わせたAに漬ける。

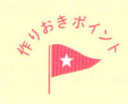

作りおきポイント　時間がたつごとにうまみがなじんでおいしくなります。

冷凍づめ OK!

糖質
3.7g
42kcal

副菜でボリュームを出したいときに。

なすとピーマンのみそ炒め

冷蔵3日　冷凍2週間　レンジで温める

材料（6回分）

なす……3本
ピーマン……1個
サラダ油……大さじ1
A｜水……大さじ2
　｜みそ……大さじ1と⅓
　｜砂糖……大さじ½
　｜しょうが（すりおろし）、
　｜しょうゆ……各小さじ1

作り方

1　なす、ピーマンは乱切りにする。
2　フライパンにサラダ油を中火で熱し、1を中火〜弱火で4〜6分炒める。しんなりしてきたら、混ぜ合わせたAを加えて煮からめる。

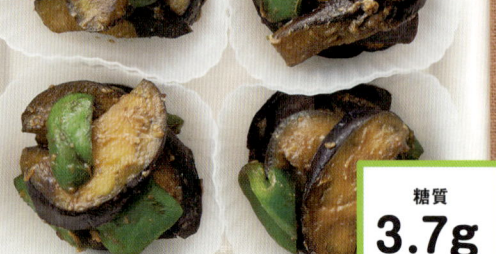

やせポイント　途中で油は足さずに野菜がしんなりするまでじっくり炒めて。

ふわとろでやさしい味わい。

焼きなすのごまあえ

`冷蔵 2 ～ 3 日` `冷凍 2 週間` `汁けをきってつめる`

材料（4回分）

なす……3 本
A｜すりごま（白）
　　……大さじ 1 と ½
　｜しょうゆ……小さじ 1
　｜顆粒和風だしの素
　　……小さじ ½

作り方

1 なすは皮ごとオーブントースターか焼き網で途中転がしながら、やわらかくなるまで 10 ～ 12 分焼く。

2 やけどに注意しながら熱いうちに 1 の皮をむき、食べやすい大きさに切る。

3 2 を混ぜ合わせた A であえる。

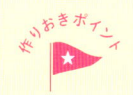 つめるときはキッチンペーパーを下に敷くのがおすすめ。

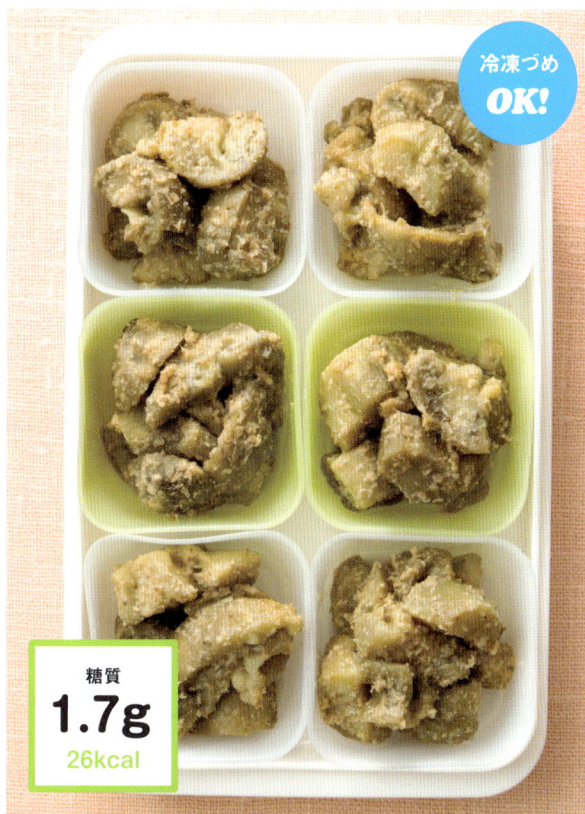

糖質 **1.7g** 26kcal

冷凍づめ OK!

パンにはさんで食べても good！

なすのミートソース炒め

`冷蔵 3 ～ 4 日` `冷凍 2 週間` `レンジで温める`

材料（6回分）

なす……3 本
合いびき肉……100 g
玉ねぎ（みじん切り）
　　……大さじ 2
オリーブオイル……小さじ 1
A｜トマトケチャップ
　　……大さじ 1
　｜トマト水煮缶
　　……⅔ カップ
　｜塩、こしょう……各少々
粉チーズ……大さじ 1

作り方

1 なすは縦 4 等分に切ってから 1cm幅に切る。

2 小鍋にオリーブオイルを中火で熱し、1、合いびき肉、玉ねぎを炒める。なすがしっとりとしてきたら A を加え、ふたをして弱火で 10 分ほど煮る。ふたを取り、水分を軽く蒸発させ、粉チーズを混ぜる。

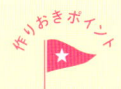 仕上げに粉チーズを加えると翌日以降も水っぽくなりません。

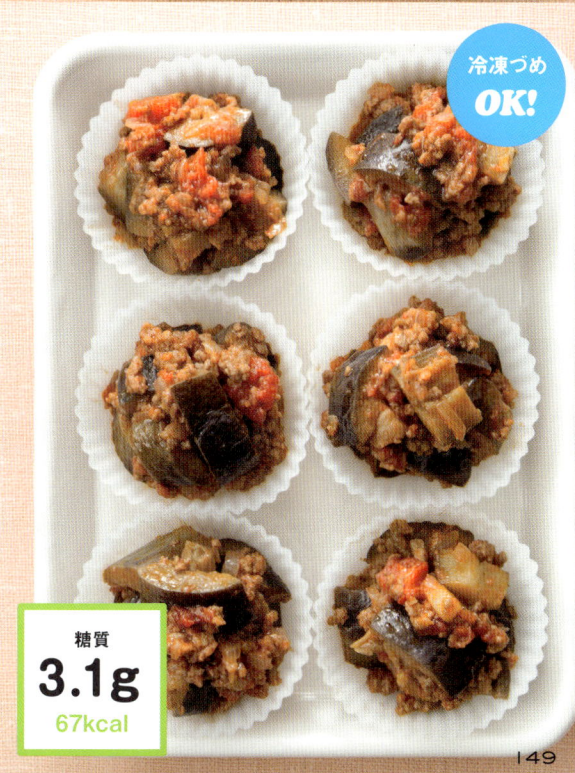

糖質 **3.1g** 67kcal

冷凍づめ OK!

ズッキーニ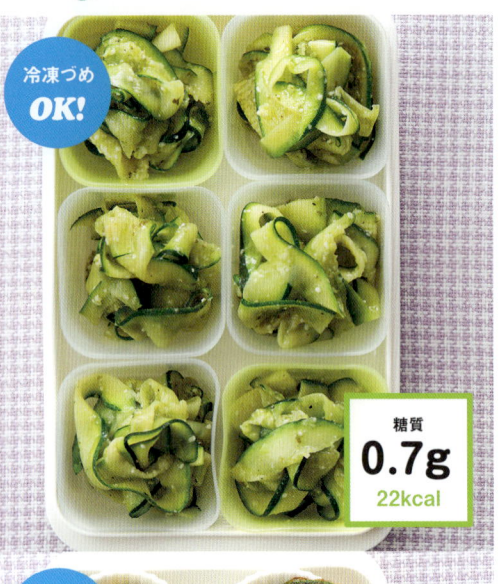

低糖質なイタリアン副菜をたっぷりどうぞ。

ズッキーニのバジルあえ

冷蔵 2 ～ 3 日 ｜ 冷凍 2 週間 ｜ そのままつめる

材料（6回分）

ズッキーニ……1 本
A ｜ ジェノベーゼソース（市販）、
　　粉チーズ……各大さじ 1
　　粗びき黒こしょう……少々

作り方

1　ズッキーニは縦半分に切り、ピーラーで細長くむく。30 秒〜 1 分塩ゆで（分量外）し、ざるに上げて冷水にとり、水けをよくきる。
2　**1**を混ぜ合わせた**A**であえる。

糖質 **0.7g** 22kcal

冷凍づめ **OK!**

 やせポイント　低糖質のズッキーニをピーラーでむくとたっぷり食べられます。

低糖質で食べごたえもバッチリ。

ズッキーニのピカタ

冷蔵 2 ～ 3 日 ｜ 冷凍 2 週間 ｜ レンジで温める

材料（4回分）

ズッキーニ……1 本
塩、こしょう……各少々
A ｜ 溶き卵……1 個分
　　粉チーズ……大さじ 1 と ½
　　オリーブオイル……小さじ 1
クミンパウダー……少々

作り方

1　ズッキーニは 8mm 厚さの輪切りにし、塩、こしょうをふる。
2　フライパンにオリーブオイルを中火で熱し、混ぜ合わせた**A**を**1**にくぐらせて並べる。ふたをして途中一度裏返し弱火で 4 〜 6 分焼く。仕上げにクミンパウダーをふる。

糖質 **0.7g** 61kcal

冷凍づめ **OK!**

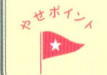 やせポイント　スパイスをふると味に変化がつき、ダイエットの挫折を防げます。

アーモンドの歯ごたえが楽しい！

ズッキーニのカレーきんぴら

冷蔵 2 日 ｜ 冷凍 2 週間 ｜ レンジで温める

材料（6回分）

ズッキーニ……1 本
アーモンドスライス……10 g
オリーブオイル……小さじ 1
A ｜ カレー粉……小さじ ½
　　塩、こしょう……各少々

作り方

1　ズッキーニは縦半分に切り、8㎝長さの縦薄切りにする。
2　フライパンにオリーブオイルを中火で熱し、**1**を炒める。しんなりしてきたらアーモンド、**A**を加えて炒め合わせる。

糖質 **0.6g** 20kcal

冷凍づめ **OK!**

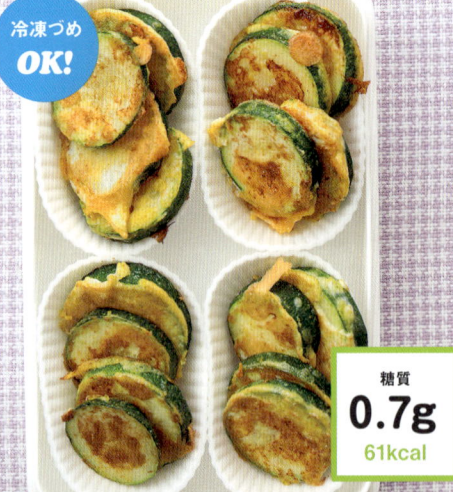
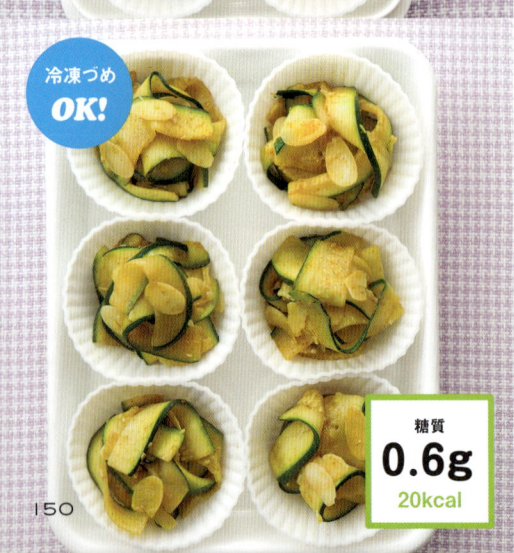

 やせポイント　淡泊な味わいのズッキーニにはカレー粉でコクをプラス！

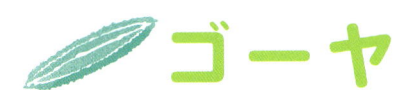 ゴーヤ

肉だねをつめてボリュームアップ。
ゴーヤの肉づめ

`冷蔵 3 〜 4 日` `冷凍 2 週間` `レンジで温める`

材料（6回分）

ゴーヤ……1 本
薄力粉……大さじ 1
A｜豚ひき肉……110 g
　｜塩……小さじ ¼
　｜こしょう……少々
サラダ油……小さじ 1
B｜しょうゆ、みりん……各大さじ 1
　｜しょうが（すりおろし）……小さじ ¼

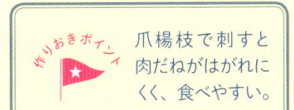 爪楊枝で刺すと肉だねがはがれにくく、食べやすい。

作り方

1 ゴーヤは長さを半分に切ってわたを除き、内側に薄力粉をふり、1cm幅の輪切りにする。Aを練り合わせてゴーヤの中に入れ、手で形を整える。

2 フライパンにサラダ油を中火で熱して1を並べる。両面に焼き色がついたらふたをして弱火で6〜8分焼く。

3 余分な脂をふき取り、Bを加えて煮からめる。粗熱がとれたら、肉だねとゴーヤを留めるようにして爪楊枝を刺す。

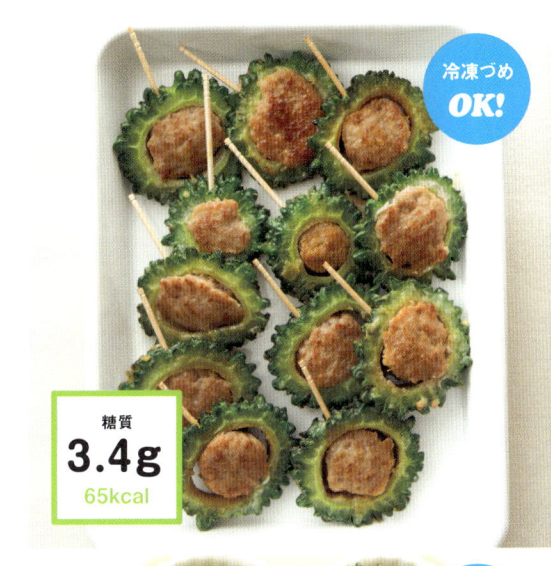

糖質 **3.4g** 65kcal

ゴーヤのほどよい苦みがやみつきです！
ゴーヤのめんつゆ漬け

`冷蔵 3 〜 4 日` `冷凍 2 週間` `そのままつめる`

材料（6回分）

ゴーヤ……1 本
ごま油……大さじ 1
A｜めんつゆ（2 倍濃縮）……大さじ 4
　｜水……大さじ 2

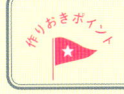 ごま油でゴーヤを焼いて香ばしさをプラスします。

作り方

1 ゴーヤは縦半分に切り、スプーンでわたを除いて4mm幅に切る。

2 フライパンにごま油を強めの中火で熱し、1を3〜4分焼き、混ぜ合わせたAに漬ける。

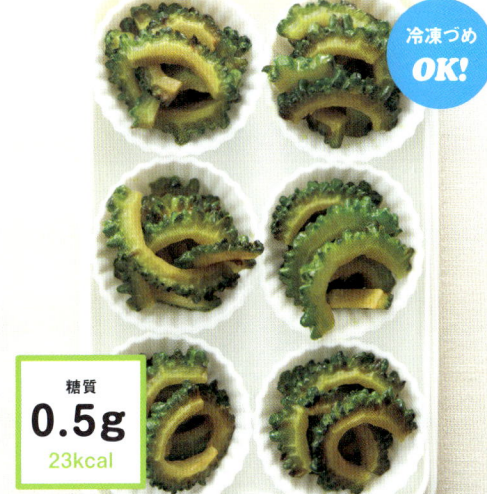

糖質 **0.5g** 23kcal

桜えびでカルシウムを補給。
ゴーヤと桜えびのごま油あえ

`冷蔵 2 〜 3 日` `冷凍 2 週間` `そのままつめる`

材料（6回分）

ゴーヤ……1 本
桜えび（乾燥）……5 g
A｜ごま油、しょうゆ……各大さじ ½
　｜かつお節……1 パック（4 g）

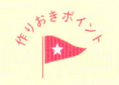 ごま油でコーティングすれば、おいしさが長持ち。

作り方

1 ゴーヤは縦半分に切り、スプーンでわたを除いて4mm幅に切る。1分塩ゆで（分量外）し、冷水にとって水けを絞る。

2 1と桜えびを混ぜ合わせたAであえる。

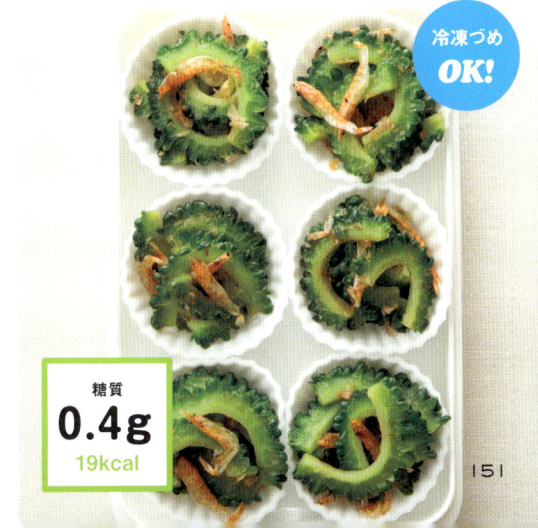

糖質 **0.4g** 19kcal

キャベツ

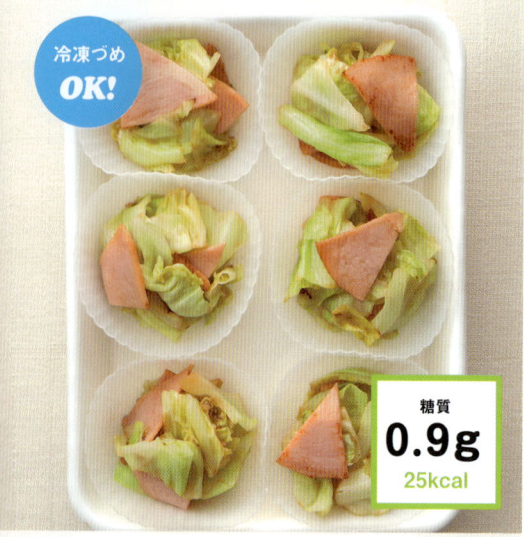

冷凍づめ OK!

糖質 **0.9g** 25kcal

飽きのこないシンプルな味つけ。

キャベツのしょうゆ炒め

冷蔵 **2〜3日** ／ 冷凍 **2週間** ／ レンジで温める

材料（6回分）
キャベツ……⅛個
ハム……4枚
サラダ油……小さじ1
A｜ しょうゆ……小さじ1
　｜ 塩、こしょう……各少々

作り方
1 キャベツはざく切り、ハムは8等分に放射状に切る。
2 フライパンにサラダ油を中火で熱し、**1**を3〜4分炒める。
3 **2**に**A**を加えて味をととのえる。

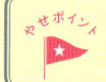 **やせポイント** キャベツはざく切りにするとボリュームが出て、満腹感のある副菜に。

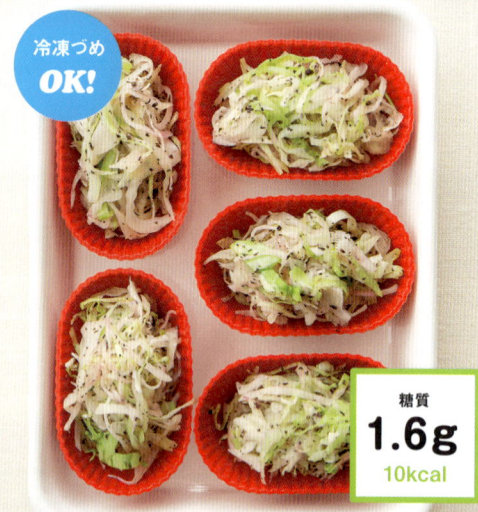

冷凍づめ OK!

糖質 **1.6g** 10kcal

青じそのせん切りを加えても美味。

キャベツのさっぱりあえ

冷蔵 **2〜3日** ／ 冷凍 **2週間** ／ 汁けをきってつめる

材料（5回分）
キャベツ……⅙個
赤じそふりかけ……小さじ2

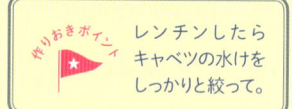 **作りおきポイント** レンチンしたらキャベツの水けをしっかりと絞って。

作り方
1 キャベツはせん切りにし、耐熱容器に入れてふんわりとラップをかけ、電子レンジで2分加熱する。粗熱がとれたら、余分な水けを絞る。
2 **1**を赤じそふりかけであえる。

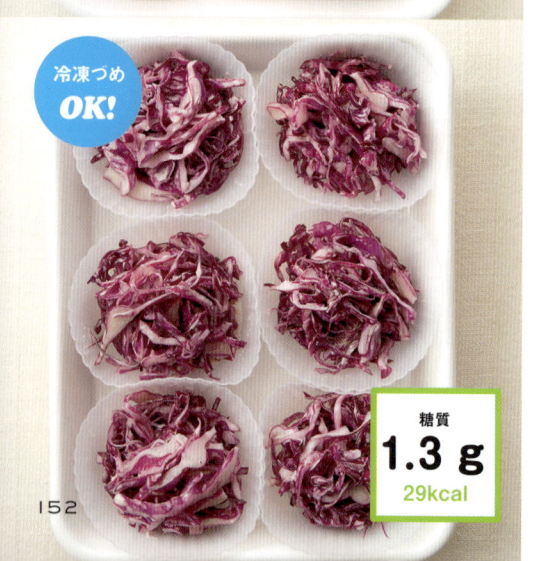

冷凍づめ OK!

糖質 **1.3g** 29kcal

普通のキャベツを使ってもOK！

紫キャベツのコールスロー

冷蔵 **3〜4日** ／ 冷凍 **2週間** ／ 汁けをきってつめる

材料（6回分）
紫キャベツ……¼個
塩……少々
A｜ マヨネーズ……大さじ1
　｜ 酢、オリーブオイル……各小さじ1
　｜ 塩、こしょう……各少々

作り方
1 紫キャベツはせん切りにし、塩をふって5分おき、水けを絞る。
2 **1**を混ぜ合わせた**A**であえる。

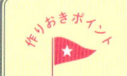 **作りおきポイント** 紫キャベツは塩をふってしんなりさせ、余分な水分を出して。

アンチョビの塩けでおいしさアップ！
キャベツのアンチョビ炒め

`冷蔵 2 ～ 3 日` `冷凍 2 週間` `レンジで温める`

材料（6回分）

キャベツ……1/8 個
アンチョビフィレ……4 ～ 6 枚
オリーブオイル……小さじ 1
粗びき黒こしょう……少々

作り方

1 キャベツは 1cm 幅に切る。アンチョビは粗く刻む。

2 フライパンにオリーブオイルを中火で熱し、1 のキャベツを炒める。しんなりしてきたらアンチョビ、粗びき黒こしょうを加えて炒め合わせる。

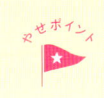 やせポイント アンチョビは糖質が低いので、安心して使えます！

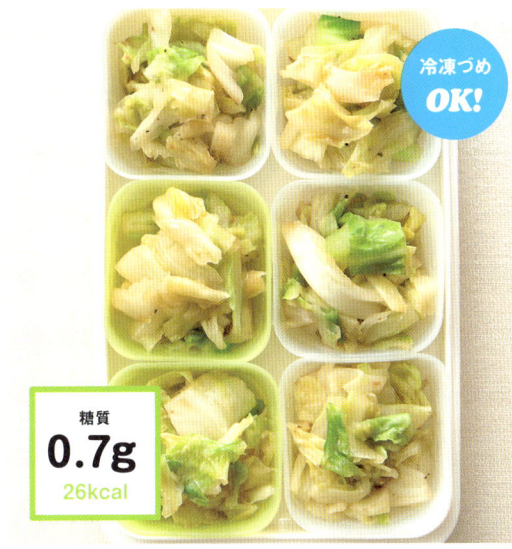

冷凍づめ OK!

糖質 **0.7g** 26kcal

つめるだけでパッと華やかに。
紫キャベツとハムのマリネ

`冷蔵 3 ～ 4 日` `冷凍 2 週間` `汁けをきってつめる`

材料（6回分）

紫キャベツ……1/4 個
玉ねぎ……1/4 個
ハム（薄切り）……4 枚
A 酢、オリーブオイル
　　……各大さじ 1 と 1/2
　塩……小さじ 1/3
　こしょう……少々

作り方

1 紫キャベツはせん切りにし、玉ねぎは薄切りにする。紫キャベツを 10 ～ 15 秒ゆで、キャベツを引き上げる直前に玉ねぎもさっとゆで、それぞれに水にさらして水けを絞る。

2 ハムは細切りにし、1 と混ぜ合わせた A であえる。

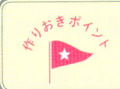 作りおきポイント 紫キャベツも玉ねぎもさっとゆでておいしさをキープ。

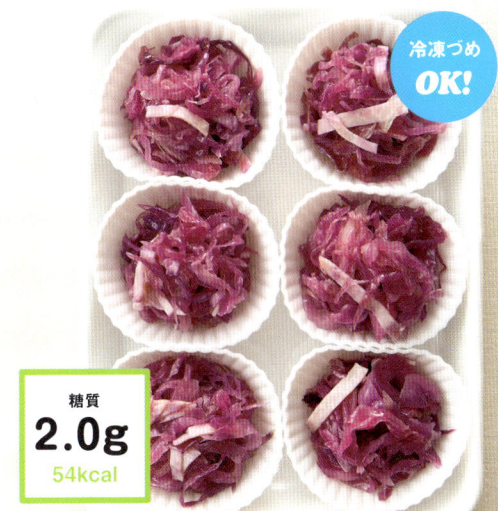

冷凍づめ OK!

糖質 **2.0g** 54kcal

お花のようでとってもかわいい！
ゆでキャベツのハム巻き

`冷蔵 2 ～ 3 日` `冷凍 2 週間` `そのままつめる`

材料（約15個分）

キャベツの葉……3 枚
ハム……6 枚

作り方

1 キャベツは芯を除き、熱湯でさっとゆでて水けをふく。

2 1 の端にハムを 2 枚ずつ並べ、端からきつめに巻く。

3 2 を食べやすい大きさに切る。

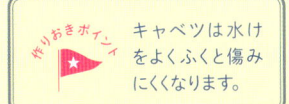 作りおきポイント キャベツは水けをよくふくと傷みにくくなります。

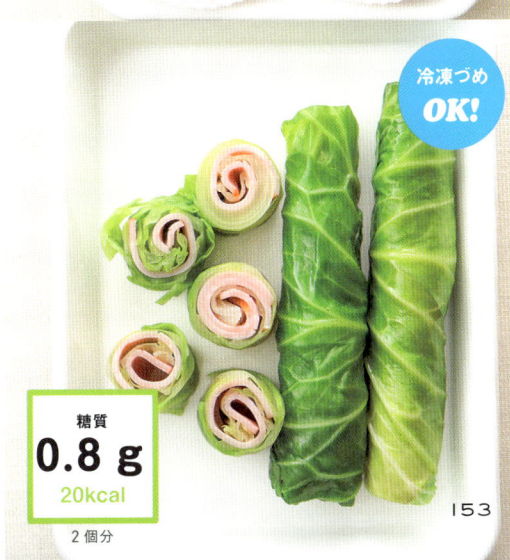

冷凍づめ OK!

糖質 **0.8 g** 20kcal
2 個分

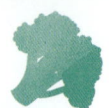 # カリフラワー

冷めてもおいしい！黄色いおかず。

カリフラワーのカレー風味煮

冷蔵 3 〜 4 日 ｜ 冷凍 2 週間 ｜ 汁けをきってつめる

材料（6 回分）

カリフラワー…… ⅔ 株
A｜ バター…… 5 g
　｜ 水…… 1 と ½ カップ
　｜ 固形コンソメスープの素
　｜ 　……¾ 個
　｜ カレー粉……小さじ ⅔

作り方

1　カリフラワーは小房に分ける。
2　小鍋に A を入れて沸騰させ、1 を加えて 3 〜 4 分煮てそのまま冷ます。冷凍する場合は汁けをきって保存する。

糖質
0.9g
16kcal

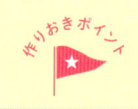 作りおきポイント
煮えたカリフラワーは冷ましながら味をなじませていきます。

人気のツナマヨ味でダイエット！

カリフラワーのパセリツナサラダ

冷蔵 2 〜 3 日 ｜ 冷凍 2 週間 ｜ そのままつめる

材料（5 回分）

カリフラワー……½ 株
ツナオイル缶……小 1 缶 (70g)
A｜ マヨネーズ……大さじ 2
　｜ パセリ（みじん切り）
　｜ 　……大さじ 1 と ½
　｜ 酢、フレンチマスタード
　｜ 　……各小さじ 1
　｜ 塩、こしょう……各少々

作り方

1　カリフラワーは小房に分け、2 〜 3 分塩ゆで（分量外）し、ざるに上げる。
2　ツナ缶は缶汁をきる。
3　1、2 を混ぜ合わせた A であえる。

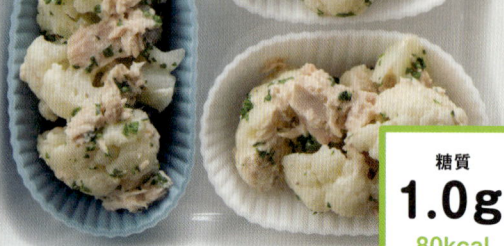

糖質
1.0g
80kcal

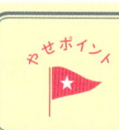 やせポイント
香りのよいパセリは糖質が低いので、たっぷり使って風味アップに！

ほどよい酸味が口の中に広がります。

カリフラワーのピクルス

`冷蔵4〜5日` `冷凍NG` `汁けをきってつめる`

材料 (6回分)

カリフラワー……½ 株
A
酢……⅓ カップ
水……¼ カップ
砂糖……大さじ 2
塩……小さじ ½
粒こしょう……5 〜 6 粒
ローリエ……2 枚

作り方

1 カリフラワーは小房に分け、2 〜 3 分塩ゆで（分量外）し、ざるに上げる。
2 混ぜ合わせた A に 1 を入れて 2 時間以上漬ける。

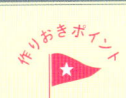 作りおきポイント
このピクルス液はにんじんやきゅうりなどにも活用できます。

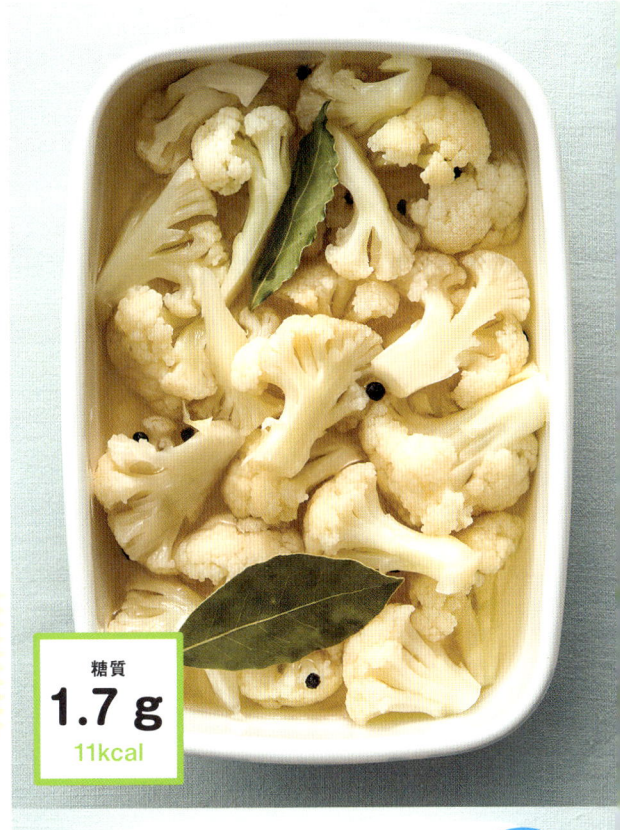

糖質
1.7 g
11kcal

ごはんに合うボリューム満点おかず。

カリフラワーのみそ炒め

`冷蔵3日` `冷凍2週間` `レンジで温める`

材料 (6回分)

カリフラワー……½ 株
豚ひき肉……60 g
サラダ油……小さじ 1
A
水……大さじ 2
みそ……大さじ 1
みりん……大さじ ½
しょうが（すりおろし）……小さじ ⅓

作り方

1 カリフラワーは小房に分ける。
2 フライパンにサラダ油を中火で熱し、豚ひき肉を炒める。肉の色が変わってきたら 1 を加え、ふたをして弱火で 7 〜 8 分蒸し焼きにする。
3 2 に混ぜ合わせた A を加え、煮からめる。

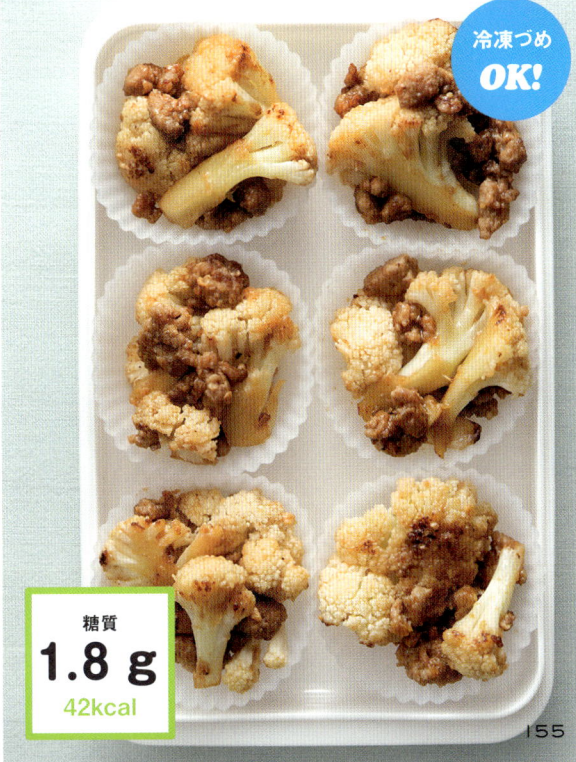

冷凍づめ
OK!

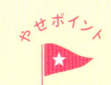 やせポイント
カリフラワーは糖質が低く、食べごたえもあるのでダイエット向きの野菜。

糖質
1.8 g
42kcal

豆もやし・もやし

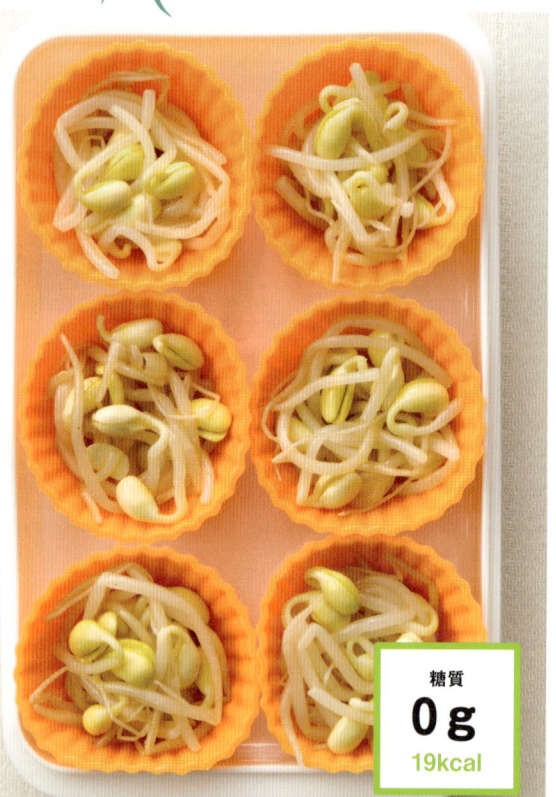

コリコリした歯ごたえがおいしすぎ！

豆もやしのナムル

冷蔵 2 〜 3 日　　冷凍 N G　　そのままつめる

材料（6 回分）

豆もやし……1 袋 (150 g)

A
- ごま油……小さじ 1
- ラー油……小さじ ½
- 塩、こしょう……各少々

作り方

1 豆もやしは沸騰した湯で 5 分ゆで、ざるに上げて水けを絞る。

2 1 を A であえる。

糖質
0 g
19kcal

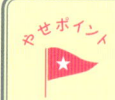
ヤセポイント 豆もやしは超低糖質なうえ、脂質代謝を促すビタミン B₂ を豊富に含みます。

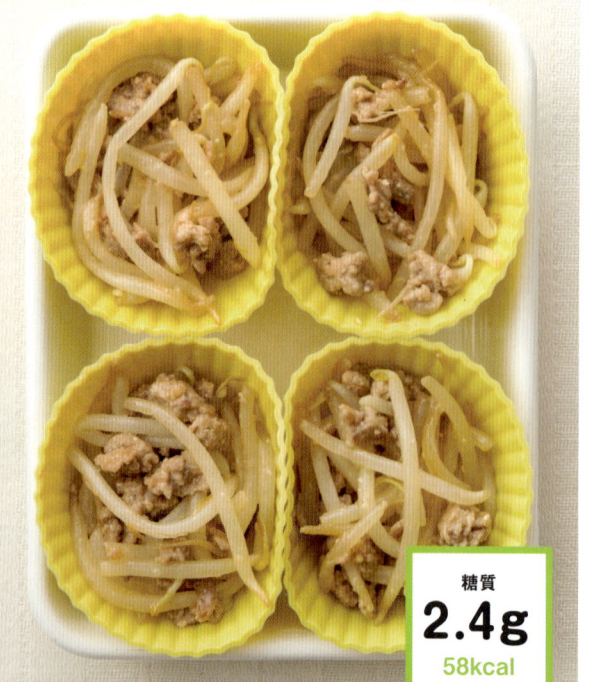

ひき肉は鶏ひきでも合いびきでも OK ！

もやしとひき肉のみそ炒め

冷蔵 2 〜 3 日　　冷凍 N G　　レンジで温める

材料（4 回分）

もやし……1 袋 (150 g)

豚ひき肉……70 g

サラダ油……小さじ ½

A
- みそ、みりん
- ……各大さじ ½

作り方

1 フライパンにサラダ油を中火で熱し、豚ひき肉を炒める。色が変わったらもやしを加えて 1 〜 2 分炒める。

2 1 に混ぜ合わせた A を加え、中火で煮からめる。

糖質
2.4 g
58kcal

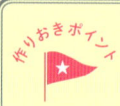
作りおきポイント もやしはシャキシャキ感を残る程度にさっと炒めます。

ハムの代わりにウインナーでも OK。

豆もやしの焼きそば風

`冷蔵2〜3日` `冷凍NG` `レンジで温める`

材料（6回分）

豆もやし……1袋（150ｇ）
ハム……1と½枚
紅しょうが……10ｇ
サラダ油……小さじ½
中濃ソース……大さじ1
かつお節、青のり……各少々

作り方

1 ハムは長さを半分に切ってから細切りにし、紅しょうがは粗く刻む。
2 フライパンにサラダ油を中火で熱し、豆もやしを3〜4分炒める。
3 全体に油が回ったら**1**、中濃ソースも加えて中火で煮からめ、かつお節、青のりをちらす。

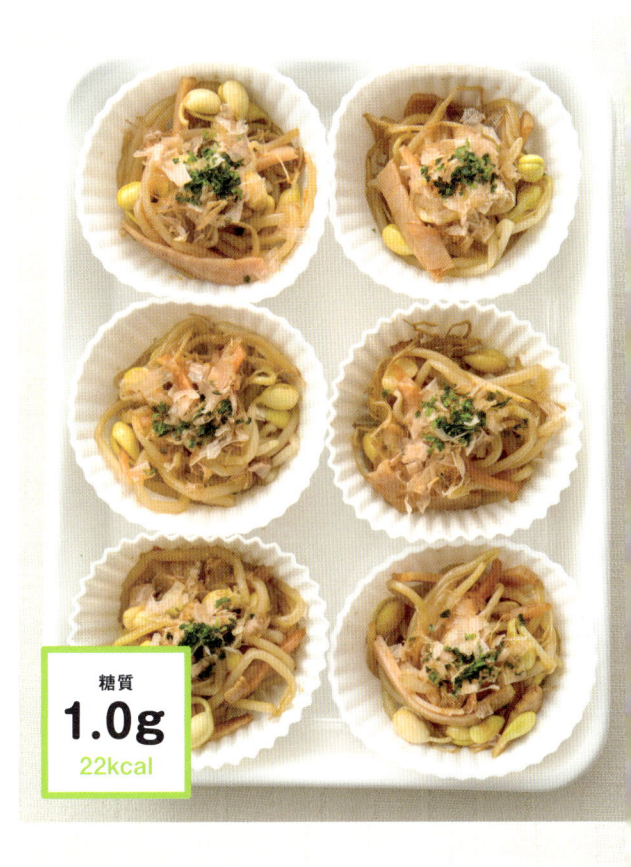

糖質
1.0g
22kcal

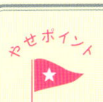 焼きそばの代わりに豆もやしを炒めておいしく糖質オフ！

アジアンテイストの味つけが新鮮！

もやしのスイートチリ炒め

`冷蔵2〜3日` `冷凍NG` `レンジで温める`

材料（4回分）

もやし……1袋（150ｇ）
うずら卵水煮……6個
サラダ油……小さじ½
A｜スイートチリソース
　……大さじ1と½
　ナンプラー……
　小さじ1と⅓

作り方

1 うずら卵水煮は半分に切る。
2 フライパンにサラダ油を中火で熱し、もやしを1〜2分炒める。
3 油が回ったら、混ぜ合わせた**A**を加えて中火で煮からめ、**1**を加えてさっと混ぜる。

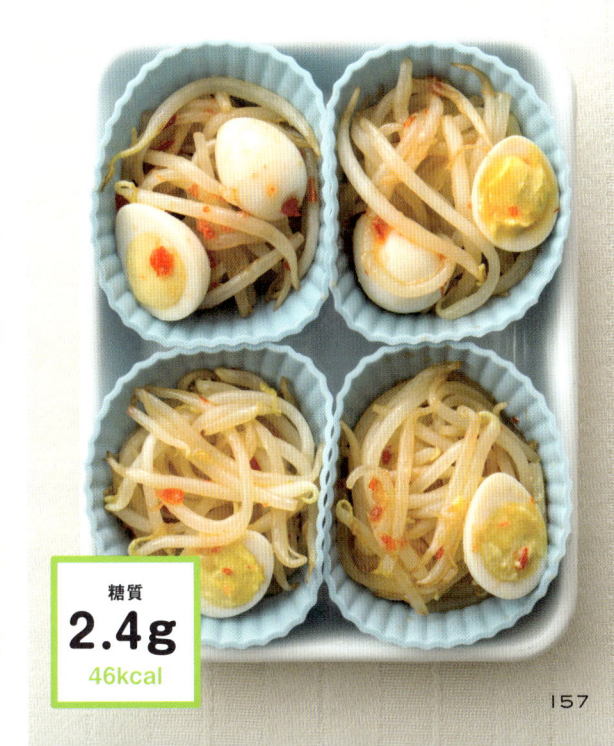

糖質
2.4g
46kcal

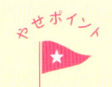 うずら卵は糖質が低く、お弁当をかわいく彩ります。

 # 大根

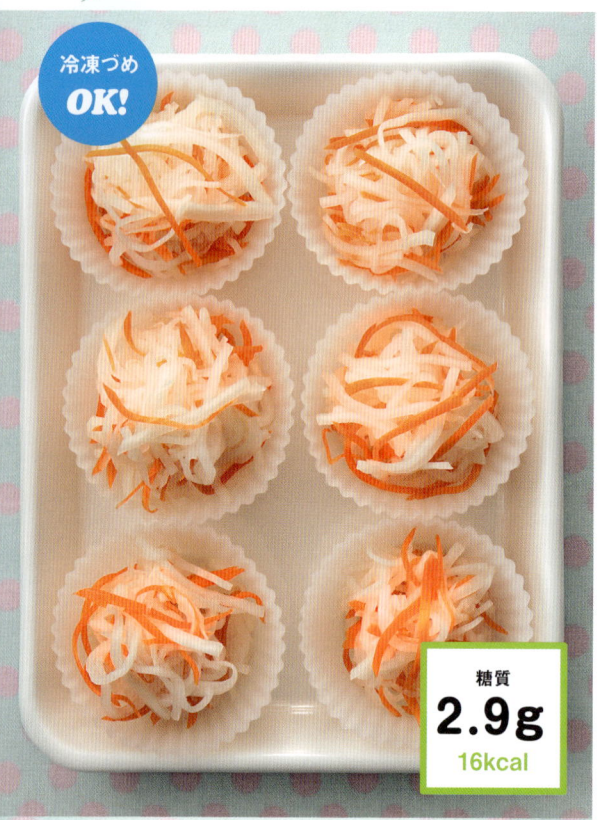

冷凍づめ **OK!**

糖質
2.9g
16kcal

さっぱりした口当たりが◎。

大根とにんじんのなます

冷蔵 2 ～ 3 日 ｜ 冷凍 2 週間 ｜ 汁けをきってつめる

材料（6回分）

大根……1/4 本
にんじん……1/8 本
塩……小さじ 1
A｜酢……大さじ 2
　｜砂糖……大さじ 1

作り方

1 大根とにんじんはせん切りにし、塩を混ぜて 5 分ほどおき、水分をしっかりと絞る。
2 1 を混ぜ合わせた A であえる。

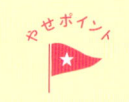 ヤセポイント
砂糖が控えめでも野菜の甘みで満足な味わいに。

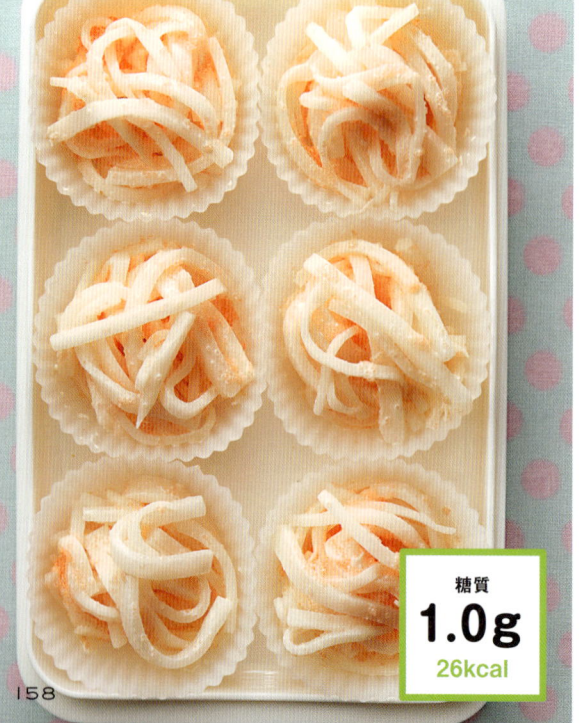

糖質
1.0g
26kcal

和風弁当にも洋風弁当にもマッチ。

大根とたらこのサラダ

冷蔵 2 日 ｜ 冷凍 NG ｜ 汁けをきってつめる

材料（6回分）

大根……1/3 本
甘塩たらこ……1/2 腹
塩……少々
マヨネーズ……大さじ 1

作り方

1 大根はせん切りにし、塩でもんでさっと洗って水けをしっかりと絞る。
2 たらこは身をほぐし、1 とマヨネーズであえる。

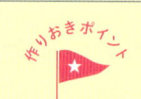 作りおきポイント
マヨネーズとよくなじむように大根の水けはしっかりと絞って。

白菜

こっくりした味わいは冷めても g ood！

白菜のオイスターソース炒め

`冷蔵2〜3日` `冷凍2週間` `レンジで温める`

材料（6回分）

白菜……2〜3枚
豚ひき肉……100 g
ごま油……小さじ1
A オイスターソース
　　……大さじ1
　　顆粒鶏ガラスープの素
　　……小さじ1
　　片栗粉……小さじ½
　　（水少量で溶く）

作り方

1 白菜は1㎝幅に切る。
2 フライパンにごま油を中火で熱し、豚ひき肉を炒める。色が変わってきたら、1を加えて炒め合わせる。
3 2に混ぜ合わせたAを加え、煮からめる。

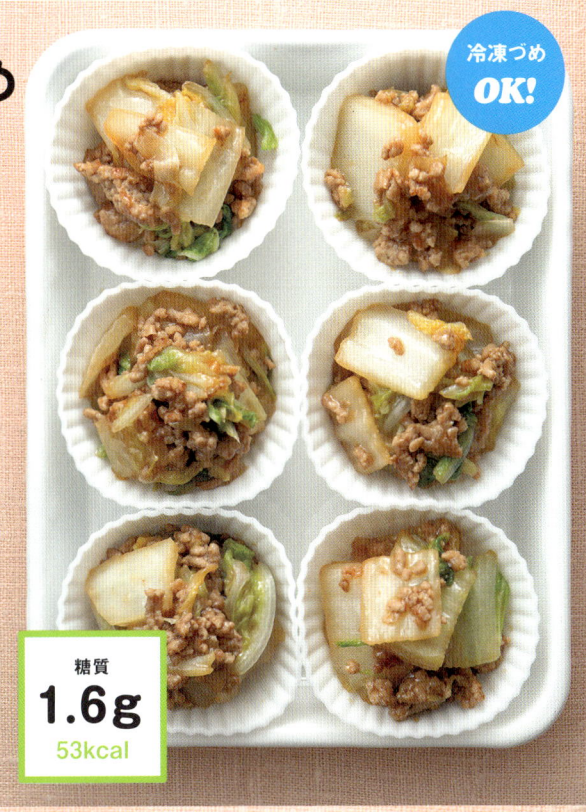

冷凍づめ **OK!**

糖質 **1.6g** 53kcal

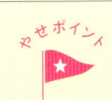
ヤセポイント
白菜は余分な水分が出ないようにざっと炒め合わせて。

ゆずの代わりにレモンでもおいしい！

白菜のゆず漬け

`冷蔵3〜4日` `冷凍NG` `汁けをきってつめる`

材料（6回分）

白菜……3枚
ゆずの皮……¼個分
塩……小さじ⅔

作り方

1 白菜は1㎝幅に切り、塩でもんで水けを絞る。ゆずの皮はせん切りにする。
2 チャック付き保存袋に1を入れてもみ、2時間以上漬ける。

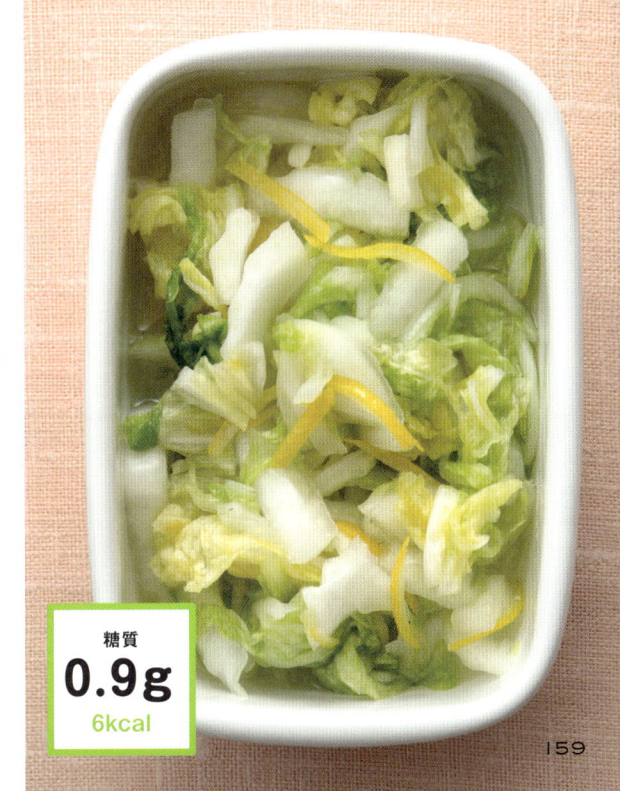

糖質 **0.9g** 6kcal

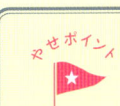
ヤセポイント
漬けるときはしっかりと袋の空気を抜いて全体になじませて。

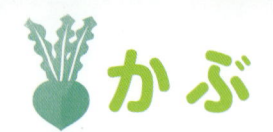 かぶ

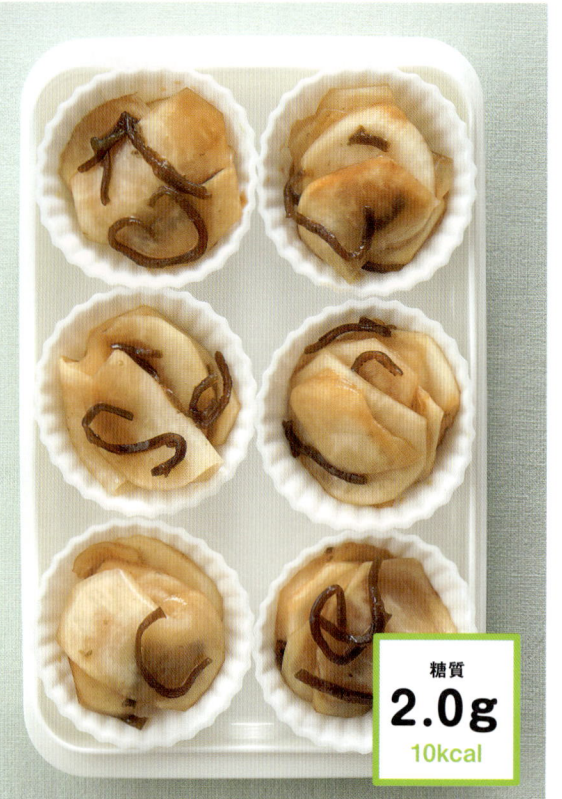

糖質
2.0g
10kcal

かぶの塩昆布漬け

`冷蔵2〜3日`　`冷凍NG`　`汁けをきってつめる`

材料（6回分）

かぶ……小4個
塩……少々
塩昆布……8g

作り方

1　かぶは皮をむき、半分に切ってから薄切りにする。塩でもんで水けを絞る。

2　チャック付き保存袋などに**1**と塩昆布を入れて軽くもみ、2時間以上漬ける。

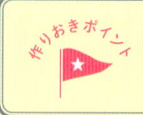 漬けると水分が出るので、よく絞ってからお弁当につめて。

かぶのベーコンソテー

`冷蔵2〜3日`　`冷凍2週間`　`レンジで温める`

冷凍づめ
OK!

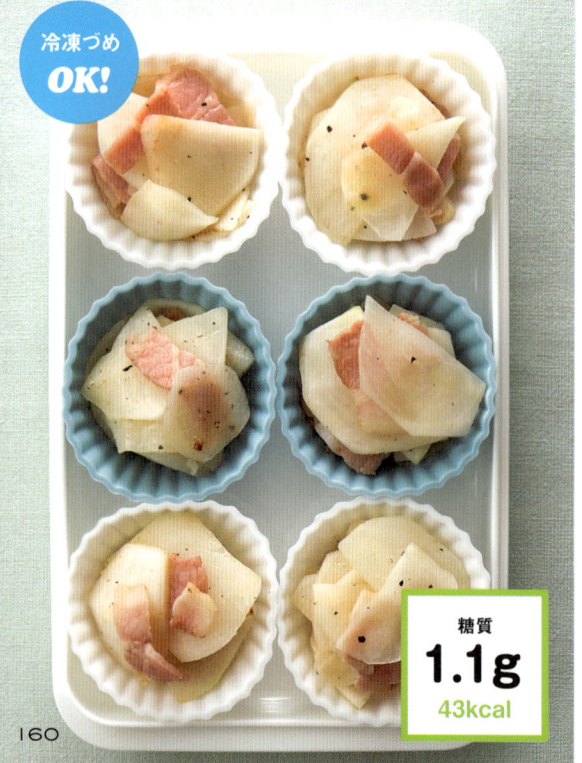

糖質
1.1g
43kcal

材料（6回分）

かぶ……3個
スライスベーコン
　……1と½枚
オリーブオイル……大さじ½
塩、粗びき黒こしょう
　……各少々

作り方

1　かぶは皮をむき、半分に切ってから薄切りにする。ベーコンは1cm幅に切る。

2　フライパンにオリーブオイルを弱めの中火で熱し、**1**を焦がさないように2〜4分炒め、塩、粗びき黒こしょうで味をととのえる。

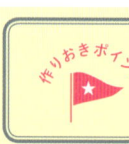 弱火で炒めてかぶの甘みを引き出しつつ、ベーコンのうまみをうつします。

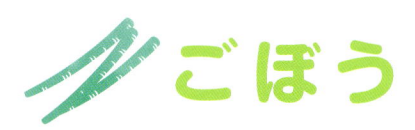 # ごぼう

食物繊維がとれて便秘解消にも◎。

たたきごぼう

冷蔵 3 〜 4 日　冷凍 N G　そのままつめる

材料（6回分）

ごぼう……1と½本
A｜すりごま（白）
　　……大さじ 1 と½
　酢……大さじ½
　砂糖、しょうゆ
　　……各小さじ 1

作り方

1　ごぼうは皮をこそげて 5 cm 長さに切り、熱湯で竹串が通るまで 8 〜 10 分ゆでる。
2　1 の水けをきってめん棒などで軽くたたき、太いものは縦半分に切る。
3　2 を混ぜ合わせた A であえる。

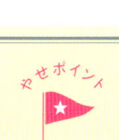 ヤセポイント　砂糖は少なめでもたっぷりのごまで風味よく仕上がります。

糖質 **4.6g**　43kcal

ごぼうは歯ごたえが残る程度にゆでて。

ごぼうとコンビーフのサラダ

冷蔵 2 〜 3 日　冷凍 N G　そのままつめる

材料（6回分）

ごぼう……1と½本
コンビーフ（低脂肪タイプ）
　　……30 g
A｜マヨネーズ
　　……大さじ 1 と½
　塩、こしょう……各少々

作り方

1　ごぼうは皮をこそげてせん切りにし、水にさらす。熱湯で 4 〜 5 分ゆで、ざるに上げて粗熱がとれたら水分を軽く絞る。
2　コンビーフはほぐし、1 と A であえる。

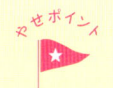 ヤセポイント　コンビーフは糖質が低く、シャキシャキのごぼうとも相性抜群！

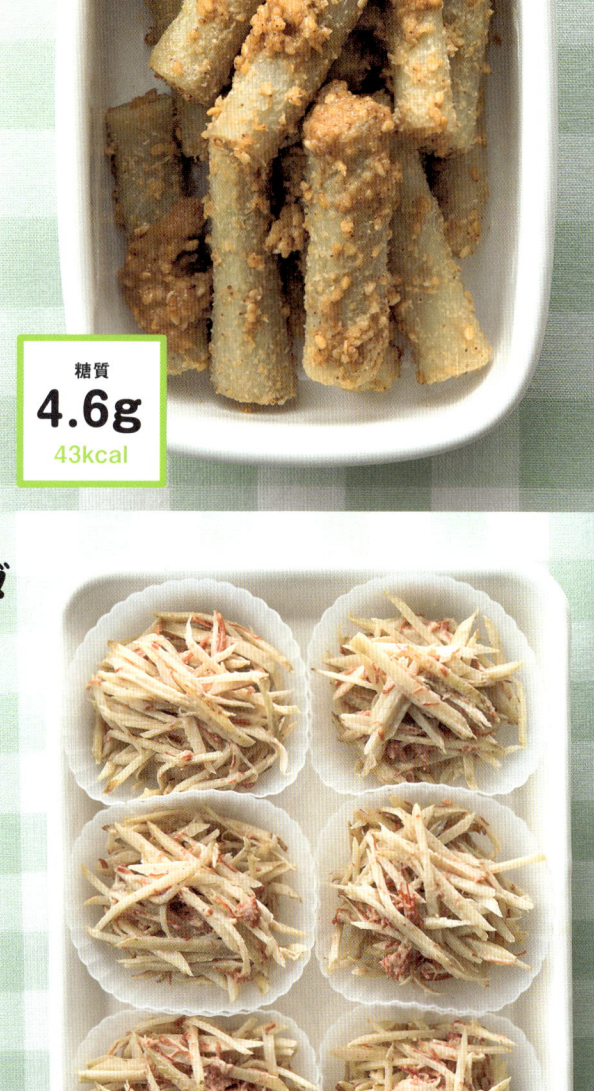

糖質 **4.1g**　53kcal

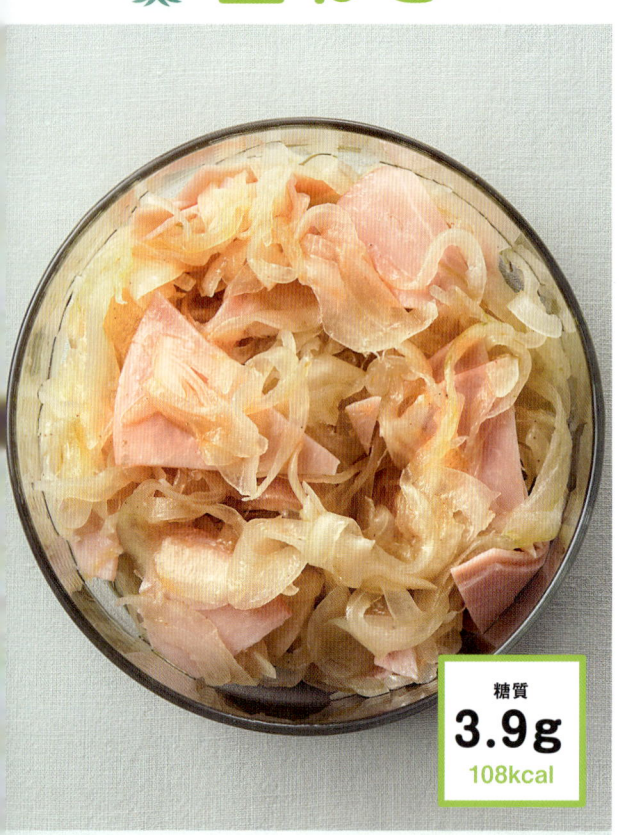

玉ねぎ

定番のマリネはねかせるほどおいしくなります。

玉ねぎとハムのマリネ

冷蔵 3 〜 4 日 ｜ 冷凍 NG ｜ 汁けをきってつめる

材料（6回分）

玉ねぎ……1 と ½ 個
ハム（薄切り）……10 枚
A オリーブオイル……大さじ 3
　酢（あれば白ワインビネガー）
　　……大さじ 2
　塩……小さじ ⅓
　こしょう……少々

作り方

1 玉ねぎは薄切りにする。5 〜 10 秒ゆでてすぐに冷水にとり、水けをしっかりと絞る。

2 ハムは 8 等分の放射状に切る。

3 1、2 を混ぜ合わせた A であえる。

糖質 **3.9g** 108kcal

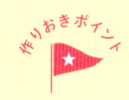 玉ねぎはさっとゆでると、辛みがとれておいしさがキープできます。

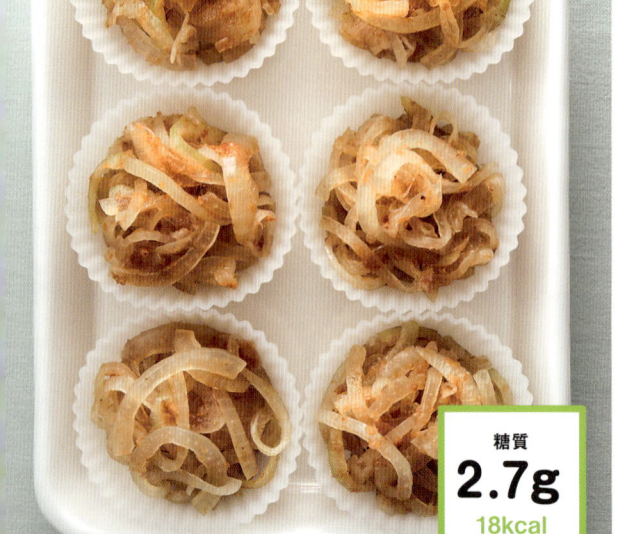

揚げ物がメインのお弁当に添えてさっぱりと。

玉ねぎのポン酢サラダ

冷蔵 2 〜 3 日 ｜ 冷凍 NG ｜ そのままつめる

材料（6回分）

玉ねぎ……1 個
A かつお節
　　……1 と ½ パック（6g）
　ポン酢しょうゆ
　　……大さじ 1 と ⅓

作り方

1 玉ねぎは薄切りにする。耐熱容器に入れてふんわりとラップをかけ、電子レンジで 30 秒〜 1 分加熱し、水にさらして水けをしっかりと絞る。

2 1 を A であえる。

糖質 **2.7g** 18kcal

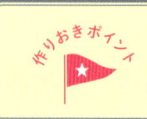 玉ねぎはレンチンすると辛みが減って甘みがアップします。

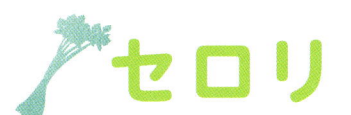

セロリ

セロリの葉も捨てずに使って彩りよく！

セロリと桜えびのしょうが炒め

`冷蔵2〜3日` `冷凍2週間` `レンジで温める`

冷凍づめ **OK!**

材料（6回分）

セロリ……1本
桜えび……5g
しょうが……½かけ
ごま油……小さじ1
塩、こしょう……各少々

作り方

1 セロリの茎は筋を除いて斜め薄切りに、葉の部分はざく切りにする。しょうがはせん切りにする。

2 フライパンにごま油を中火で熱し、1を2〜3分炒める。しんなりしてきたら、桜えびを加えて1〜2分炒め、塩、こしょうで味をととのえる。

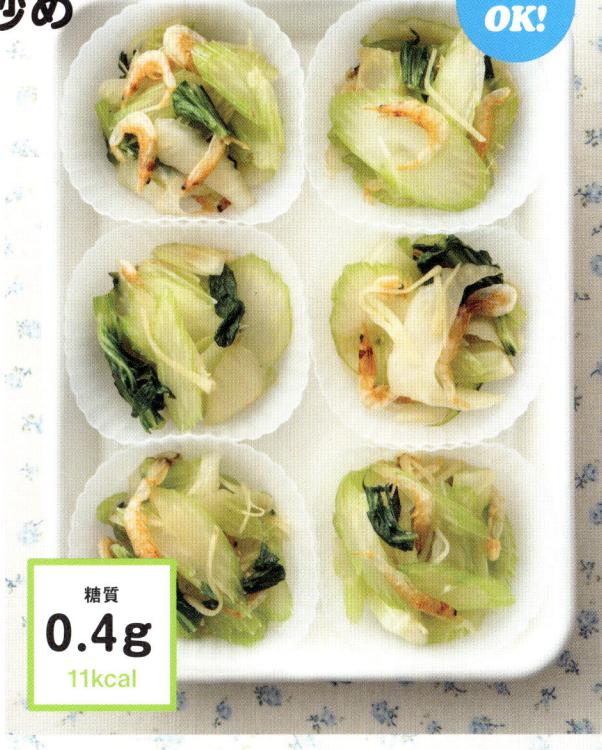

糖質
0.4g
11kcal

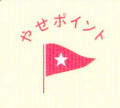
ヤセポイント
低糖質のセロリと代謝を上げるしょうがを組み合わせれば、ダイエット効果も高まります。

おだやかな酸味で子どもでも食べやすい。

セロリとにんじんのピクルス

`冷蔵4〜5日` `冷凍NG` `レンジで温める`

材料（6回分）

セロリの茎……1本
にんじん……¼本
A 酢、水……各大さじ2
　砂糖……小さじ1と½
　塩……小さじ½
　粒黒こしょう
　　……5〜6粒
　（なければ黒こしょう、
　白こしょうなど）

作り方

1 セロリは筋を除いて斜め薄切り、にんじんは短冊切りにする。

2 耐熱容器にAを入れて混ぜ、1も入れる。ふんわりとラップをかけて電子レンジで3分加熱する。粗熱がとれたら漬け汁ごと冷蔵庫で2時間以上冷やす。

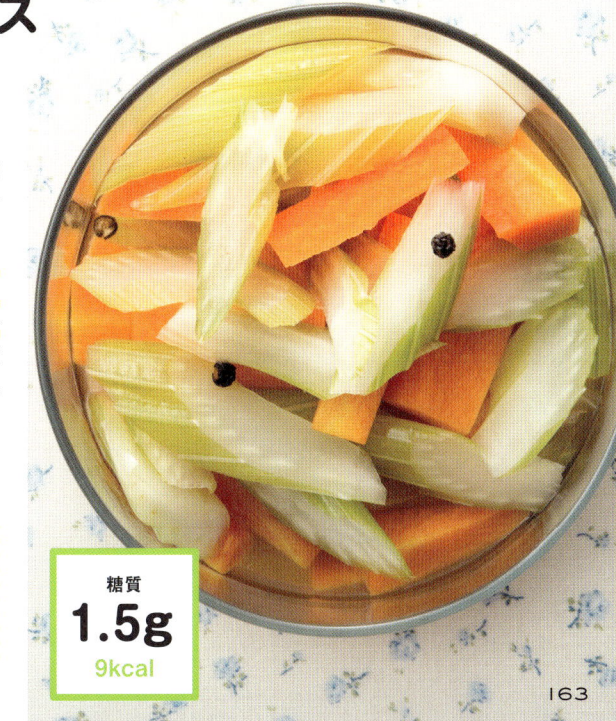

糖質
1.5g
9kcal

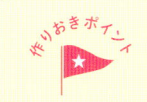
作りおきポイント
レンチンすればあっという間に味がなじみ、失敗なく作れます。

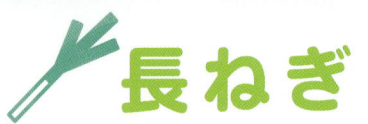 # 長ねぎ

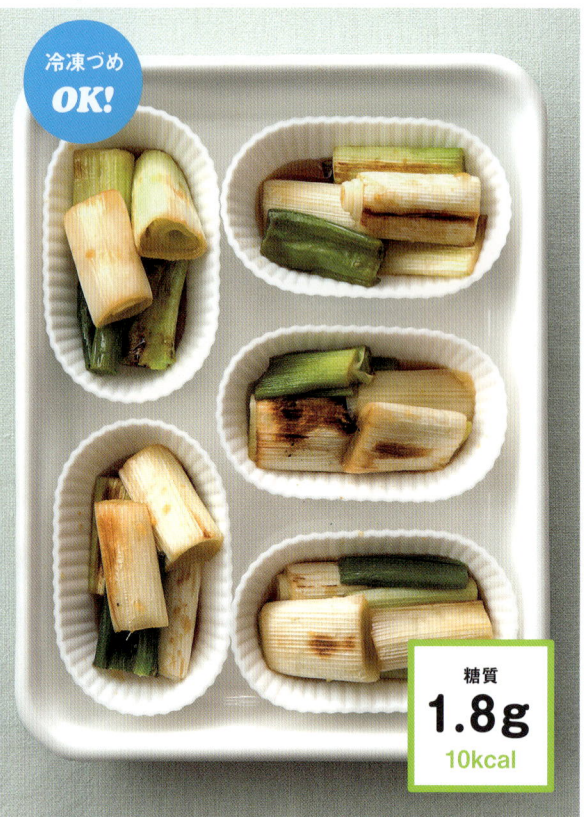

冷凍づめ **OK!**

糖質
1.8g
10kcal

長ねぎの焼き浸し

`冷蔵2〜3日` `冷凍2週間` `汁けをきってつめる`

材料（5回分）

長ねぎ……1と½本
A めんつゆ（2倍濃縮）
　……大さじ3
　しょうが（すりおろし）
　……小さじ¼

作り方

1 長ねぎは4cm長さに切り、アルミホイルを敷いた天板にのせ、オーブントースターで8分ほど焼く。
2 1が熱いうちに混ぜ合わせたAに2時間以上浸す。

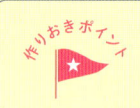 作りおきポイント 長ねぎはしっかり焼くと辛みがやわらいでおいしさが増します。

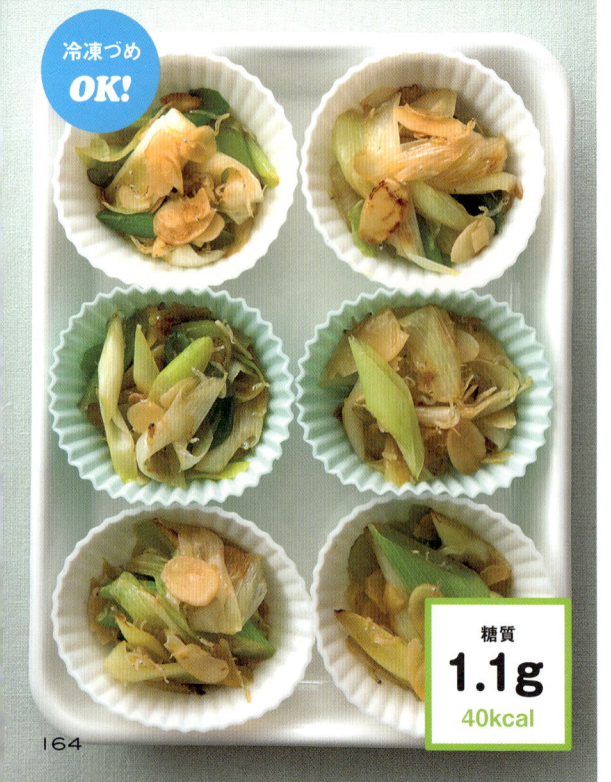

冷凍づめ **OK!**

糖質
1.1g
40kcal

炒めて甘みが増した長ねぎが美味。

長ねぎのじゃこナッツ炒め

`冷蔵2〜3日` `冷凍2週間` `レンジで温める`

材料（6回分）

長ねぎ……1本
ちりめんじゃこ……10g
アーモンドスライス……15g
オリーブオイル……大さじ1
しょうゆ……小さじ½

作り方

1 長ねぎは斜め薄切りにする。
2 フライパンにオリーブオイルを中火で熱し、1を4〜5分炒める。
3 2にちりめんじゃこ、アーモンド、しょうゆを加えて1分ほど炒める。

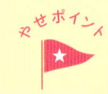 ヤセポイント 噛みごたえのあるアーモンド&じゃこと炒め、うまみも増して早食い防止に。

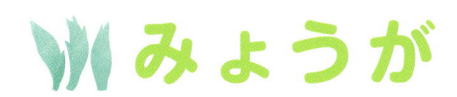 # みょうが

焼き魚弁当のつけ合わせにおすすめ！

みょうがの甘酢ピクルス

冷蔵４～５日　　冷凍ＮＧ　　汁けをきってつめる

材料（6回分）

みょうが……6個（130g）
A｜酢……¼カップ
　｜砂糖、水……各大さじ2
　｜塩……小さじ⅓

作り方

1　みょうがは縦半分に切り、熱湯で5～10秒さっとゆで水けをきる。
2　混ぜ合わせたAに1を入れて2時間以上漬ける。

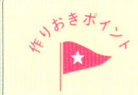 みょうがはゆですぎると色が抜けるので注意。

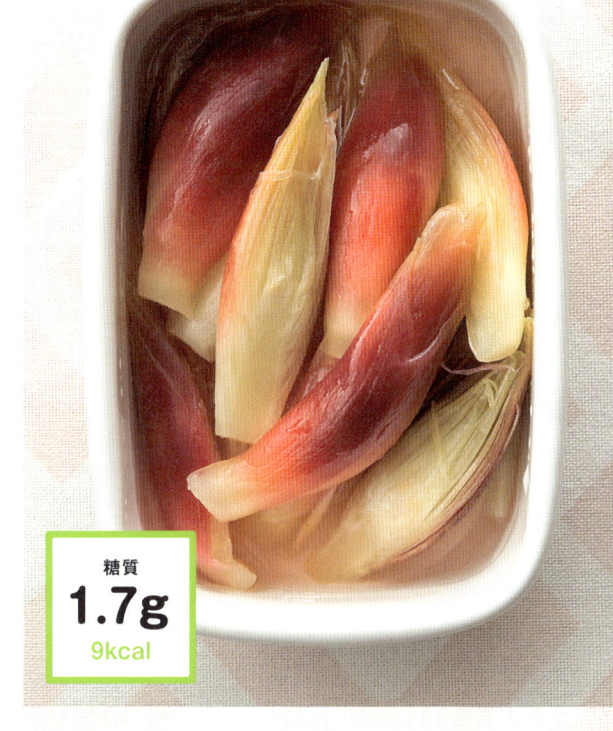

糖質
1.7g
9kcal

さわやかな風味がクセになります。

みょうがの佃煮

冷蔵３～４日　　冷凍ＮＧ　　そのままつめる

材料（8回分）

みょうが……12個
かつお節……2と½パック（10g）
A｜だし汁……1カップ
　｜しょうゆ……大さじ2
　｜みりん、砂糖
　｜　……各大さじ1

作り方

1　みょうがは輪切りにする。
2　小鍋にA、1を入れて中火にかけ、汁けがなくなるまで弱めの中火で煮る。かつお節を加えて軽く混ぜ合わせる。

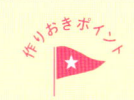 かつお節は風味を残したいので、軽く混ぜ合わせて。

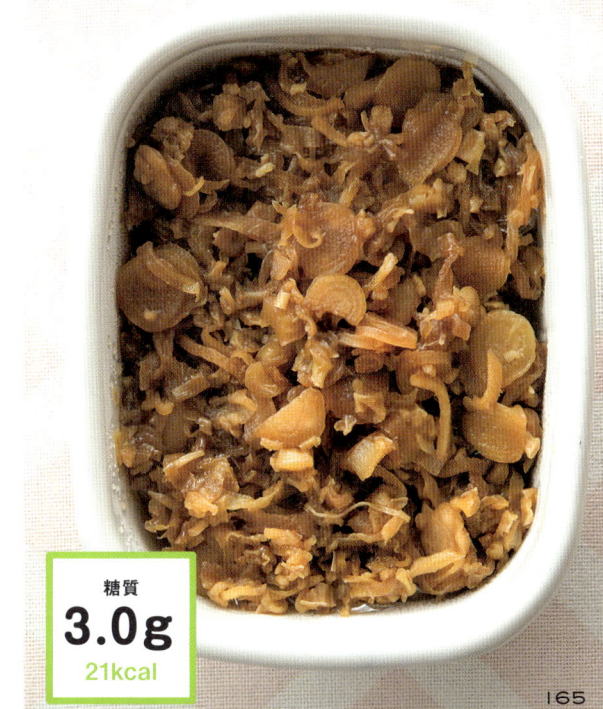

糖質
3.0g
21kcal

れんこん

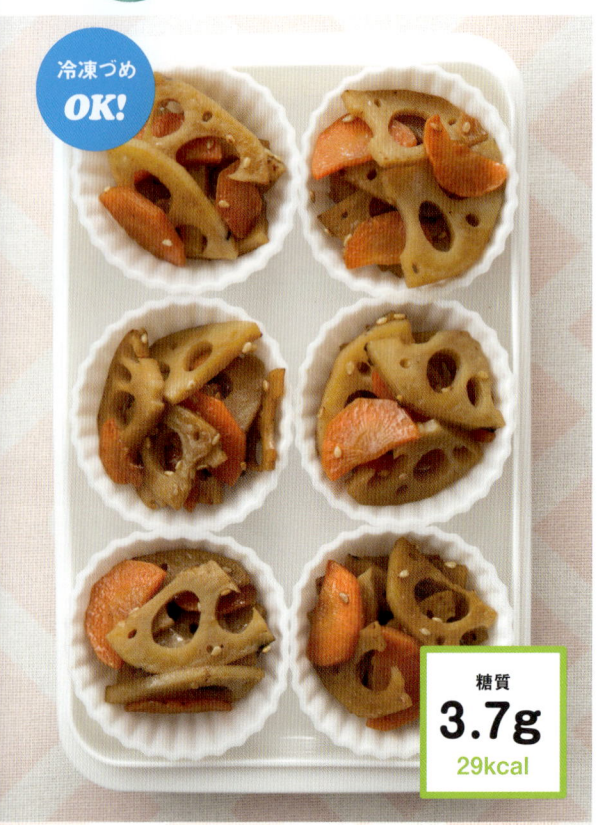

冷凍づめ **OK!**

糖質
3.7g
29kcal

ごま油で香りよく炒めてさらにおいしく。

れんこんのきんぴら

冷蔵 **3 〜 4 日** ｜ 冷凍 **2 週間** ｜ レンジで温める

材料（6 回分）
れんこん……100 g（約 8cm）
にんじん……⅙ 本
ごま油……大さじ ½
A｜砂糖……大さじ ½
　｜しょうゆ……小さじ 2
　｜いりごま（白）……小さじ ½

作り方
1 にんじん、皮をむいたれんこんは 3㎜厚さのいちょう切りにする。
2 フライパンにごま油を中火で熱し、**1** を入れ、弱めの中火にして 3 〜 5 分炒める。全体に油が回ってきたら、**A** を順に加え、中火で煮からめながら炒める。

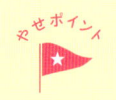
ヤセポイント
根菜は糖質が少し高めなので、味つけの砂糖は控えめにします。

酢を加えた熱湯でゆで、色白に仕上げます。

酢れんこん

冷蔵 **4 〜 5 日** ｜ 冷凍 **NG** ｜ 汁けをきってつめる

材料（6 回分）
れんこん……100 g（約 8cm）
A｜酢……大さじ 3
　｜水……大さじ 2
　｜砂糖……大さじ 1
　｜塩……小さじ ¼

作り方
1 れんこんは皮をむいて薄い半月切りか、いちょう切りにする。酢適量（分量外）を入れた湯で 30 秒ほどさっとゆで、ざるに上げる。
2 チャック付き保存袋に **A**、**1** を入れて 2 時間以上漬ける。

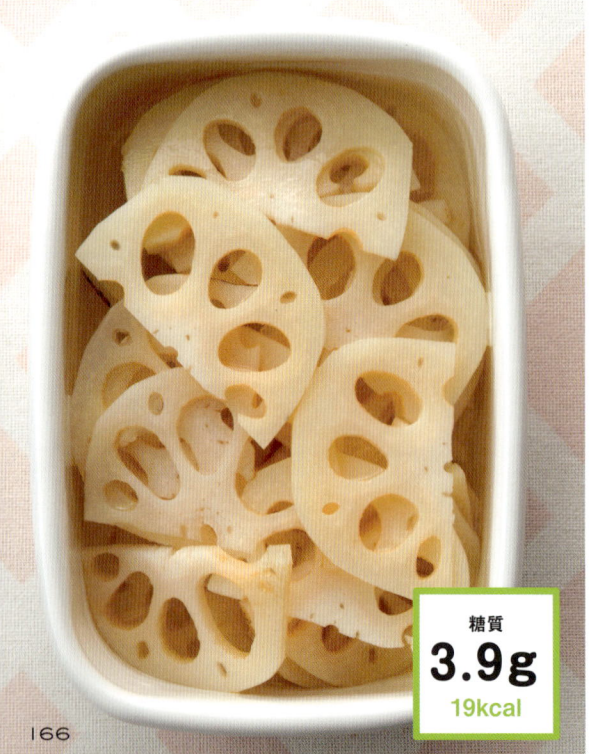

糖質
3.9g
19kcal

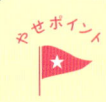
ヤセポイント
代謝アップに効果のある酢のおかずを積極的にお弁当に取り入れましょう。

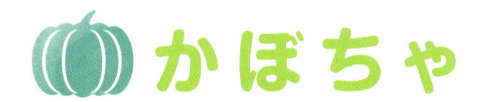
かぼちゃ

かぼちゃは粗くつぶして歯ごたえを残して。
かぼちゃのくるみサラダ

`冷蔵3〜4日` `冷凍2週間` `そのままつめる`

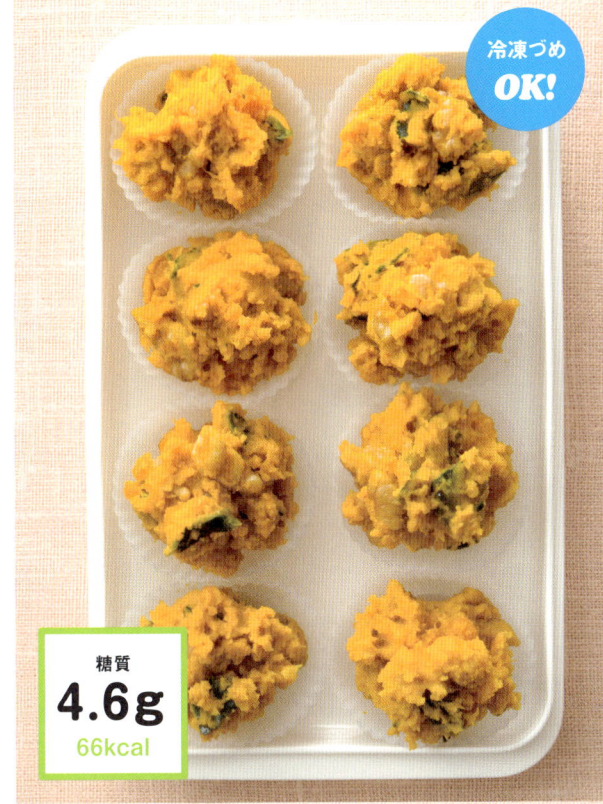

冷凍づめ
OK!

糖質
4.6g
66kcal

材料（8回分）
かぼちゃ……1/6個（200g）
くるみ……20g
A マヨネーズ……大さじ2と1/2
　塩、こしょう……各少々

作り方
1　かぼちゃは種とわたをスプーンで除き、2cm角に切る。水からやわらかくなるまでゆでて、ざるに上げる。熱いうちに皮を半分ほど除いて粗くつぶす。
2　くるみは粗く刻み、1とAであえる。

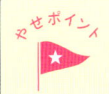
ヤセポイント
マヨネーズ、塩、こしょうで調味すればクリーミーな味わいなのに低糖質！

アンチエイジングのビタミンEが豊富。
かぼちゃのだし煮

`冷蔵3〜4日` `冷凍NG` `汁けをきってつめる`

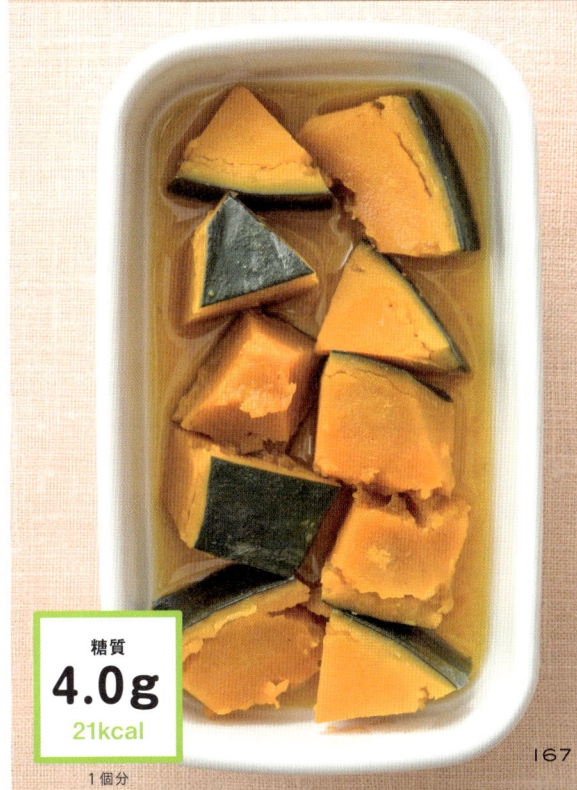

糖質
4.0g
21kcal

1個分

材料（約10個分）
かぼちゃ……1/6個（200g）
A だし汁……1と1/2カップ
　しょうゆ、砂糖
　　……大さじ1/2
　塩……少々

作り方
1　かぼちゃは種とわたをスプーンで除き、3cm角に切る。
2　鍋にA、1の皮を下にして入れ、中火で沸騰させる。ふたをして弱火で10分ほど煮る。

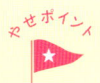
ヤセポイント
かぼちゃは糖質が高めなので、たっぷりのだし汁でおいしく煮ます。味つけの砂糖は減らしてもコクうま！

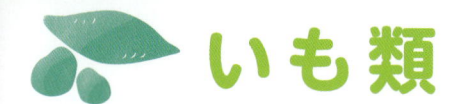 # いも類

レモンとバターでさっぱりコクうま！
さつまいものレモン煮

`冷蔵3〜4日` `冷凍NG` `そのままつめる`

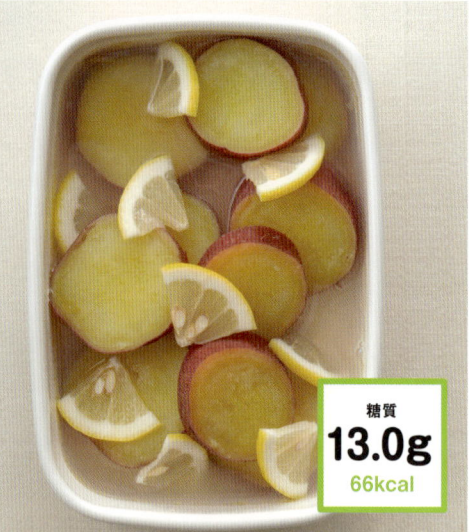

糖質
13.0g
66kcal

材料（6回分）
さつまいも……1本（250g）
レモン……1/3個
A 砂糖……小さじ1
　塩……小さじ1/4
　バター……5g

作り方
1 さつまいもは輪切りにし、水にさらす。レモンはいちょう切りにする。
2 小鍋に**1**のさつまいも、**A**を入れて中火にかける。沸騰したらふたをして弱火で7分煮て、レモンを加えて3分ほど煮る。

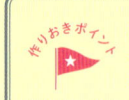 作りおきポイント　レモンは煮すぎると苦みが出るので、火を止める3分前に加えて。

甘じょっぱさが後を引くおいしさ。
さつまいものマヨサラダ

`冷蔵2〜3日` `冷凍NG` `そのままつめる`

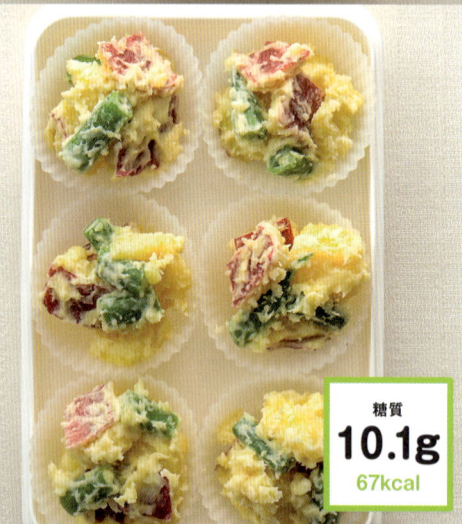

糖質
10.1g
67kcal

材料（6回分）
さつまいも……3/4本（200g）
さやいんげん……4本
A マヨネーズ……大さじ1と1/2
　酢……小さじ2/3
　塩、こしょう……各少々

作り方
1 さつまいもは2cm角に切り、水からやわらかくなるまでゆで、ざるに上げる。さやいんげんは2cm長さに切り、3〜5分ゆでてざるに上げる。
2 **1**のさつまいもを軽くつぶし、さやいんげんと**A**であえる。

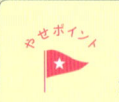 ヤセポイント　さつまいものおかずをつめるときは、炭水化物の量を減らして糖質を調整して。

つめるだけで見た目の印象がアップ！！
紫いものミニ団子

`冷蔵3〜4日` `冷凍2週間` `そのままつめる`

冷凍づめ **OK!**

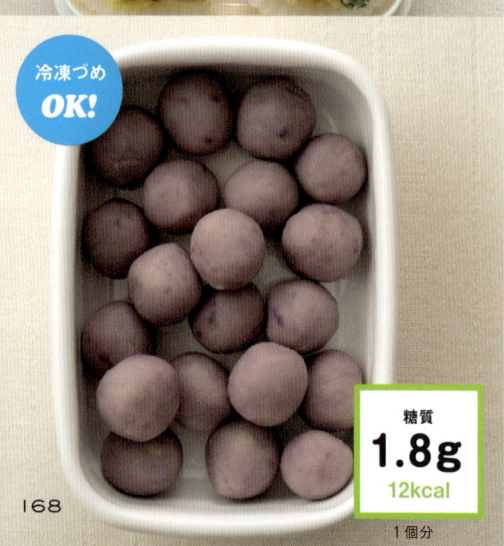

糖質
1.8g
12kcal
1個分

材料（20個分）
紫いも（またはさつまいも）……中1/2本
A 牛乳……大さじ1と1/2
　バター……8g
　塩……少々

作り方
1 紫いもは皮をむいて1cm幅の輪切りにし、水にさらす。水からやわらかくなるまでゆで、熱いうちにざるに上げてつぶす。
2 **1**に**A**を混ぜて味をととのえ、直径1.5cm程度のボール状に丸める。

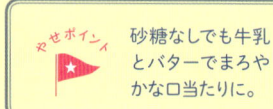 ヤセポイント　砂糖なしでも牛乳とバターでまろやかな口当たりに。

ウインナーも入って満足感ある1品!
ポテトサラダ

`冷蔵2～3日` `冷凍NG` `そのままつめる`

材料（6回分）
じゃがいも……2個
玉ねぎ……⅙個
ウインナー……2本
A│マヨネーズ……大さじ1と½
　│粒マスタード……小さじ2
　│塩、こしょう……各少々

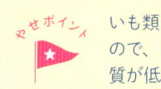 **ヤセポイント** いも類は糖質が高めなので、ほかの食材は糖質が低いものを選んで。

作り方
1 じゃがいもは皮をむき、4等分に切って水にさらす。水からやわらかくなるまで10～12分ゆで、熱いうちにつぶす。
2 玉ねぎは薄切りにし、30秒ゆでて冷水にさらし、水けを絞る。ウインナーは玉ねぎと同じ湯で2～3分ゆで、斜め薄切りにする。
3 1、2を混ぜ合わせたAであえる。

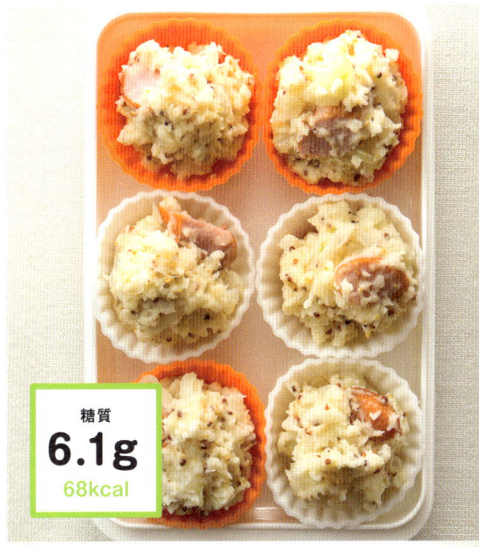

糖質 **6.1g** 68kcal

ネバネバ成分で血糖値の上昇がゆるやかに。
長いものベーコン巻き

`冷蔵2～3日` `冷凍NG` `レンジで温める`

材料（5回分）
長いも……10cm（約170g）
スライスベーコン……5枚
オリーブオイル、
　　しょうゆ……各小さじ1

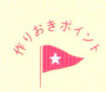 **作りおきポイント** 長いもは加熱してもサクサク感が残り、冷めても美味。

作り方
1 長いもは長さを半分に切ってから皮をむき、縦にスティック状に切る。
2 ベーコンは長さを半分に切り、1に巻きつけて爪楊枝で留める。
3 フライパンにオリーブオイルを中火で熱し、2の両面に焼き色をつける。ふたをして弱火で3～4分焼き、しょうゆを加えてさっと煮からめる。

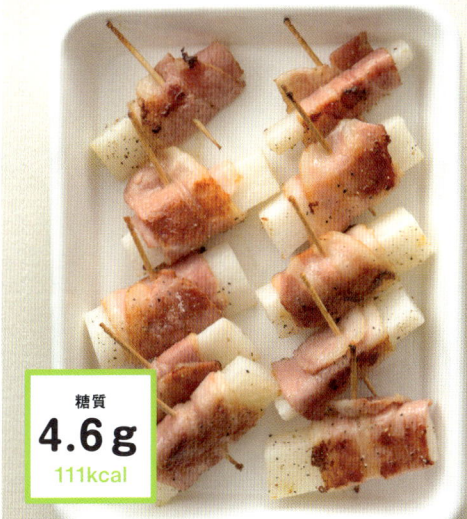

糖質 **4.6g** 111kcal

弱火でコトコトと煮れば煮くずれしません。
里いもの煮物

`冷蔵3～4日` `冷凍NG` `レンジで温める`

材料（6回分）
里いも……3個
A│だし汁……1と½～2カップ
　│しょうゆ、砂糖……各大さじ1
　│塩……少々

ヤセポイント 里いもに含まれる食物繊維のおかげで少量でも満腹感が得られます。

作り方
1 里いもは皮をむき、4～6等分に切る。
2 鍋に1、Aを入れて中火にかけ、だし汁で材料がかぶる程度まで調節する。沸騰したらふたをし、里いもがやわらかくなるまで弱火で10～12分煮る。

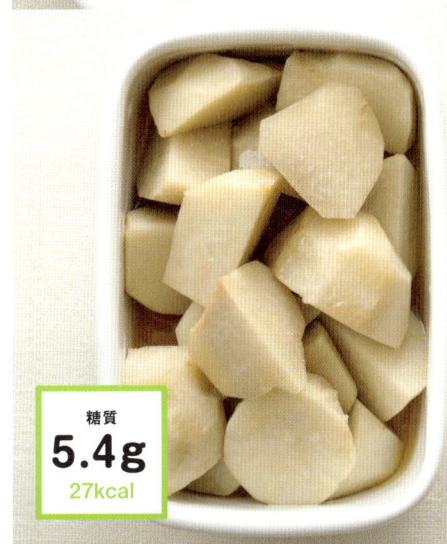

糖質 **5.4g** 27kcal

きのこ類

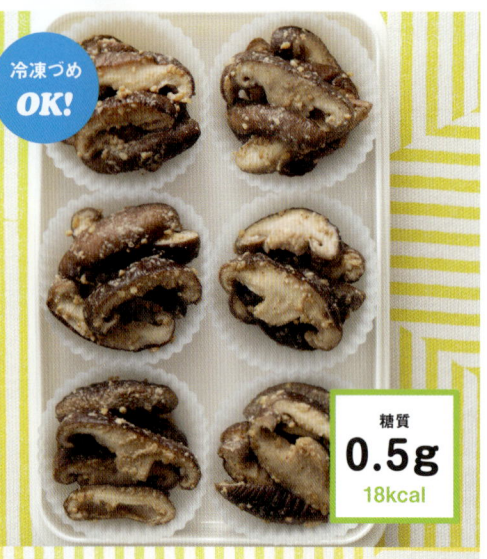

冷凍づめ **OK!**

糖質 **0.5g** 18kcal

焼きしいたけのごまあえ

`冷蔵 2 ～ 3 日` `冷凍 2 週間` `そのままつめる`

材料（6回分）

しいたけ……10 枚
A すりごま (白) ……大さじ 1 と ½
しょうゆ……大さじ ½

作り方

1 しいたけは軸を除き、オーブントースターで 4 ～ 5 分焼く。
2 1 の余分な水けをふき、薄切りにして混ぜ合わせた **A** とあえる。

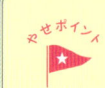
ヤセポイント すりごまとしょうゆだけであえるから、低糖質でうまみたっぷり。

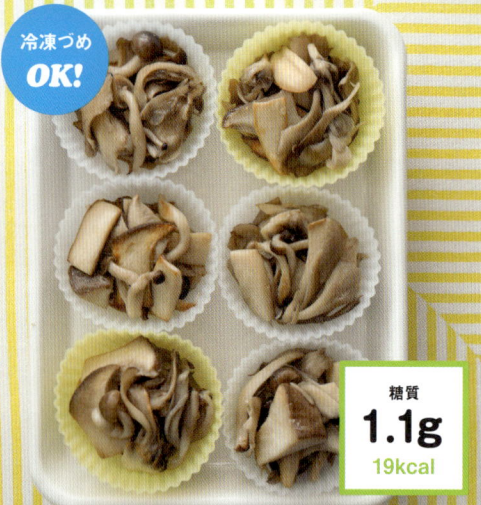

冷凍づめ **OK!**

糖質 **1.1g** 19kcal

ミックスきのこのソテー

`冷蔵 2 ～ 3 日` `冷凍 2 週間` `レンジで温める`

材料（6回分）

まいたけとエリンギ……合わせて 300 g
バター……5 g
A しょうゆ……大さじ 1
しょうが (すりおろし) ……小さじ 1

作り方

1 きのこ類は石づきを除き、食べやすい大きさに切る。油を引かずにフライパンに入れて中火で炒め、水分が出てきたら水けをふく。
2 1 にバターを入れて中火で炒め、焼き色がついてきたら **A** を加えて煮からめる。

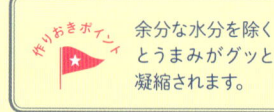
作りおきポイント 余分な水分を除くとうまみがグッと凝縮されます。

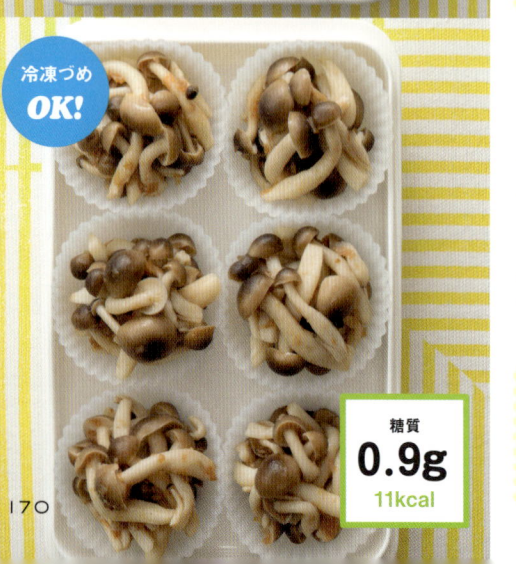

冷凍づめ **OK!**

糖質 **0.9g** 11kcal

しめじのポン酢あえ

`冷蔵 2 ～ 3 日` `冷凍 2 週間` `そのままつめる`

材料（6回分）

しめじ……大 1 袋 (200g)
A ポン酢しょうゆ……大さじ 2
かつお節……1 パック (4g)

作り方

1 しめじは石づきを除き、沸騰した湯で 2 ～ 3 分ゆで、しっかりと水けをきる。
2 1 を **A** であえる。

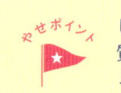
ヤセポイント しめじには脂質や糖質の代謝を促すビタミン B1、B2 が豊富。

ほかのきのこでも応用できます。

マッシュルームとベーコンのソテー

`冷蔵2〜3日` `冷凍2週間` `レンジで温める`

材料（6回分）

マッシュルーム……12個
スライスベーコン……2枚
オリーブオイル……小さじ1
塩、こしょう……各少々

作り方

1 マッシュルームは石づきを除き、半分に切る。ベーコンは1cm幅に切る。
2 フライパンにオリーブオイルを中火で熱し、1を炒め、塩、こしょうで味ととのえる。

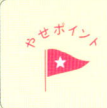 オリーブオイル、塩、こしょうは糖質を上げない究極の味つけ！

糖質 0.1g 37kcal

冷凍づめ OK!

マヨみそをぬって焼くだけ！

エリンギのみそマヨ焼き

`冷蔵2〜3日` `冷凍2週間` `レンジで温める`

材料（6回分）

エリンギ……4本
A マヨネーズ……大さじ1と½
　　みそ……大さじ½
いりごま（黒）……小さじ½

作り方

1 エリンギは縦3等分の薄切りにする。
2 アルミホイルの上に1を並べ、混ぜ合わせたAをぬり、ごまをちらす。オーブントースターで焼き色がつくまで5〜7分焼く。

 食物繊維の多いエリンギは、腸内のデトックス効果も期待できます。

糖質 1.0g 37kcal

冷凍づめ OK!

シャキシャキした歯ごたえが最高！

えのきのたらこ炒め

`冷蔵2〜3日` `冷凍2週間` `レンジで温める`

材料（6回分）

えのきだけ……2袋
甘塩たらこ……⅔〜1腹
サラダ油、しょうゆ
　　……各小さじ1

作り方

1 えのきだけは石づきを除き、手でほぐす。たらこは身をほぐす。
2 フライパンにサラダ油を熱し、1のえのきだけを中火で炒める。少ししんなりしてきたら、たらこ、しょうゆを加えてさっと炒め合わせる。

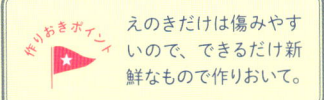 えのきだけは傷みやすいので、できるだけ新鮮なもので作りおいて。

糖質 1.4g 24kcal

冷凍づめ OK!

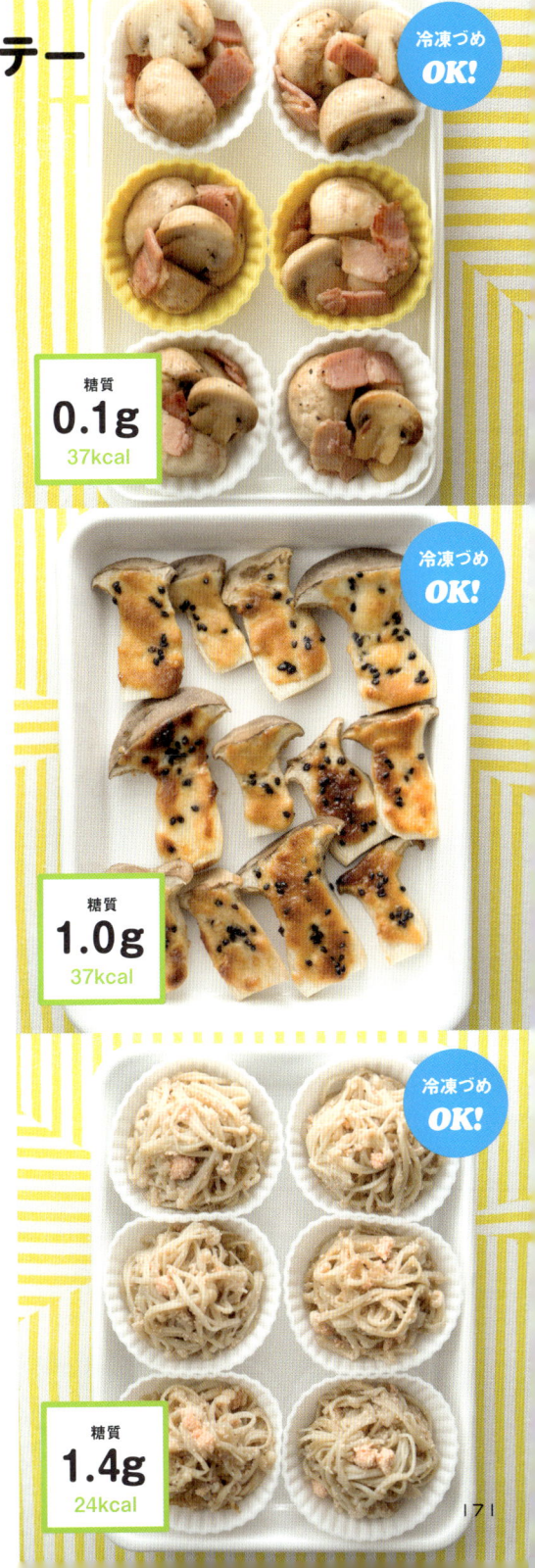

アボカド

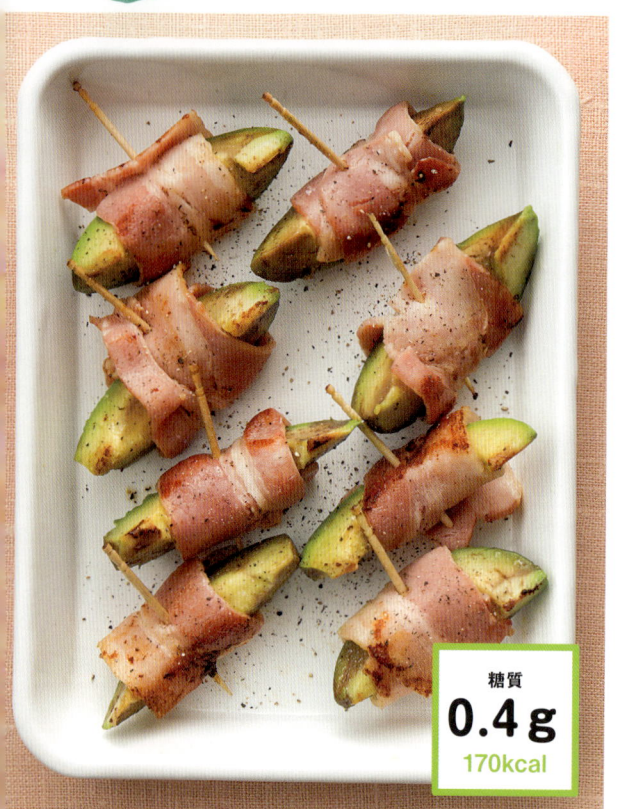

糖質 0.4g 170kcal

まったりとした口当たりで腹持ちも◎。

アボカドのベーコン巻き

冷蔵 2〜3日　冷凍NG　そのままつめる

材料（4回分）
アボカド……1個
スライスベーコン……4枚
オリーブオイル……大さじ½
塩、粗びき黒こしょう
　……各少々

作り方
1　アボカドは種と皮を除き、8等分のくし形切りにする。
2　ベーコンは半分に切り、**1**を巻く。
3　フライパンにオリーブオイルを熱し、**2**の巻き終わりを下にして並べる。塩、粗挽き黒こしょうをふり、転がしながら全面を4〜6分焼く。

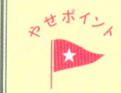 やせポイント
アボカドは糖質が低いうえ、コレステロール値を下げるオレイン酸も豊富。

パンにはさんだり、野菜のディップにどうぞ！

アボカドペースト

冷蔵 2〜3日　冷凍NG　そのままつめる

材料（6回分）
アボカド……1個
A　レモン汁
　　……大さじ½〜1
　マヨネーズ……大さじ1
　塩、こしょう……各少々

作り方
1　アボカドは種と皮を除き、つぶす。
2　**1**に**A**を順に加えてよく混ぜる。

糖質 0.5g 64kcal

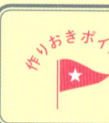 作りおきポイント
アボカドは変色しやすいので、レモン汁をたっぷり加えて色味をキープ。

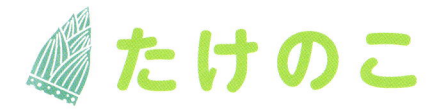

たけのこ

青じそのさわやかな風味が合います。

たけのこの明太マヨあえ

`冷蔵2〜3日` `冷凍NG` `そのままつめる`

材料（6回分）

たけのこ水煮……150g
辛子明太子……½腹
青じそ……3枚
マヨネーズ……大さじ1

作り方

1 たけのこ水煮は薄切りにして水けをよくふき、青じそはせん切りにする。
2 明太子は身をほぐし、1、マヨネーズとあえる。

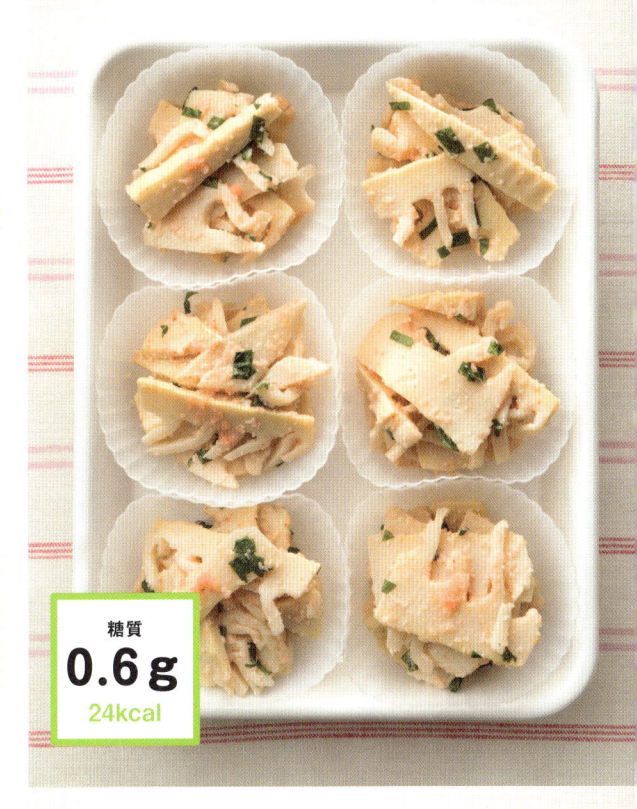

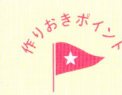 作りおきポイント たけのこの水煮は水けをしっかりとふくと、おいしさが長持ちします。

糖質
0.6g
24kcal

パセリにはアンチエイジング効果も。

たけのこのパセリオイル漬け

`冷蔵3〜4日` `冷凍NG` `そのままつめる`

材料（6回分）

たけのこ水煮……150g
パセリ（みじん切り）
　……大さじ2
A｜オリーブオイル
　　……大さじ3
　｜塩……小さじ½〜⅔
　｜粗びき黒こしょう
　　……少々

作り方

1 たけのこ水煮は洗い、5mm厚さの薄切りにして水けをよくふく。
2 フライパンにAを入れて中火で熱し、1を1〜2分加熱する。パセリも加え、粗熱がとれたら、保存袋や保存容器に移して2時間以上漬ける。

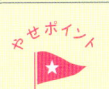 やせポイント たけのこにはカリウムが含まれるのでむくみ予防にもおすすめです。

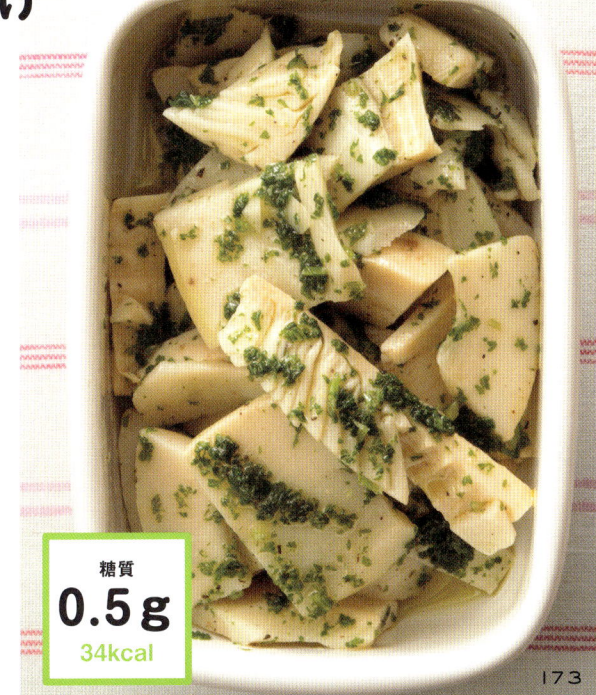

糖質
0.5g
34kcal

ボリュームアップ！ ゆで野菜

ごはんの量が少しもの足りないときにおすすめなのが、ゆで野菜。お弁当にお好みのゆで野菜を敷いてその上にごはんを盛りましょう。また野菜と一緒に食べると、糖質の吸収がゆるやかになるので太りにくく、満足感も得られます。

- おすすめの野菜はコレ！ -

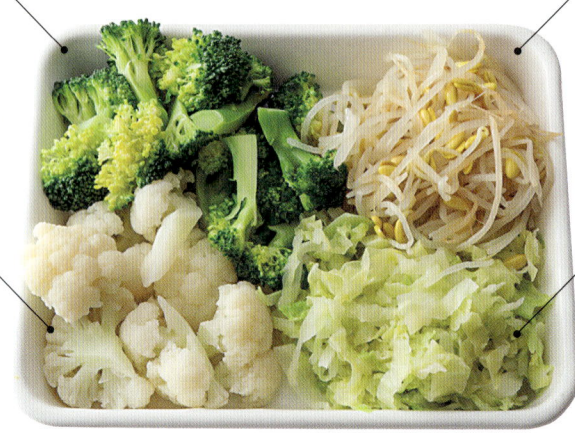

ゆでブロッコリー

冷蔵 2 ～ 3 日
冷凍 2 週間
そのままつめる

ブロッコリー 1/2 株は細かく小房に分け、熱湯で 1 分 30 秒塩ゆでし、ざるに上げて水けをきる。

ゆでカリフラワー

冷蔵 2 ～ 3 日
冷凍 2 週間
そのままつめる

カリフラワー 1/2 株は細かく小房に分け、熱湯で 2 分塩ゆでし、ざるに上げて水けをきる。

ゆで豆もやし

冷蔵 2 日
冷凍 NG
そのままつめる

豆もやし 1 袋は熱湯で 2 分塩ゆでし、ざるに上げて水けを絞る。

ゆでキャベツ

冷蔵 2 ～ 3 日
冷凍 NG
そのままつめる

キャベツ 1/4 個は太めのせん切りにし、熱湯で 2 分塩ゆでし、ざるに上げて水けを絞る。

使うときは

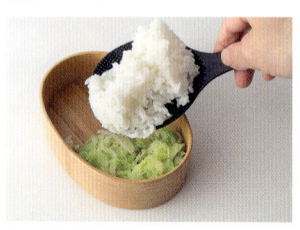

お弁当箱にお好みのゆで野菜を先に入れ、その上にごはんをのせる。

保存するときは

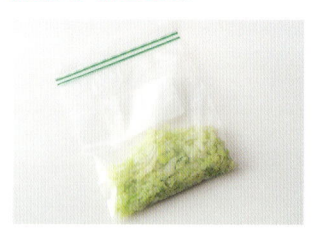

チャック付き保存袋に入れ、空気を抜いて密閉し、冷蔵または冷凍保存する。

MEMO　パンやめんについて

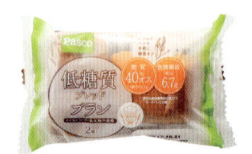

糖質オフパン

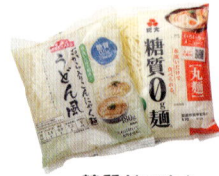

糖質ゼロめん

最近では糖質が控えめのパンや糖質ゼロめんなどが、身近なスーパーなどでも手に入ります。本書で紹介しているレシピは、糖質が低めに設定されていますが、さらに糖質を低く抑えたい人は活用してみてもよいでしょう。

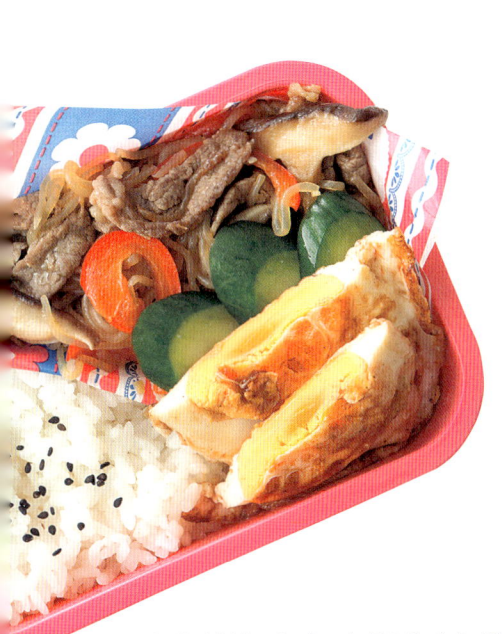

PART.5

ボリュームアップにも箸休めにも！

卵・豆製品・こんにゃくのおかず

つめるだけでパッと明るくなる卵のおかず、体にうれしい豆製品のおかず、噛みごたえのあるこんにゃくのおかず。どれも作りおいておくとお弁当のレパートリーが今まで以上にグンと広がります。

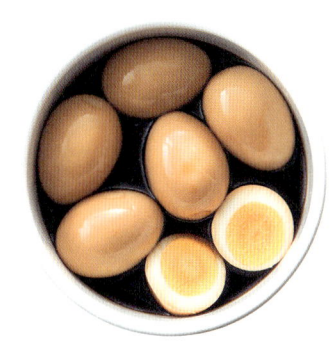

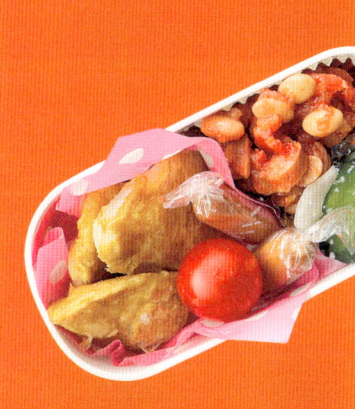

卵焼き

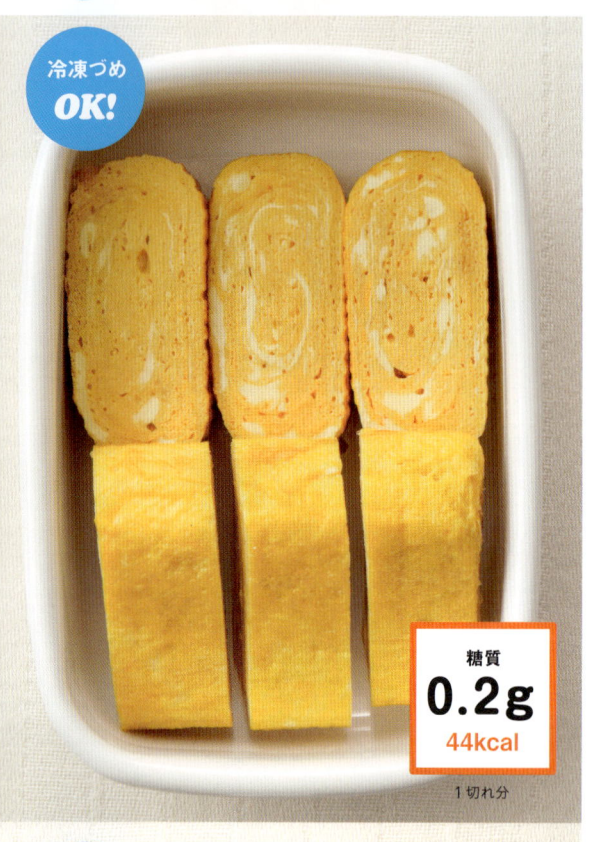

糖質 0.2g
44kcal
1切れ分

冷凍づめ OK!

だしがきいてふんわりやわらか！

だし巻き卵

冷蔵 2〜3 日 ｜ 冷凍 2 週間 ｜ そのままつめる

材料（6 切れ分）
卵……3 個
A だし汁……大さじ 2
　酒……大さじ ½
　しょうゆ……小さじ 1
　塩……少々
サラダ油……小さじ ½

作り方
1 ボウルに卵を溶きほぐし、A を加えて混ぜる。
2 卵焼き器にサラダ油を中火で熱し、1 の ⅔ 量を流し込み、大きく混ぜる。半熟状になってきたら弱火にし、奥から手前に巻く。卵焼きを奥に移動させ、残りの卵液を流し入れ、奥から手前にくるくると巻いて形を整え、転がしながら全体に火を通す。
3 粗熱がとれたら 6 等分に切り分ける。

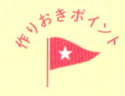

作りおきポイント ▶ 卵が半熟状にならないように中までしっかりと火を通すようにしましょう。

ほっとする味で彩りにも欠かせない！

甘辛卵焼き

冷蔵 2〜3 日 ｜ 冷凍 2 週間 ｜ そのままつめる

材料（6 切れ分）
卵……3 個
A 酒、砂糖、
　しょうゆ……各小さじ 1
　塩……少々
サラダ油……小さじ ½

作り方
1 ボウルに卵を溶きほぐし、A を加えて混ぜる。
2 上の「だし巻き卵」の作り方を参照して焼く。粗熱がとれたら 6 等分に切り分ける。

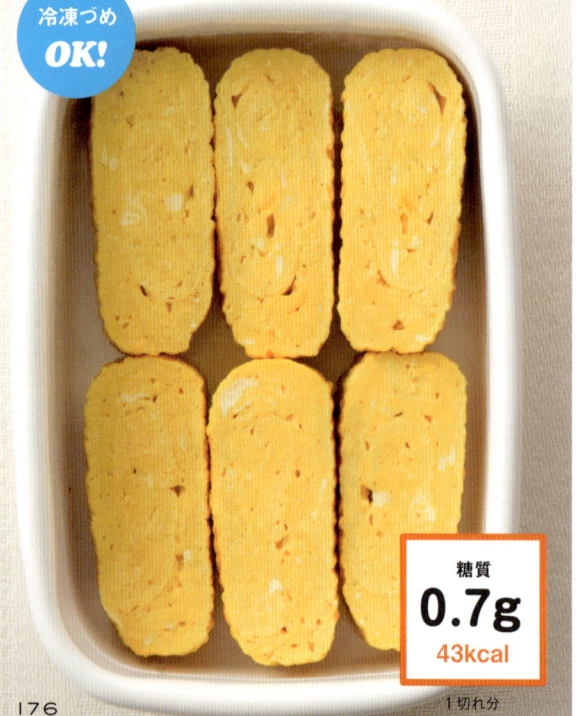

糖質 0.7g
43kcal
1切れ分

冷凍づめ OK!

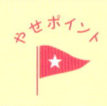

ヤセポイント ▶ 砂糖控えめでもほんのりとした甘さは十分感じられます。

卵焼きバリエーション

冷凍づめ OK!

`冷蔵2～3日`　`冷凍2週間`　`そのままつめる`

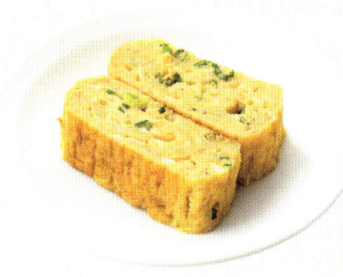

糖質 0.2g
47kcal
1切れ分

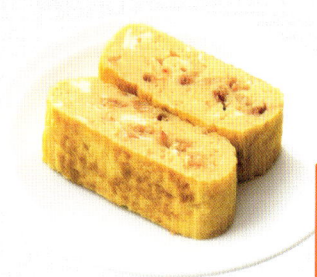

糖質 0.7g
44kcal
1切れ分

磯の香りが口いっぱいに！
しらす入り卵焼き

材料（6切れ分）

卵……3個
A｜ しらす……10g
　｜ かつお節……¼ パック（1g）
　｜ 小ねぎ（みじん切り）
　｜ 　……大さじ2
　｜ 酒……小さじ1
　｜ しょうゆ……小さじ½
　｜ 塩……少々
サラダ油……小さじ½

作り方

1 ボウルに卵を溶きほぐし、Aを加えて混ぜる。
2 p.176「だし巻き卵」の作り方を参照して焼く。

うまみもカルシウムもたっぷり！
桜えびの卵焼き

材料（6切れ分）

卵……3個
A｜ 桜えび（乾燥）……5g
　｜ 酒、砂糖……各小さじ1
　｜ しょうゆ……小さじ½
　｜ 塩……少々
サラダ油……小さじ½

作り方

1 ボウルに卵を溶きほぐし、Aを加えて混ぜる。
2 p.176「だし巻き卵」の作り方を参照して焼く。

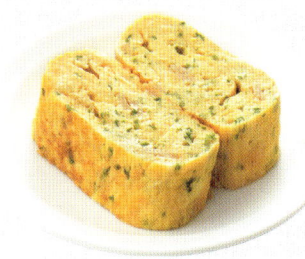

糖質 0.4g
47kcal
1切れ分

糖質 0.4g
43kcal
1切れ分

パセリのさわやかな風味が◎。
ハムとパセリの卵焼き

材料（6切れ分）

卵……3個
A｜ ハム（8mm四方に切る）……2枚
　｜ パセリ（みじん切り）
　｜ 　……大さじ1と½
　｜ 酒、しょうゆ……各小さじ1
　｜ 砂糖……小さじ½
　｜ 塩……少々
サラダ油……小さじ½

作り方

1 ボウルに卵を溶きほぐし、Aを加えて混ぜる。
2 p.176「だし巻き卵」の作り方を参照して焼く。

香味野菜で味わい豊かに。
ねぎと青じその卵焼き

材料（6切れ分）

卵……3個
A｜ 長ねぎ（粗みじん切り）……4cm分
　｜ 青じそ（粗みじん切り）……2枚分
　｜ しょうが（すりおろし）……小さじ⅓
　｜ 酒、しょうゆ……各小さじ1
　｜ 塩……少々
サラダ油……小さじ½

作り方

1 ボウルに卵を溶きほぐし、Aを加えて混ぜる。
2 p.176「だし巻き卵」の作り方を参照して焼く。

🍳 目玉焼き・オムレツ

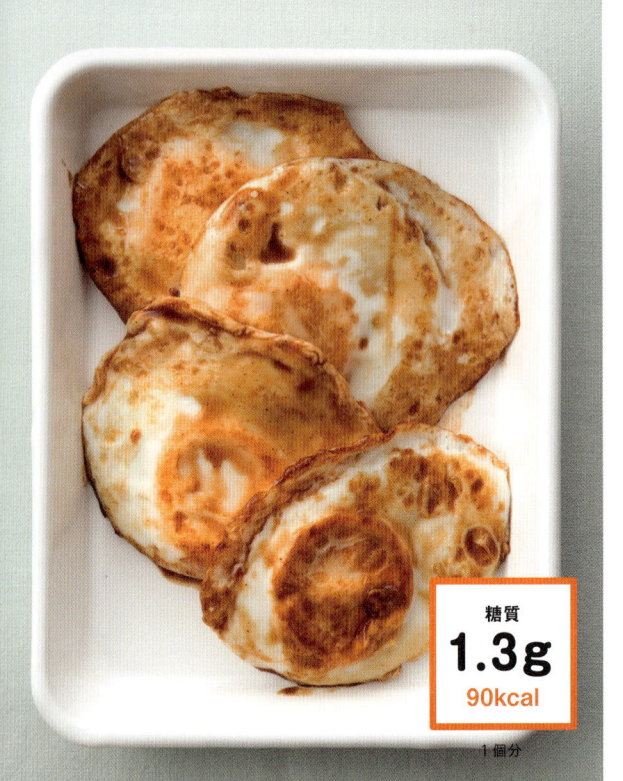

中濃ソースの甘酸っぱさがマッチ。

目玉焼きのソースがらめ

`冷蔵 2 〜 3 日` `冷凍 N G` `そのままつめる`

材料（4 個分）

卵……4 個
サラダ油……小さじ 1
水……¼ カップ
中濃ソース……大さじ 1

作り方

1 フライパンにサラダ油を中火で熱し、卵を割り入れる。
2 1に水を入れてふたをし、4〜5 分蒸し焼きにする。裏返してさらに焼き、中まで火を通す。
3 2に中濃ソースを加えて煮からめる。

糖質
1.3g
90kcal

1 個分

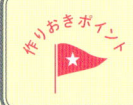
作りおきポイント　保存するので卵は半熟状ではなく、中までしっかりと火を通して。

お弁当につめるときは半分に切っても OK！

ハムエッグのケチャップがらめ

`冷蔵 2 〜 3 日` `冷凍 N G` `そのままつめる`

材料（4 個分）

卵……4 個
ハム……4 枚
サラダ油……小さじ 1
塩、こしょう……各少々
水……⅓ カップ
トマトケチャップ
　……大さじ 1 と ½

作り方

1 フライパンにサラダ油を中火で熱し、ハムを 4 枚並べる。ハムの上に卵を 1 個ずつ割り入れる。
2 1に塩、こしょうをふり、水を回し入れてふたをし、4〜5 分蒸し焼きにする。裏返してさらに焼き、中まで火を通す。トマトケチャップを加えて中火で煮からめる。

糖質
1.8g
111kcal

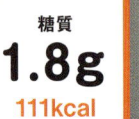
ヤセポイント　トマトケチャップは糖質が高めなので、入れすぎないように調整しましょう。

1 個分

お弁当がパッと明るくなります。

ミニオムレツ

`冷蔵 2 〜 3 日`　`冷凍 2 週間`　`そのままつめる`

材料（4個分）

A｜卵……3個
　｜牛乳……大さじ 1 と ½
　｜塩、こしょう……各少々
オリーブオイル……小さじ 2
トマトケチャップ……適量

作り方

1　ボウルに A を混ぜ合わせる。
2　フライパンにオリーブオイルの ¼ 量を中火で熱し、1 の ¼ 量を流し込んで手早く混ぜる。木の葉形に形を整え、弱火で中まで火を通す。全部で 4 個作る。食べるときにトマトケチャップを添える。

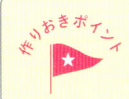 作りおきポイント
弱火で中まで火を通すと固くならず、冷めてもふんわりとした口当たりに。

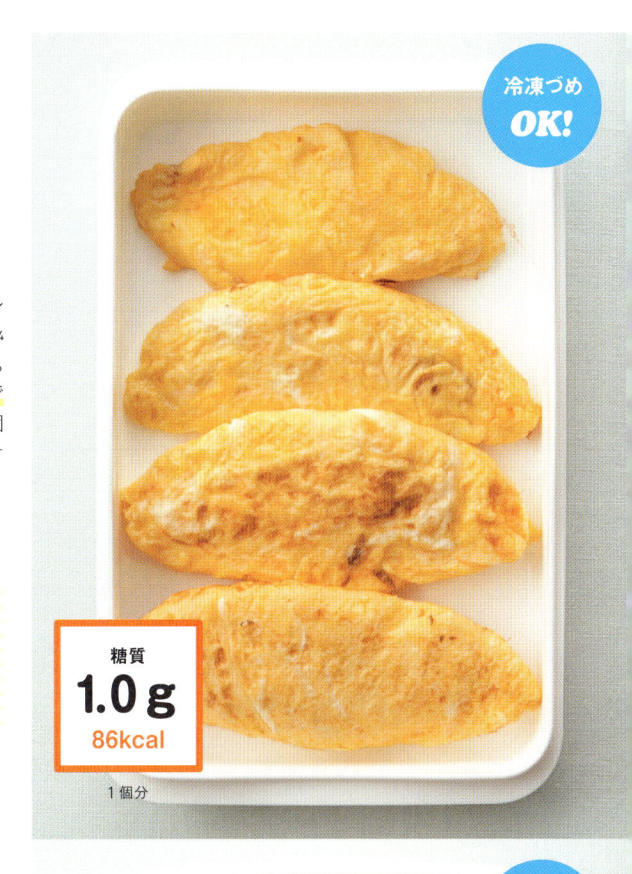

冷凍づめ OK!

糖質 **1.0 g** 86kcal

1個分

チーズとバターでリッチな味わいです。

キッシュ風チーズオムレツ

`冷蔵 2 〜 3 日`　`冷凍 2 週間`　`そのままつめる`

材料（8個分）

しめじ……½ 袋
マッシュルーム……3 個
A｜卵……4 個
　｜牛乳……大さじ 2
　｜塩、こしょう……各少々
　｜溶けるチーズ……30 g
バター……5 g
トマトケチャップ……適量

作り方

1　しめじは石づきを除いてほぐし、マッシュルームも石づきを除いて薄切りにする。
2　フライパンにバターを中火で熱し、1 を 2 〜 4 分炒め、混ぜ合わせた 2 を流し入れる。卵が半熟状になるまで何度か混ぜ、弱火にしてふたをする。
3　3 〜 4 分焼いたら裏返し、火が通るまで 3 〜 4 分焼く。粗熱がとれたら、8 等分に切り分ける。食べるときにトマトケチャップを添える。

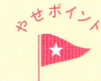 ヤセポイント
2 種類のきのこを入れるとボリュームが出るうえ、食物繊維もたっぷりに。

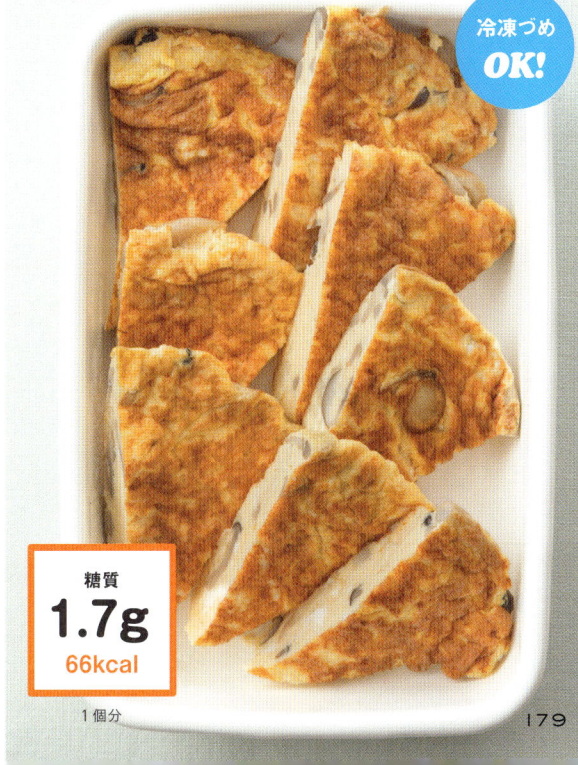

冷凍づめ OK!

糖質 **1.7 g** 66kcal

1個分

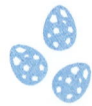

卵・うずら卵のミニおかず

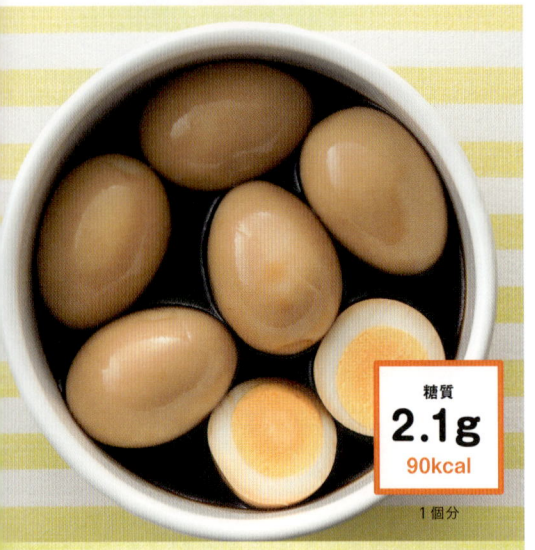

糖質
2.1g
90kcal
1個分

人気の味つけ卵を中華風にアレンジ。

味つけ卵

冷蔵 3 〜 4 日　　冷凍 NG　　そのままつめる

材料（6個分）

卵……6 個
A オイスターソース……大さじ 3
　 しょうゆ、水……各大さじ 1
　 ごま油……小さじ ½

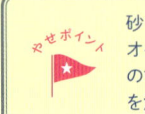
砂糖は使わず、オイスターソースの甘みとコクで卵を漬けます。

作り方

1 小鍋に卵とかぶるくらいの水を入れ、中火にかける。沸騰したら弱火にして 9 〜 10 分ゆでる。冷水にとって冷まし、殻をむく。
2 チャック付き保存袋に A と 1 を入れて密封し、冷蔵庫で半日以上漬ける。

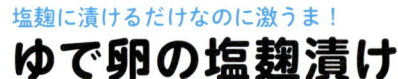

塩麹に漬けるだけなのに激うま！

ゆで卵の塩麹漬け

冷蔵 2 〜 3 日　　冷凍 NG　　そのままつめる

糖質
4.8g
98kcal
1個分

材料（6個分）

卵……6 個
塩麹……½ カップ

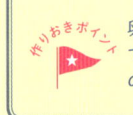
卵はしっかりと固ゆですると、お弁当の作りおき向きに。

作り方

1 小鍋に卵とかぶるくらいの水を入れ、中火にかける。沸騰したら弱火にして 9 〜 10 分ゆでる。冷水にとって冷まし、殻をむく。
2 チャック付き保存袋に塩麹と 1 を入れて密封し、冷蔵庫で約半日以上漬ける。

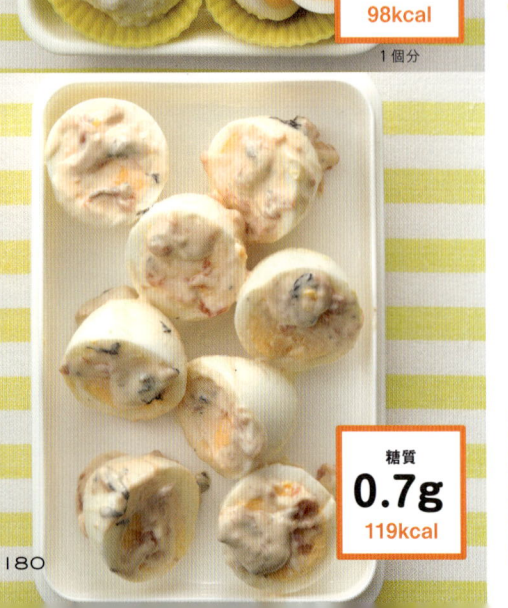

糖質
0.7g
119kcal

さっぱりだけどクリーミー！

ゆで卵の梅マヨしょうゆあえ

冷蔵 2 〜 3 日　　冷凍 NG　　そのままつめる

材料（4回分）

卵……4 個
梅干し……1 個
A マヨネーズ……大さじ 2
　 しょうゆ……小さじ ½

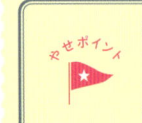
梅干しに含まれるクエン酸が糖質や脂質の代謝を促してくれます。

作り方

1 小鍋に卵とかぶるくらいの水を入れ、中火にかける。沸騰したら弱火にして 9 〜 10 分ゆでる。冷水にとって冷まして、横半分に切る。
2 梅干しは種を除いて粗く刻み、A と混ぜる。1 を加え、くずさないようにあえる。

スクランブルエッグ茶巾

チーズが入ってボリューム満点！

`冷蔵 2～3 日` `冷凍 2 週間` `そのままつめる`

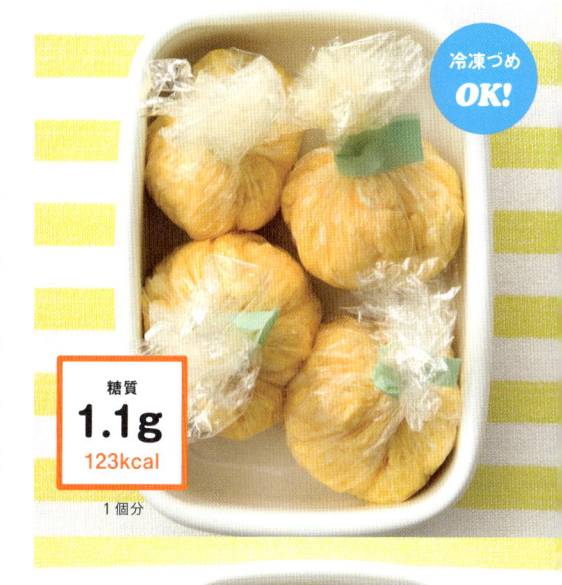

冷凍づめ **OK!**

糖質
1.1g
123kcal

1 個分

材料（4 個分）

卵……3 個
A｜ 牛乳……大さじ 1
　｜ 塩、こしょう……各少々
キャンディーチーズ……4 個
オリーブオイル……小さじ 1
トマトケチャップ……適量

作り方

1 ボウルに卵を溶きほぐして A を混ぜる。
2 フライパンにオリーブオイルを中火で熱し、1 を流し入れて大きく何度か混ぜながら炒める。
3 火が通ったら熱いうちにラップに 6 等分にしてのせ、中にキャンディチーズを 1 個ずつ入れて包み、ラップを茶巾のようにねじって留める。つめるときにトマトケチャップを添える。

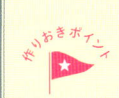

作りおきポイント
マスキングテープで留めておくと、つめたときの印象がアップします。

うずら卵のピクルス

寿司酢に漬けるだけだからかんたん！

`冷蔵 4～5 日` `冷凍 NG` `汁けをきってつめる`

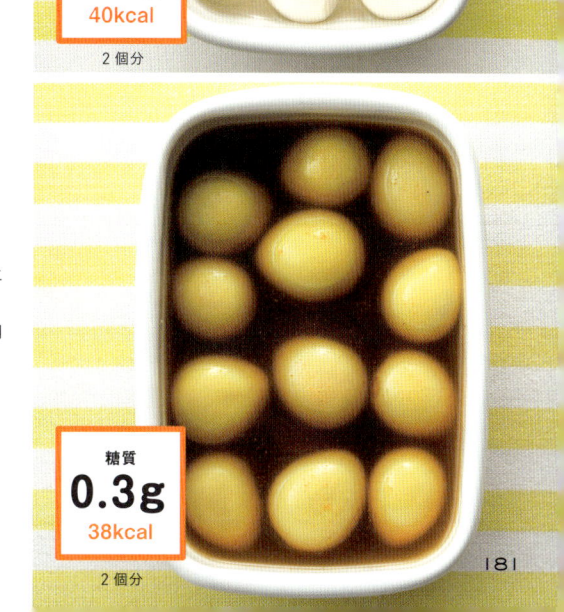

糖質
0.8g
40kcal

2 個分

材料（12 個分）

うずら卵水煮……12 個
寿司酢……½ カップ

作り方

1 チャック付き保存袋にうずら卵水煮、寿司酢を入れ、冷蔵庫でひと晩以上おく。

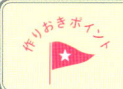

作りおきポイント
うずら卵が乾かないようにしっかりと漬け汁に浸して保存します。

うずら卵のカレー風味漬け

彩りを足したいときにぜひ。

`冷蔵 3～4 日` `冷凍 NG` `汁けをきってつめる`

材料（12 個分）

うずら卵水煮……12 個
A｜ 水……½ カップ
　｜ カレー粉……小さじ 1
　｜ しょうゆ……小さじ ½
　｜ 塩……小さじ ¼

作り方

1 小鍋に A を入れて煮立て、火を止める。
2 チャック付き保存袋に 1、うずら卵水煮を入れ、2 時間以上漬ける。

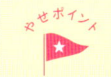

ヤセポイント
たんぱく質が少し足りないときに、糖質の低いうずら卵で補います。

糖質
0.3g
38kcal

2 個分

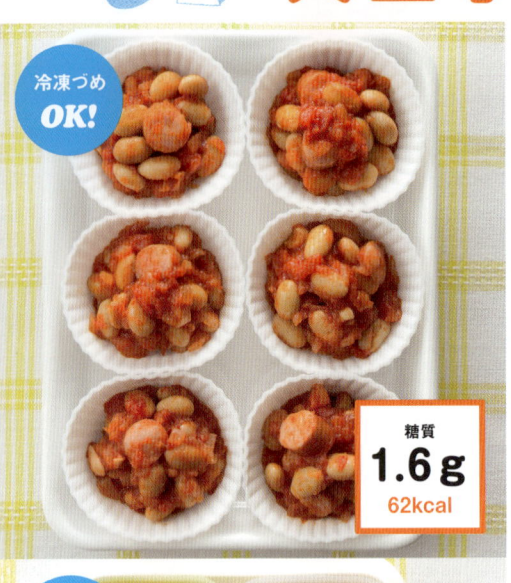

冷凍づめ OK!

糖質 **1.6g**
62kcal

ごはんにもパンにも合うおかず。
大豆とウインナーのトマト煮

`冷蔵 3〜4日` `冷凍 2 週間` `レンジで温める`

材料（6回分）

大豆水煮……100g
玉ねぎ……¼ 個
粗びきウインナー……4 本
A｜トマト水煮缶……1 カップ
　｜塩、こしょう……各少々

作り方

1 玉ねぎはみじん切りにする。ウインナーは 8mm幅に切る。
2 小鍋に大豆、1、A を入れて中火にかける。沸騰したら弱火にしてふたをし、ときどき混ぜながら 10 分ほど煮る。ふたを取り、水分が多ければ軽く煮つめる。

> **作りおきポイント** 軽く煮つめておくとうまみが凝縮され、お弁当につめやすくなります。

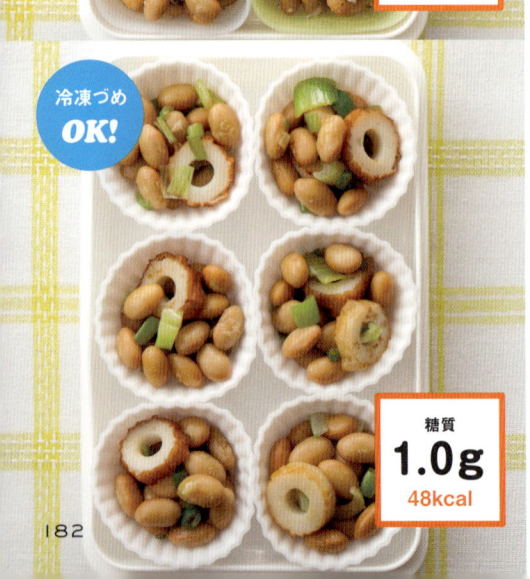

冷凍づめ OK!

糖質 **0.3g**
48kcal

カルシウム不足の方におすすめです。
大豆のじゃこ炒め

`冷蔵 3〜4日` `冷凍 2 週間` `レンジで温める`

材料（6回分）

大豆水煮……150g
ちりめんじゃこ……20g
オリーブオイル……小さじ ½
しょうゆ……小さじ ⅓

作り方

1 フライパンにオリーブオイルを弱めの中火で熱し、大豆を入れて 2〜3 分炒める。
2 1にちりめんじゃこを加えて1〜2分炒め、しょうゆを加えてさっと炒め合わせる。

> **ヤセポイント** 大豆は糖質オフの優秀食材。味に変化をつけながらお弁当にぜひ活用しましょう。

冷凍づめ OK!

糖質 **1.0g**
48kcal

食欲をそそるバターしょうゆ味。
大豆とちくわのバター炒め

`冷蔵 3〜4日` `冷凍 2 週間` `レンジで温める`

材料（6回分）

大豆水煮……150g
ちくわ……1 本
長ねぎ……10cm
バター……5g
しょうゆ……小さじ ⅔

作り方

1 ちくわは 5mm幅に切る。長ねぎは粗みじん切りにする。
2 フライパンにバターを弱めの中火で熱し、1、大豆を焦がさないように 3〜5 分炒める。しょうゆを加えてさっと混ぜる。

> **ヤセポイント** バターは血糖値を上げないのでダイエット中でも安心して使える調味料です。

厚揚げの明太マヨあえ

明太子の代わりにたらこでもOK！

`冷蔵2〜3日` `冷凍2週間` `そのままつめる`

材料（5回分）

厚揚げ……1枚（300g）
辛子明太子……小1腹
青じそ……4枚
マヨネーズ……大さじ2

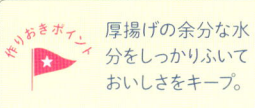 厚揚げの余分な水分をしっかりふいておいしさをキープ。

作り方

1 厚揚げは耐熱容器に入れ、ふんわりとラップをかけて電子レンジで2分加熱する。汁けをふき、2cm角に切る。
2 青じそは粗みじん切りにし、水にさらして水けを絞る。明太子は身をほぐす。
3 1、2をマヨネーズであえる。

糖質 **0.4g**
115kcal

冷凍づめ OK!

厚揚げの焼き肉のたれ炒め

パンチのある焼き肉のたれで味つけ。

`冷蔵2〜3日` `冷凍2週間` `レンジで温める`

材料（6回分）

厚揚げ……1枚（300g）
ししとう……8〜12本
ごま油……小さじ1
A｜ 焼き肉のたれ……大さじ1
　｜ しょうゆ……小さじ1

 超低糖質の厚揚げはボリューム満点。肉以外でたんぱく質が必要なときにぜひ。

作り方

1 厚揚げは1×2cmの角切りにする。ししとうはへたを除き、切り込みを入れる。
2 フライパンにごま油を中火で熱し、1を入れて厚揚げをくずさないよう炒める。Aを加え、全体にからめる。

糖質 **1.2g**
87kcal

冷凍づめ OK!

厚揚げのねぎみそチーズ焼き

魚介のおかずと相性ぴったり。

`冷蔵2〜3日` `冷凍2週間` `トースターで軽く温める`

材料（8回分）

厚揚げ……1枚（300g）
長ねぎ……10cm
溶けるチーズ……50g
みそ……小さじ1

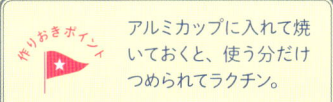 アルミカップに入れて焼いておくと、使う分だけつめられてラクチン。

作り方

1 厚揚げは厚みを1.5cmに切ってから、3cm角に切る。長ねぎは小口切りにする。
2 アルミカップに1を入れ、上にみそをぬり、長ねぎ、溶けるチーズの順にのせる。オーブントースターでチーズが溶けるまで4〜5分焼く。

糖質 **0.6g**
80kcal

冷凍づめ OK!

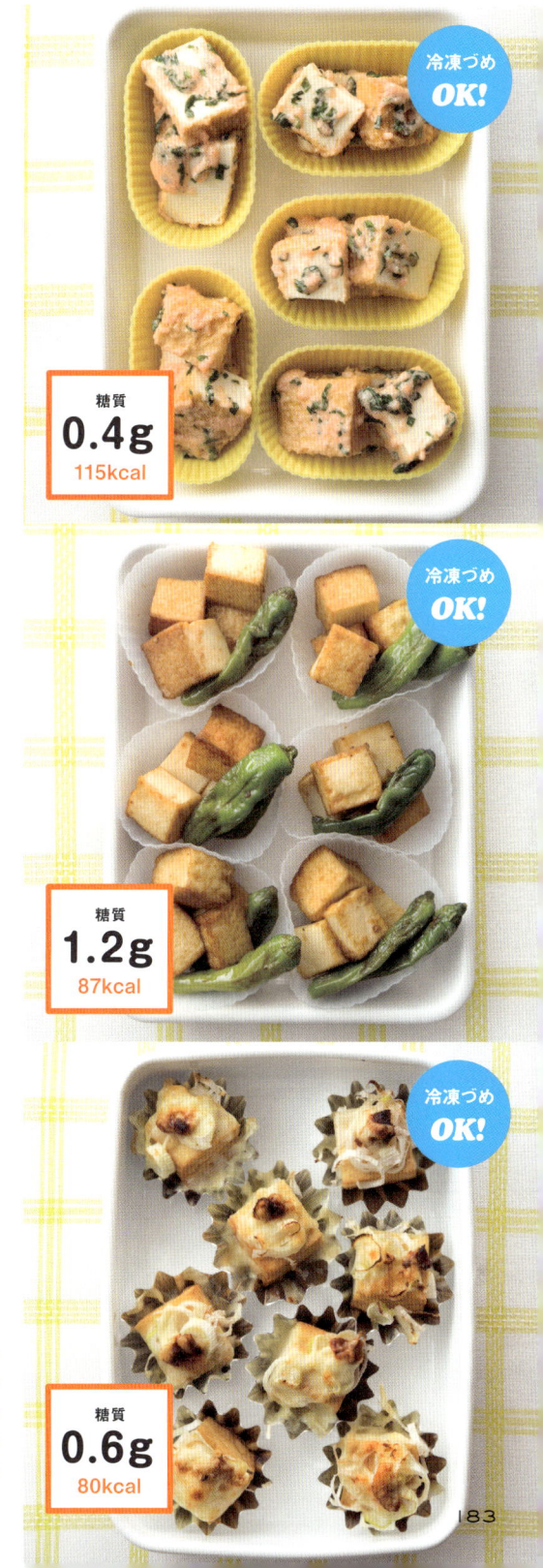

油揚げ・おから

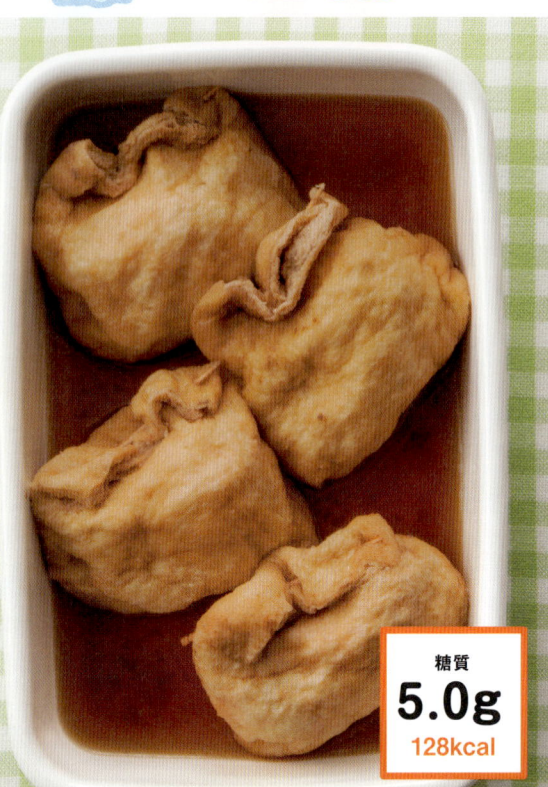

しみじみおいしいおふくろの味。

油揚げの宝煮

冷蔵2〜3日　冷凍NG　そのままつめる

材料（4個分）

油揚げ……大2枚
卵……小4個
長ねぎ……10cm
A　だし汁
　　……1と½カップ
　　しょうゆ、みりん
　　……各大さじ1と½

作り方

1　油揚げは横半分に切り、箸を置いて転がして袋状に開く。
2　長ねぎは小口切りにし、1に等分に入れる。卵は小さな器に1個ずつ割り、油揚げの中にそっと入れ、爪楊枝で留める。
3　鍋にAを入れて中火にかけ、沸騰したら2を加えて落としぶたをして弱火で8〜10分煮る。そのまま冷まして味を含ませる。冷凍する場合は汁けをきって保存する。

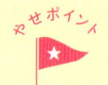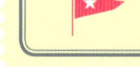
ヤセポイント
油揚げと卵は糖質が低い食材。組み合わせるだけでボリュームのある煮物に！

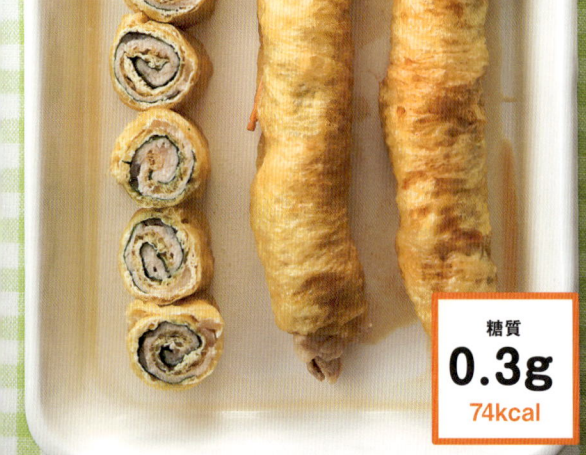

冷凍づめ
OK!

青じそと一緒に巻いてさわやかな風味に。

油揚げの豚肉ロール巻き

冷蔵2〜3日　冷凍2週間　そのままつめる

材料（6回分）

油揚げ……3枚
豚薄切り肉（しゃぶしゃぶ用）
　……6枚
青じそ……6枚
A　だし汁……1カップ
　塩……小さじ¼弱
ポン酢しょうゆ
　……大さじ½

作り方

1　油揚げは3辺を細く切り落とし、3枚とも開く。
2　1の手前に青じそ、豚肉各2枚を広げて置き、手前からしっかりと巻く。巻き終わりを爪楊枝2本で留める。全部で3本作る。
3　鍋にAを煮立て、2を入れてふたをし、途中転がしながら弱火で6〜8分煮る。鍋から取り出してポン酢しょうゆをかける。使う分だけ切り分ける。

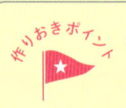
作りおきポイント
使う分だけ切り分け、残りは乾かないようにラップなどで包んで保存しましょう。

ヨーグルトを加えてさっぱりクリーミーに。

おからのポテトサラダ風

`冷蔵2〜3日` `冷凍NG` `そのままつめる`

材料（6回分）

おから（生）……150g
きゅうり……1本
ハム……2枚
玉ねぎ……¼個
A マヨネーズ……大さじ4
　プレーンヨーグルト
　　……大さじ1と½
　レモン汁
　　……大さじ1〜1と½
　塩、こしょう……各少々

作り方

1 おからは耐熱容器に入れ、ラップをかけずに電子レンジで2分加熱し、粗熱をとる。
2 きゅうりと玉ねぎは薄切りにする。沸騰した湯できゅうりと玉ねぎを10〜20秒ゆでる。すべて冷水にとり、水けを絞る。
3 ハムは半分に切ってから5mm幅に切り、1、2、Aとあえる。

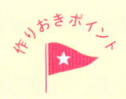 作りおきポイント

おからをレンチンして水分を飛ばすと、調味料とよくなじんでなめらかな口当たりに。日持ちもよくなります。

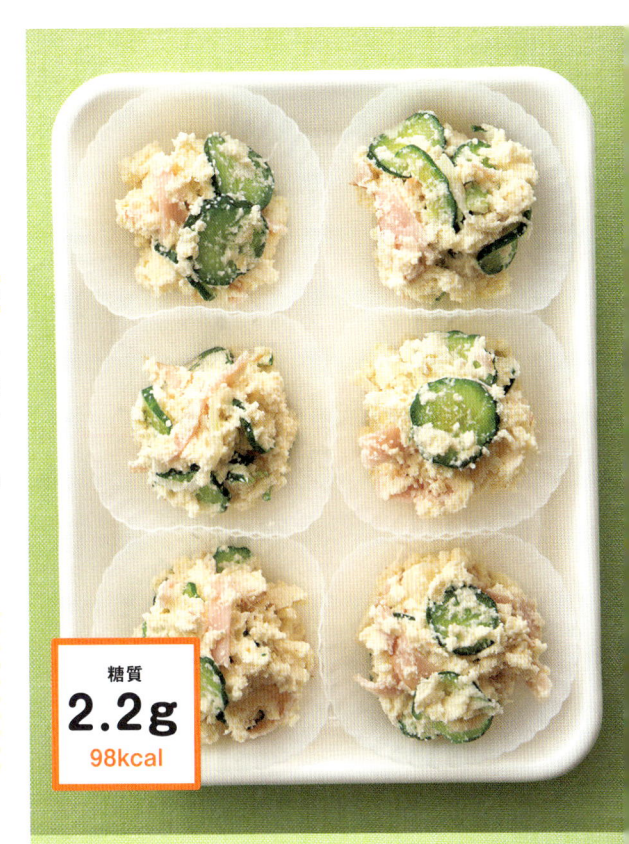

糖質 **2.2g**
98kcal

弱火で煮てしっとり仕上げるのがコツ。

おからのあっさり煮物

`冷蔵3〜4日` `冷凍2週間` `レンジで温める`

材料（6回分）

おから（生）……150g
にんじん……⅙本
突だしこんにゃく（アク抜き済み）
　……50g
小ねぎ……2本
ごま油……小さじ½
A だし汁……1カップ
　しょうゆ……小さじ2
　砂糖……小さじ1

作り方

1 にんじんはせん切り、小ねぎは小口切りにする。
2 小鍋にごま油を中火で熱し、1のにんじん、おから、こんにゃくを1〜2分炒める。
3 2にAを加え、ふたをして弱火で10〜12分煮る。小ねぎを加えてさらに1分煮て火を止める。

冷凍づめ **OK!**

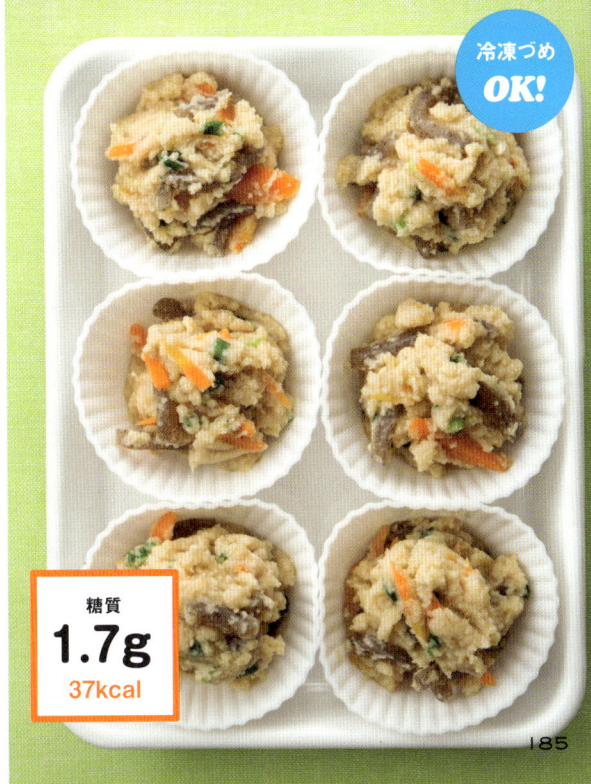

糖質 **1.7g**
37kcal

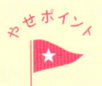 やせポイント

だし汁をたっぷり使えば、砂糖を少なめにしても、もの足りなさを感じません。

高野豆腐

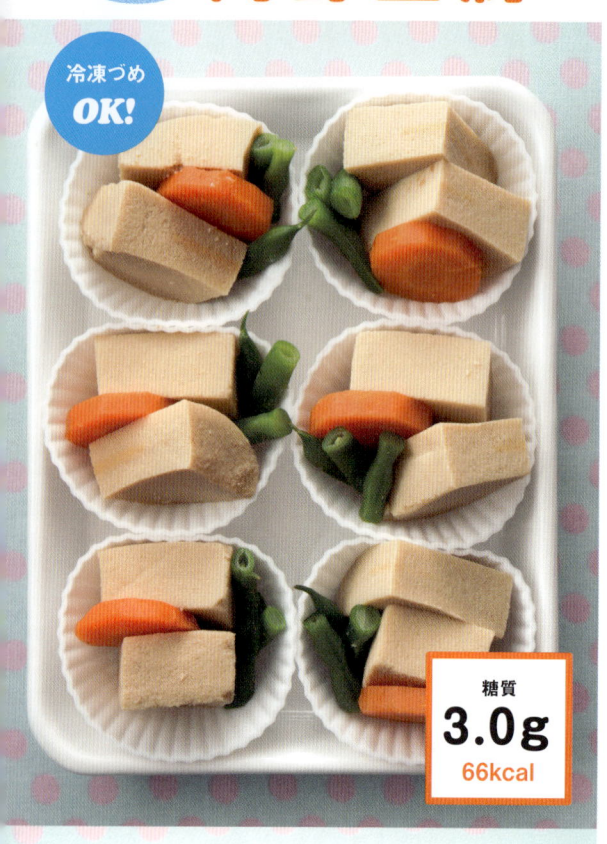

冷凍づめ **OK!**

糖質
3.0g
66kcal

上品な味つけは和風弁当にぴったり！

高野豆腐と野菜の煮物

冷蔵 3 ～ 4 日 | 冷凍 2 週間 | レンジで温める

材料（6回分）

高野豆腐……3 枚
にんじん……⅓ 本（50 g）
さやいんげん　8 本
A｜だし汁……2 カップ
　｜砂糖……大さじ 1
　｜しょうゆ……小さじ 2
　｜塩……小さじ ½

作り方

1　にんじんは 8㎜厚さの輪切りにする。さやいんげんは長さを 3 ～ 4 等分に切る。

2　鍋に A を入れて中火にかけ、沸騰したら高野豆腐、にんじんを加え、ふたして弱火で煮汁が ⅓ 程度になるまで 10 ～ 12 分煮含める（5 分ほど煮たら、途中でさやいんげんを加える）。

3　粗熱がとれたら、高野豆腐を食べやすい大きさに切り分ける。

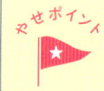 ヤセポイント 高野豆腐は低糖質なうえ、食物繊維も多く、腹持ちもよい超優秀食材です。

肉だねをつめてボリュームアップ！

高野豆腐のひき肉づめ煮

冷蔵 3 ～ 4 日 | 冷凍 2 週間 | レンジで温める

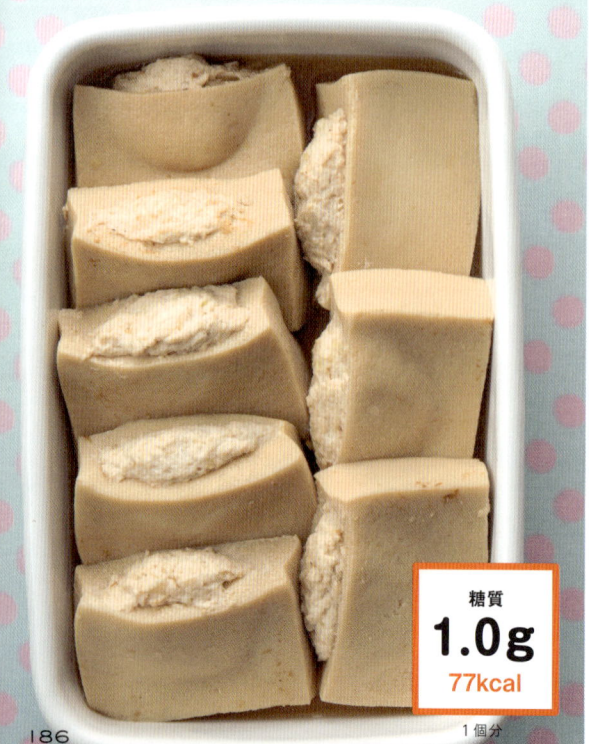

糖質
1.0g
77kcal

1 個分

材料（8個分）

高野豆腐……4 枚
A｜鶏ひき肉　100 g
　｜長ねぎ（みじん切り）
　｜　……大さじ 1
　｜しょうが（すりおろし）
　｜　……小さじ ⅓
　｜塩……少々
B｜だし汁……2 カップ
　｜しょうゆ……大さじ 1 弱
　｜砂糖……小さじ 1
　｜塩……少々

作り方

1　高野豆腐は水につけてもどし、軽く押さえて水けを絞り、半分に切る。それぞれ切り込みを入れてポケット状にする。

2　A はよく練り合わせ、1 の中に等分につめる。

3　鍋に B を入れて中火にかけ、沸騰したら 2 を入れてふたをし、弱火で 10 分ほど煮含め、火を止めてそのまま冷ます。

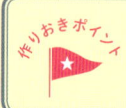 作りおきポイント 冷ましながら高野豆腐に味を含ませていくと、時間がたってもおいしくなります。

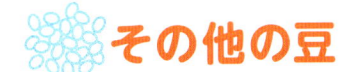 その他の豆

野菜やパンにつけて食べると幸せな気分に！
ひよこ豆のフムス風

`冷蔵4〜5日` `冷凍NG` `そのままつめる`

材料（約6回分）
A｜ひよこ豆水煮……150g
　｜にんにく……½かけ
　｜水……大さじ2〜3
　｜オリーブオイル……大さじ½
　｜練りごま（白）……大さじ1
　｜塩……少々

作り方
1 フードプロセッサーに A の材料をすべて入れ、なめらかになるまで攪拌する。濃度は水で調節する。

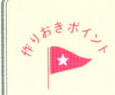 作りおきポイント
保存容器に入れたら、ラップで表面を覆って乾燥しないようにしましょう。

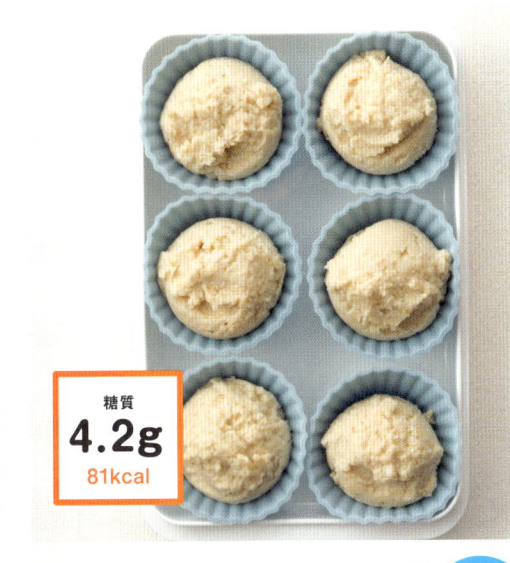
糖質 **4.2g** 81kcal

コロコロした見た目がかわいい！
ミックスビーンズのサラダ

`冷蔵2〜3日` `冷凍2週間` `そのままつめる`

材料（6回分）
ミックスビーンズ水煮……100g
さやいんげん……10本
A｜マヨネーズ……小さじ2
　｜しょうゆ……小さじ⅔

作り方
1 さやいんげんは4〜5分塩ゆで（分量外）し、ざるに上げ、2cm幅に切る。
2 ミックスビーンズは汁けをきり、1、A とあえる。

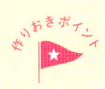 作りおきポイント
日持ちするようにミックスビーンズの余分な汁けをきりましょう。

冷凍づめ OK!

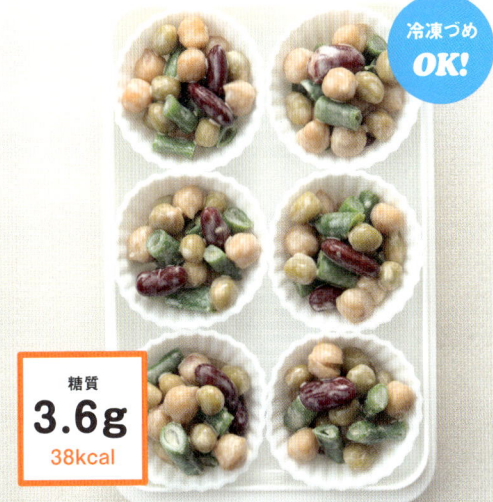
糖質 **3.6g** 38kcal

シンプルだけど栄養がぎっしり！
ひたし豆

`冷蔵3〜4日` `冷凍2週間` `汁けをきってつめる`

材料（8回分）
枝豆（冷凍・さやつき）……300g
A｜だし汁……大さじ4
　｜しょうゆ……小さじ2
　｜しょうが（すりおろし）
　｜……小さじ½

作り方
1 枝豆は流水で解凍し、さやから出す。
2 混ぜ合わせた A に 1 を入れ、半日以上漬ける。

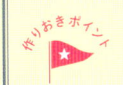 作りおきポイント
しょうがを漬け汁に入れると風味がよく、傷みにくくなります。

冷凍づめ OK!

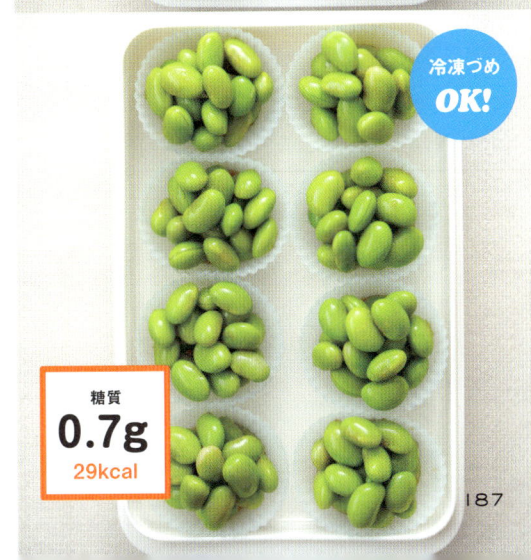
糖質 **0.7g** 29kcal

# こんにゃく・しらたき

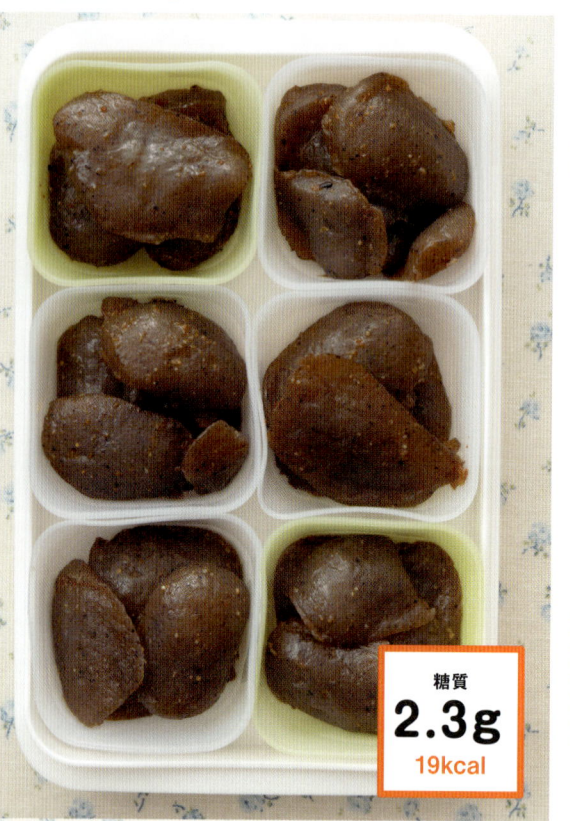

糖質
2.3g
19kcal

弾力のある食感はクセになります。

こんにゃくのピリ辛炒め

冷蔵3〜4日　冷凍NG　レンジで温める

材料（6回分）
こんにゃく（アク抜き済み）
　……1枚（180g）
ごま油……小さじ1
A　水……大さじ3
　しょうゆ……小さじ2
　みりん……小さじ1
　顆粒和風だしの素
　　……小さじ½
七味唐辛子……少々

作り方
1　こんにゃくはスプーンなどで
　ひと口大にちぎる。
2　鍋にごま油を中火で熱し、1
　を2〜3分炒める。Aを加え、
　ふたをして水分が蒸発するま
　で炒め煮にする。火を止め、
　七味唐辛子をふる。

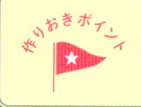作りおきポイント　水分をしっかりと飛ばすと、味がしっかり入って冷めても臭みが出ません。

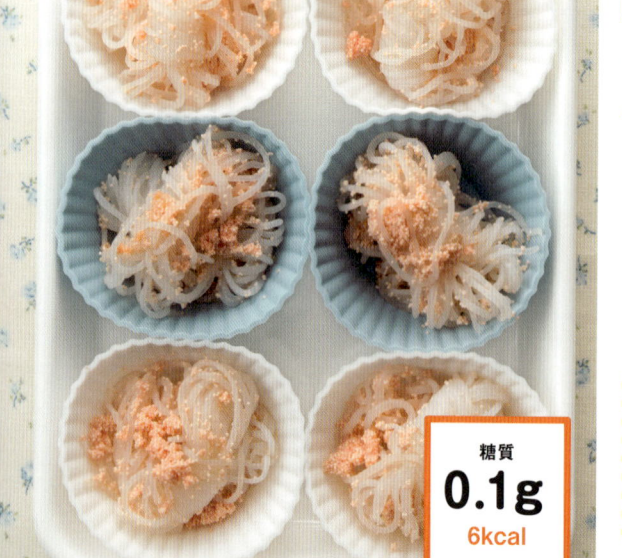

糖質
0.1g
6kcal

しらたきをから炒りすると味がよくなじみます。

結びしらたきの明太子炒め

冷蔵3〜4日　冷凍NG　レンジで温める

材料（6回分）
結びしらたき（アク抜き済み）
　……200g
辛子明太子
　……½腹（約20g）

作り方
1　小鍋に水けをきった結びしら
　たきを入れ、から炒りして水
　分を飛ばす。
2　1にほぐした明太子を加え、
　30秒〜1分炒める。

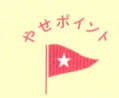ヤセポイント　しらたきは低糖質で低カロリー！満腹感も得られるのでダイエットに欠かせません。明太子で味わい深く。

PART.6

ストック食材でやせる作りおき

缶詰・乾物の
おかず

缶詰や乾物は買い物が行く時間がないときにおすすめ！ 栄養もぎっしりつまっていて、パパッと作れるサラダやあえ物や、しみじみおいしい煮物にも活用できるので、作りおきもラクになります。

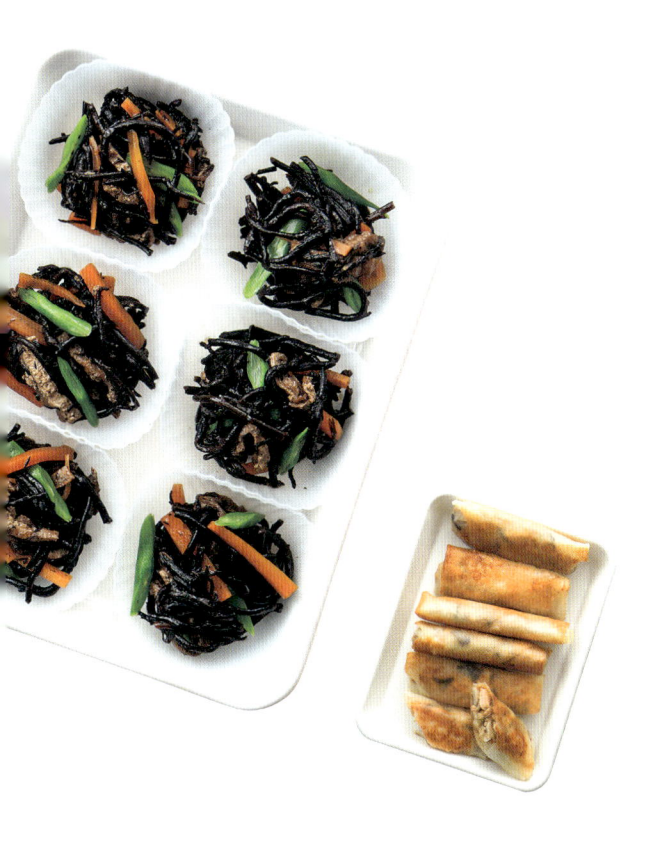

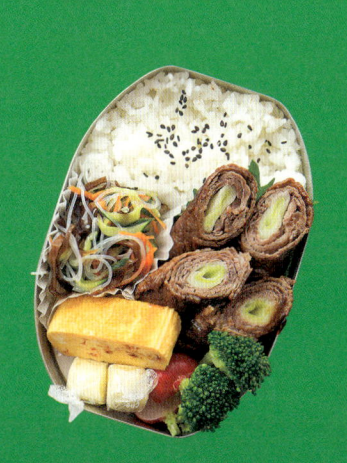

ツナ缶・さば缶・鮭缶

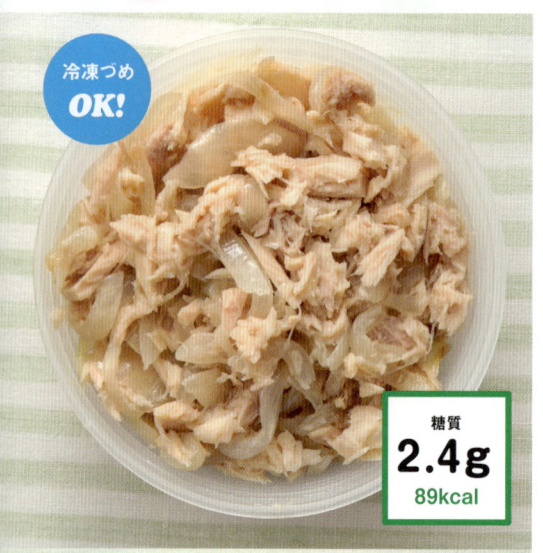

冷凍づめ OK!

糖質 **2.4g** 89kcal

パンにはさんでもおいしい！
ツナと玉ねぎペースト

冷蔵 3 〜 4 日 ｜ 冷凍 2 週間 ｜ レンジで温める

材料（6回分）
ツナ缶……大 1 缶（150 g）
玉ねぎ……1 個
バター……8 g
塩、こしょう……各少々

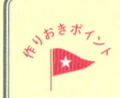
作りおきポイント
玉ねぎはじっくりと炒めて甘みを引き出し、ツナのうまみをうつします。

作り方
1 ツナ缶は缶汁をきる。玉ねぎは薄切りにする。
2 フライパンにバターを熱し、**1**の玉ねぎをじっくりと弱火で6〜8分炒める。ツナを加えて2〜3分炒め、塩、こしょうで味をととのえる。

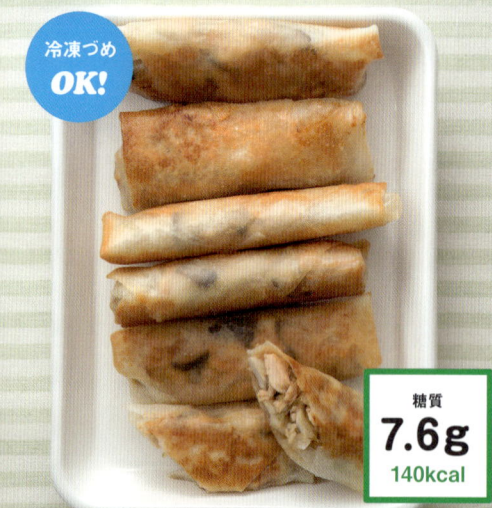

冷凍づめ OK!

糖質 **7.6g** 140kcal

1本分

低糖質のツナ缶を使って手軽に。
ツナとエリンギの揚げ春巻き

冷蔵 3 〜 4 日 ｜ 冷凍 2 週間 ｜ レンジ+トースターで温める

材料（6本分）
ツナ缶……大 1 缶（150 g）
エリンギ……4 本
玉ねぎ……¼ 個
サラダ油……小さじ ½
しょうゆ……大さじ ½
春巻きの皮……6 枚
水溶き小麦粉……少々
揚げ油……大さじ 2 と ½

作り方
1 エリンギは長さを半分にしてから薄切り、玉ねぎは薄切りにする。ツナ缶は缶汁をきる。
2 フライパンにサラダ油を中火で熱して**1**のツナ以外を炒め、ツナ、しょうゆを加えて炒め合わせ、粗熱をとる。
3 春巻きの皮に**2**を等分において巻き、巻き終わりを水溶き小麦粉で留める。揚げ油で3〜4分揚げ焼きにし、油をよくきる。

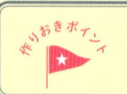
作りおきポイント
保存容器にキッチンペーパーを敷いて保存するとカラっと長持ち。

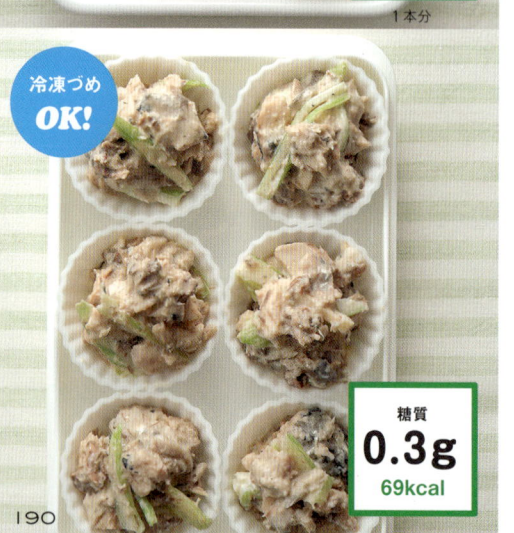

冷凍づめ OK!

糖質 **0.3g** 69kcal

お好みで香菜を混ぜても good！
さば缶とセロリのマヨサラダ

冷蔵 3 日 ｜ 冷凍 2 週間 ｜ そのままつめる

材料（6回分）
さば水煮缶……1 缶
セロリ……¼ 本
塩……少々
A｜マヨネーズ……大さじ 1 と ½
　｜レモン汁……小さじ 1

作り方
1 セロリはせん切りにし、塩でもんで水けを絞る。
2 さば水煮缶は缶汁をきって軽くほぐし、**1**、**A**とあえる。

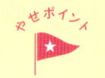
ヤセポイント
さば缶は栄養価が高くて低糖質。ダイエット中は水煮缶を選んで。

骨ごと食べられてヘルシー！
さば缶のレモンマリネ

`冷蔵3日` `冷凍2週間` `そのままつめる`

材料（6回分）

さば水煮缶……1缶
玉ねぎ……¼個
レモン（国産）……⅓個
A｜オリーブオイル……大さじ2
　｜レモン汁……小さじ2
　｜塩、粗びき黒こしょう……各少々

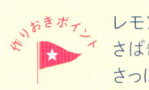
作りおきポイント レモンをたっぷり加えるとさば缶のくせがやわらぎ、さっぱりと食べられます。

作り方

1 玉ねぎは薄切りにする。耐熱容器に入れ、ふんわりとラップをかけて電子レンジで30〜40秒加熱し、冷水にさらして水けを絞る。レモンはよく洗い、皮ごといちょう切りにする。
2 さば水煮缶は缶汁をきって軽くほぐし、1、Aとあえる。

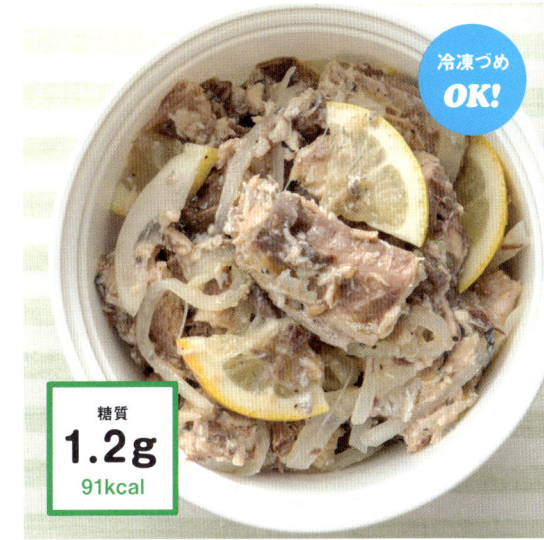
冷凍づめ **OK!**
糖質 **1.2g** 91kcal

ダイエット中のおつまみにもおすすめ。
鮭缶とディルのマヨあえ

`冷蔵3日` `冷凍2週間` `そのままつめる`

材料（6回分）

鮭水煮缶……1缶
ディル……⅓枝
黒オリーブ（輪切り）……15g
A｜マヨネーズ……大さじ2
　｜レモン汁……大さじ½
　｜塩、こしょう……各少々

作り方

1 鮭水煮缶は缶汁をきってほぐす。
2 1に手でちぎったディル、黒オリーブを加え、混ぜ合わせたAであえる。

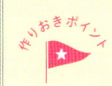
作りおきポイント 作りおいても臭みが出ないように、鮭缶の汁けはきっちりときって。

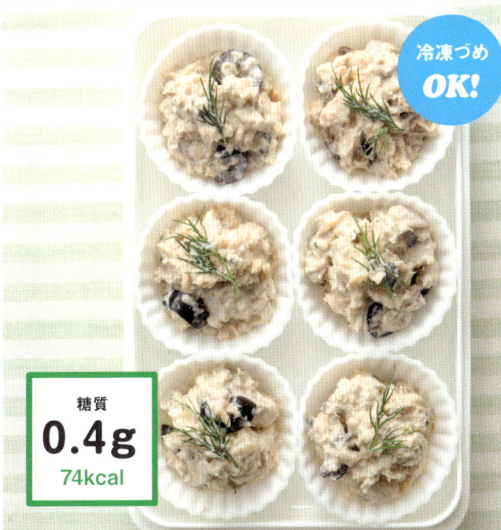
冷凍づめ **OK!**
糖質 **0.4g** 74kcal

思い立ったらすぐできる！
鮭缶とじゃがいものバター煮

`冷蔵3〜4日` `冷凍NG` `レンジで温める`

材料（6回分）

鮭水煮缶……1缶
じゃがいも……1個
玉ねぎ……¼個
A｜バター……5g
　｜しょうゆ……大さじ½

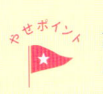
やせポイント じゃがいもは糖質が高めなので、調味料は糖質を増やさないものを使います。

作り方

1 じゃがいもは皮をむき、4〜6等分のひと口大に切る。水からやわらかくなるまで7〜8分ゆで、湯を約½カップ程度残して捨てる。玉ねぎは薄切りにし、じゃがいもと一緒に最後2分でゆでる。
2 鮭水煮缶は缶汁をきって1に加え、Aも加えて中火でひと煮立ちさせる。

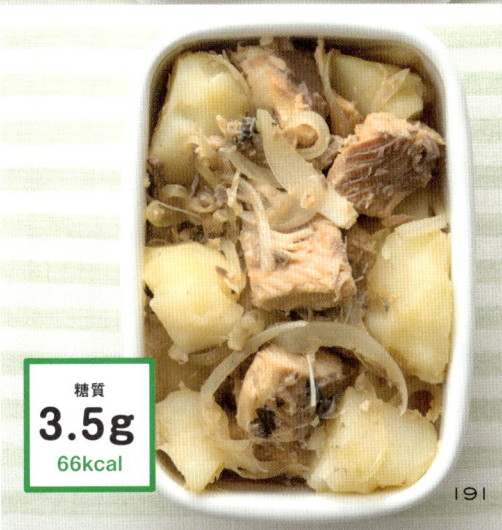
糖質 **3.5g** 66kcal

切り干し大根

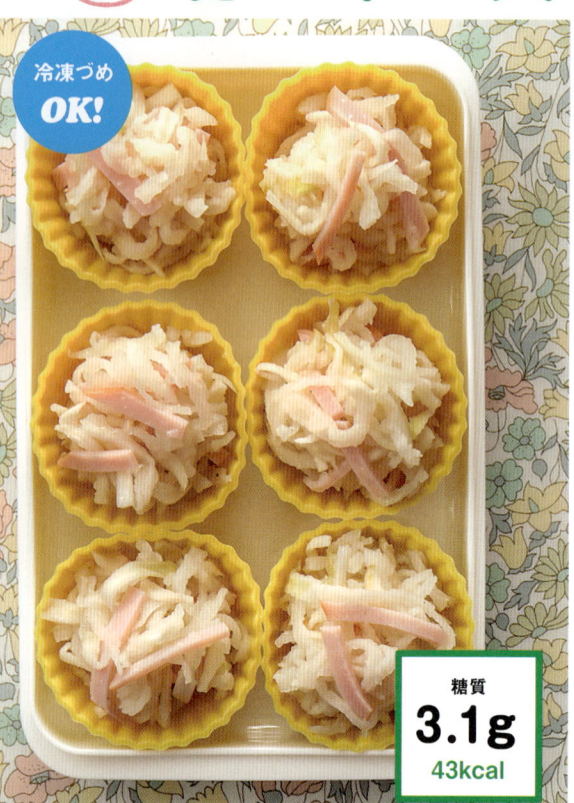

冷凍づめ
OK!

玉ねぎのすりおろしを加えるのがポイント。

切り干し大根とハムのサラダ

`冷蔵 2 〜 3 日`　`冷凍 2 週間`　`そのままつめる`

材料（6 回分）
切り干し大根……30 g
ハム……2 枚
玉ねぎ (すりおろし)
　……大さじ 2
A｜ サラダ油……大さじ 1
　｜ 酢……大さじ 2/3
　｜ 砂糖……小さじ 1/2
　｜ 塩、こしょう……各少々

作り方
1. 切り干し大根は水に 15 分つけてもどす。さっとゆでて冷水にとり、水けをよく絞って食べやすい長さに切る。ハムは長さを半分に切ってから細切りにする。
2. 玉ねぎは耐熱容器に入れ、ラップをかけずに電子レンジで 30 秒加熱し、A を混ぜる。
3. 1 を 2 であえる。

糖質
3.1g
43kcal

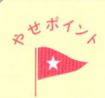
ヤセポイント
切り干し大根には食物繊維が豊富。コリコリした食感が楽しく、早食い防止にも！

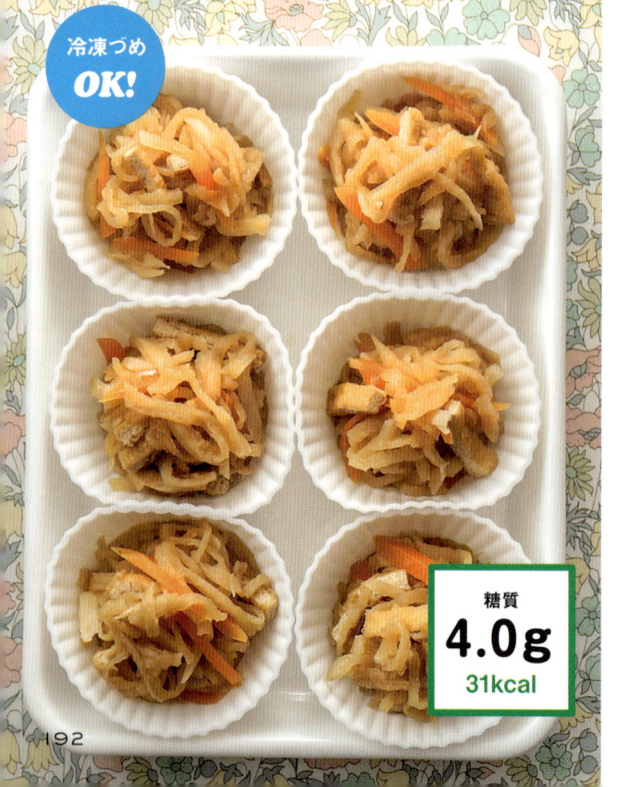

冷凍づめ
OK!

たっぷり作っておきたい常備菜。

切り干し大根の煮物

`冷蔵 3 〜 4 日`　`冷凍 2 週間`　`レンジで温める`

材料（6 回分）
切り干し大根……30 g
にんじん……1/6 本
油揚げ……1/3 枚
サラダ油……小さじ 1
A｜ だし汁……1 と 1/3 カップ
　｜ しょうゆ
　｜ 　……大さじ 1 と 1/2
　｜ みりん……大さじ 1

作り方
1. 切り干し大根は水に 15 分つけてもどし、水けを絞って食べやすい長さに切る。にんじん、油揚げは 2cm 長さのせん切りにする。
2. 鍋にサラダ油を中火で熱し、1 を 2 分炒める。全体に油が回ったら、A を加えて沸騰させ、ふたをして弱火で、切り干し大根がやわらかくなるまで 15 分ほど煮含める。

糖質
4.0g
31kcal

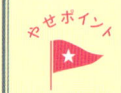
ヤセポイント
砂糖の代わりにみりんで甘さを調整すれば、深みはあるのに糖質は抑えられます。

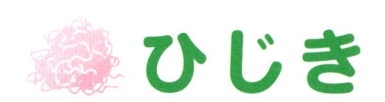 # ひじき

栄養バランスがとれたおなじみの副菜。
ひじきのあっさり煮

`冷蔵 3 〜 4 日`　`冷凍 2 週間`　`レンジで温める`

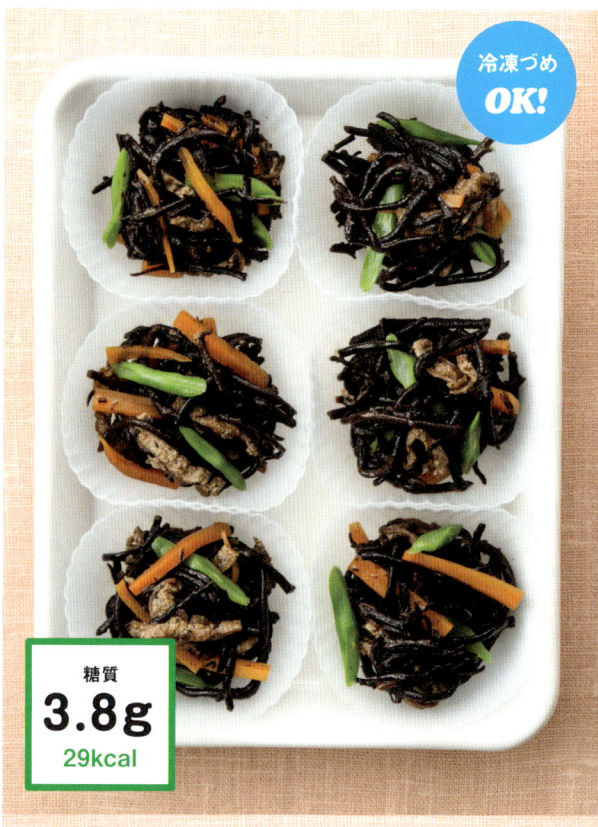

冷凍づめ
OK!

糖質
3.8g
29kcal

材料（6回分）

長ひじき（乾燥）……30 g
にんじん……1/6 本
油揚げ……⅓枚
さやいんげん……1 〜 2 本
ごま油……小さじ ½
A｜だし汁……1 と ½ カップ
　｜しょうゆ……大さじ 2 と ½
　｜砂糖……大さじ 1 と ⅓

作り方

1　長ひじきはさっと洗い、水に20 分つけてもどす。にんじん、油揚げは 3cm長さの細切りにする。さやいんげんはさっとゆで、斜め切りにする。

2　鍋にごま油を中火で熱し、**1**のさやいんげん以外を 1 〜 2 分炒める。全体に油が回ったら、**A** を加えて中火で沸騰させ、ふたをして弱火で 15 分ほど煮含める。

3　**2** にさやいんげんを加えてさっと混ぜる。

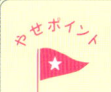 ヤセポイント
砂糖を控えめにする代わりに、ごま油を使ってコクをプラスします。

サラダにしても実はおいしい！
ひじきとささみのサラダ

`冷蔵 2 〜 3 日`　`冷凍 N G`　`そのままつめる`

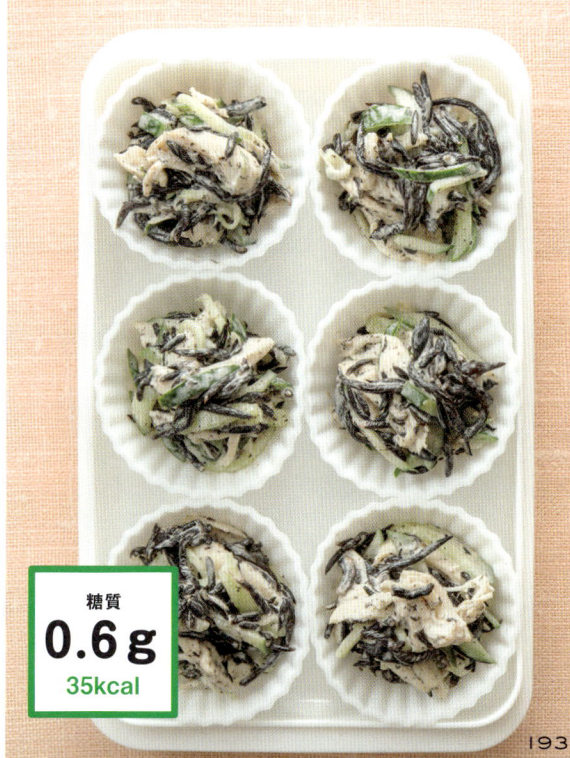

糖質
0.6 g
35kcal

材料（6回分）

芽ひじき（乾燥）……5 g
鶏ささみ……1 本
きゅうり……½ 本
塩……少々
A｜酒……小さじ 1
　｜塩、こしょう……各少々
B｜マヨネーズ
　｜　……大さじ 1 と ⅓
　｜しょうゆ……小さじ ½
　｜練りわさび……小さじ ¼

作り方

1　芽ひじきはさっと洗い、水に10 分つけてもどす。熱湯で 1 〜 2 分ゆでてざるに上げて冷ます。きゅうりはせん切りにし、塩でもんで水けを絞る。

2　鶏ささみは耐熱皿にのせて**A** をふり、ふんわりとラップをかけて 2 分ほど加熱する。粗熱がとれたら、細かくさく。

3　**1**、**2** を混ぜ合わせた **B** であえる。

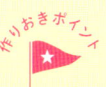 作りおきポイント
おいしく日持ちさせるために、練りわさびをきかせます。

その他乾物

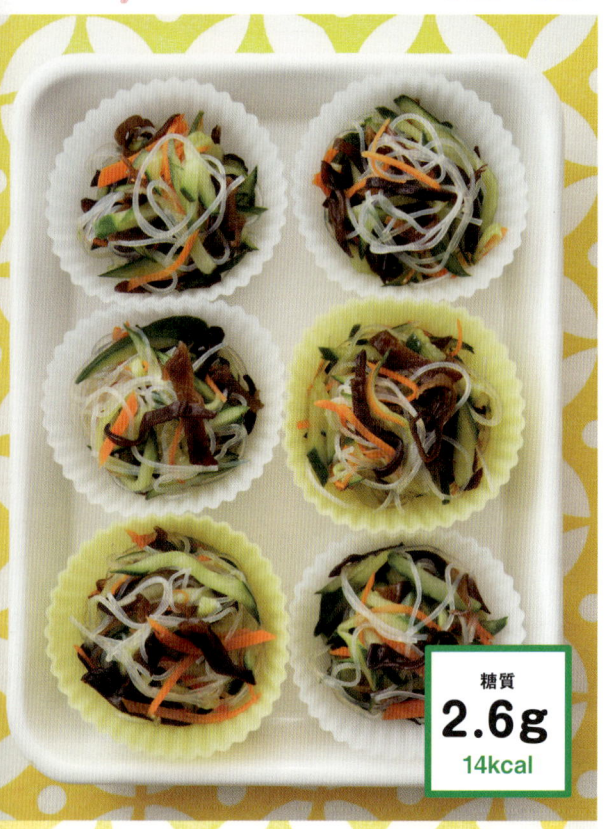

顆粒だしを加えてまろやかな味わいに。

きくらげと春雨の酢の物

冷蔵 2 ～ 3 日　　冷凍 N G　　そのままつめる

材料（6回分）

きくらげ（乾燥）……4 ～ 6 枚（6 g）
春雨（乾燥）……10 ～ 15 g
にんじん……⅛ 本
きゅうり……1 本
塩……少々
A｜酢……大さじ 2
　｜砂糖……小さじ 1
　｜しょうゆ……小さじ ½
　｜顆粒和風だしの素
　｜　……小さじ ⅓
　｜塩……少々

作り方

1　春雨は熱湯に 4 分つけてもどし、冷水にとって水けをしっかりと絞り、長さを 4 等分に切る。きくらげは水につけてもどし、せん切りにする。にんじんもせん切りにし、きくらげとともに熱湯でさっとゆで、水けをきる。きゅうりはせん切りにし、塩でもんで水けを絞る。

2　1 を混ぜ合わせた A であえる。

糖質
2.6g
14kcal

作りおきポイント　食材はすべてしっかりと水けをきってから合わせ酢とあえると傷みにくくなります。

最後のひと口までさっぱり食べられます。

海藻とじゃこのサラダ

冷蔵 2 ～ 3 日　　冷凍 N G　　そのままつめる

材料（5回分）

海藻ミックス（乾燥）……10 g
ちりめんじゃこ……10 g
コーン缶……15 g
A｜サラダ油……大さじ 1
　｜しょうゆ……大さじ 1 弱
　｜酢……大さじ ½
　｜しょうが（すりおろし）
　｜　……小さじ ½

作り方

1　海藻ミックスは水に 10 分つけてもどし、水けをよく絞る。コーン缶は缶汁をきる。

2　1、ちりめんじゃこを混ぜ合わせた A でよくあえる。

糖質
1.0g
34kcal

やせポイント　コーンは糖質が高めですが、少量ならOK！地味な海藻に彩りがプラスされます。

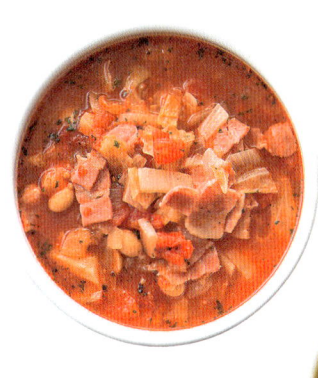

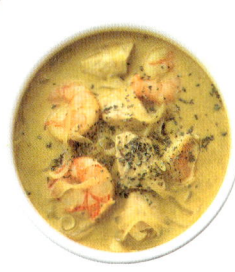

PART.7

具だくさんで体も温まる！

作りおきスープ＆スープの素

肉や魚介、野菜がたっぷりと入った、温めるだけの作りおきスープと、忙しい朝に助かるお湯を注ぐだけのスープの素をご紹介。どれも糖質が少なめでうまうま！ スープジャーに入れて持っていきましょう！

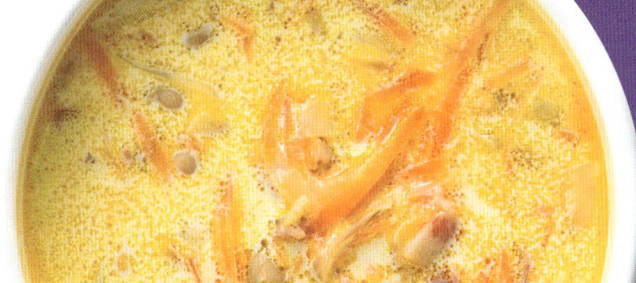

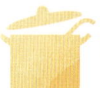 # 作りおきスープ

お弁当に持っていくときは、電子レンジや鍋でスープをしっかりと温めてから、スープジャーなど保温のきく容器に移します。

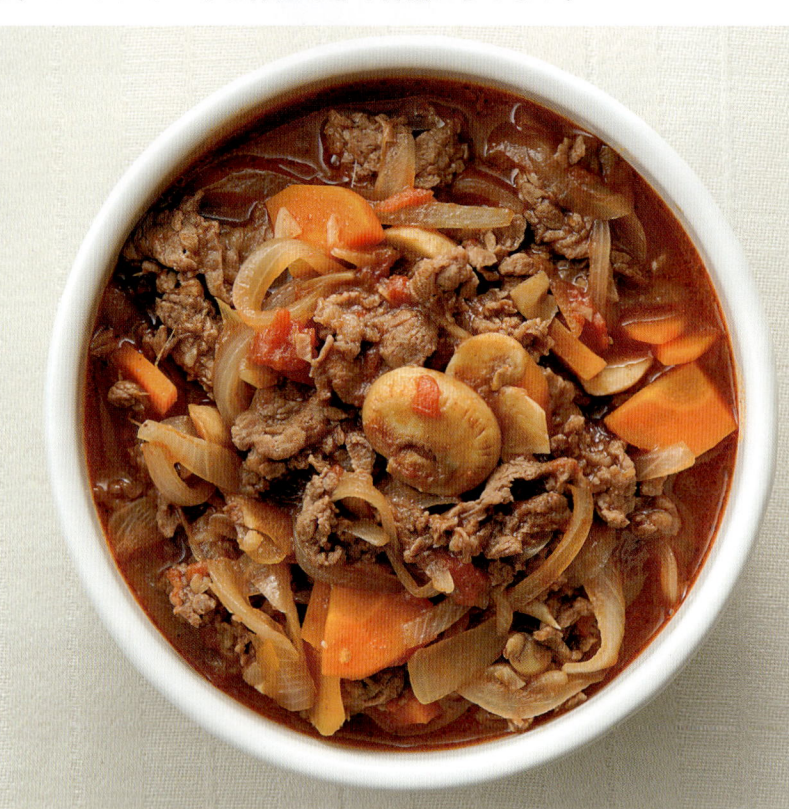

糖質
6.9g
119kcal

デミグラスソースなしでもかんたんに作れます。

ビーフシチュー風スープ

`冷蔵4〜5日` `冷凍2週間` `レンジで温める`

材料（4回分）

牛ロース薄切り肉……300g
玉ねぎ……小1個
マッシュルーム……4個
にんじん……¼本
にんにく（みじん切り）……1かけ分
塩、こしょう……各少々
バター……5g
A 赤ワイン、水……各½カップ
　 トマト水煮缶……¾カップ
　 しょうゆ、ウスターソース
　 　……各大さじ1
　 塩、こしょう……各少々

作り方

1 牛肉は3cm幅に切り、塩、こしょうをふる。マッシュルームは石づきを除き、玉ねぎとともに薄切り、にんじんはいちょう切りにする。
2 フライパンにバターを中火で熱し、**1**の牛肉を3〜4分炒め、色が変わってきたら野菜をすべて加えて2〜3分炒める。
3 **2**に**A**を加えて中火で沸騰させ、弱火にしてふたをして15分煮る。

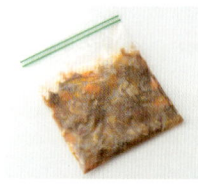

※冷凍するときはチャック付き保存袋に1回分ずつ入れ、しっかりと空気を抜いて密閉します。（P.197-199のスープも同様に保存しましょう）。

 やせポイント
たんぱく質も野菜もとれる栄養満点スープ。味わいもリッチでストレスなく、ダイエットが続けられます。

具だくさんでパン弁当にぴったり。

ミネストローネ

`冷蔵 3 〜 4 日` `冷凍 2 週間` `レンジで温める`

材料（4 回分）

玉ねぎ……1/3 個
キャベツ……1/8 個
スライスベーコン……3 枚
大豆水煮……30 g
オリーブオイル……小さじ 1
A｜水……2 カップ
　｜トマト水煮缶……1 カップ
　｜固形コンソメスープの素
　　　……1 個
塩、こしょう……各少々
粉チーズ、ドライパセリ（各お好みで）
　……各適量

作り方

1 玉ねぎは 1cm 角、キャベツ、ベーコンは 1cm 四方に切る。

2 鍋にオリーブオイルを中火で熱し、1 を 3 〜 4 分炒める。全体に油が回ったら、大豆、A を加えて中火で沸騰させ、ふたをして弱火で 15 分煮る。

3 塩、こしょうで味をととのえ、お好みで粉チーズ、ドライパセリをふる。

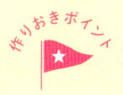 作りおきポイント
食材を炒めて甘みとうまみを引き出しておくと、時間がたっても作りたてのおいしさが味わえます。

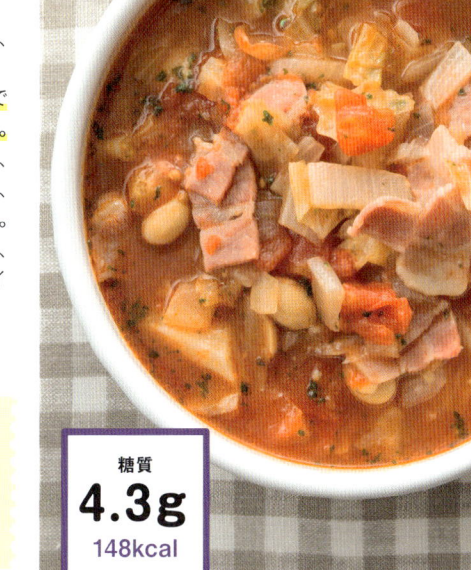

糖質
4.3g
148kcal

ホクホクの大豆とせん切りのにんじんがたっぷり！

大豆とにんじんのクリームスープ

`冷蔵 3 〜 4 日` `冷凍 2 週間` `レンジで温める`

材料（4 回分）

大豆水煮……100 g
にんじん……1/2 本
玉ねぎ……1/3 個
スライスベーコン……2 枚
バター……8 g
A｜水……2 と 1/2 カップ
　｜固形コンソメスープの素
　　　……1 と 1/2 個
生クリーム……1/4 カップ
塩、こしょう……各少々

作り方

1 にんじんはせん切り、玉ねぎは薄切りにする。ベーコンは 1cm 幅に切る。

2 鍋にバターを中火で熱し、1 を炒める。全体に油が回ったら、大豆、A を加えて沸騰させ、ふたをして弱火で 10 分煮る。

3 2 に生クリーム、塩、こしょうを加えて味をととのえ、ひと煮立ちさせる。

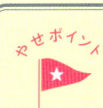 ヤセポイント
生クリームは低糖質。たっぷりと使ってまろやかでコクのあるスープに仕上げます。

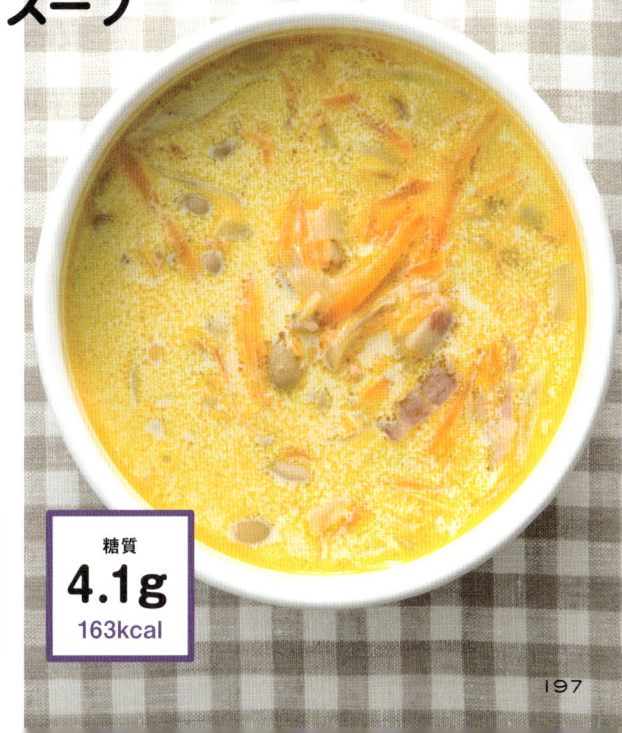

糖質
4.1g
163kcal

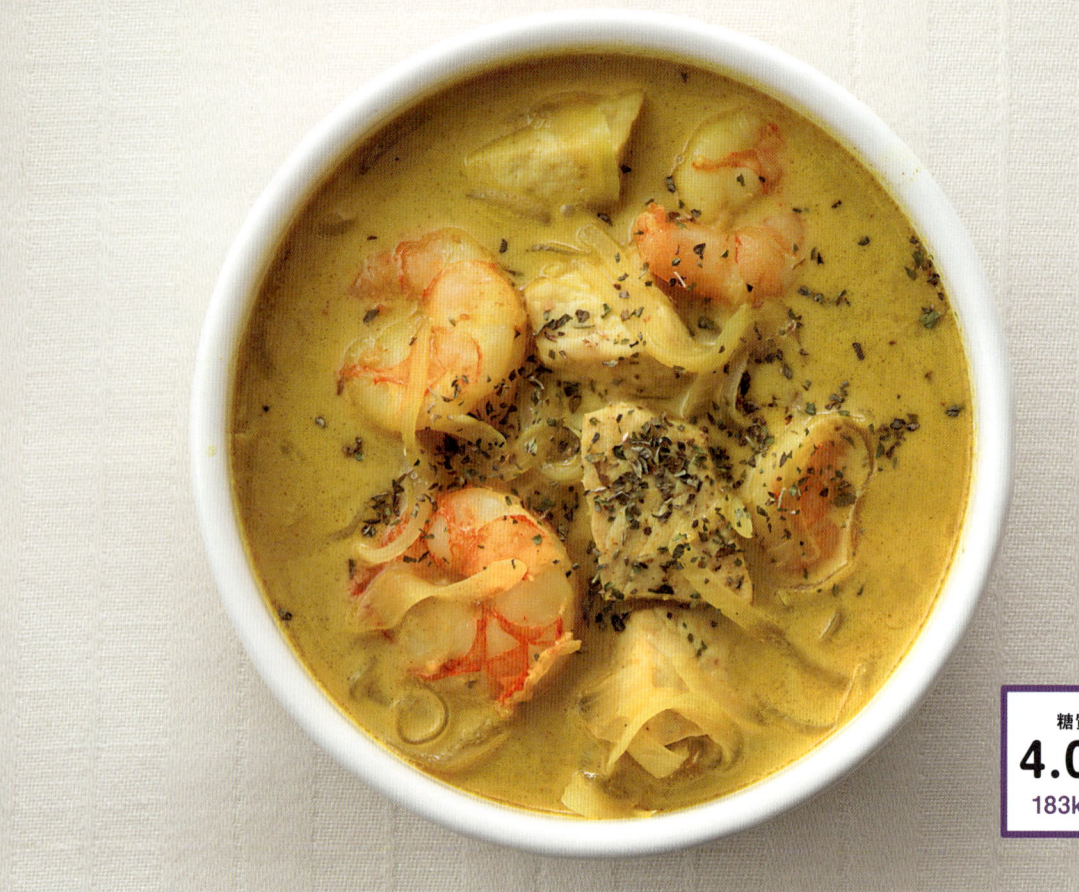

糖質
4.0g
183kcal

えびと白身魚のココナッツスープカレー

冷蔵 3 ～ 4 日　　冷凍 2 週間　　レンジで温める

材料（6回分）

むきえび……大 12 尾
めかじき……2 切れ
玉ねぎ……小 1 個
塩、こしょう……各少々
オリーブオイル……小さじ 1
A｜水……1 カップ
　｜カレー粉……大さじ 1 と ½
　｜ナンプラー……大さじ 1 と ⅓
ココナッツミルク……½ カップ
ドライパセリ……適量

作り方

1 むきえびは背わたを除き、塩適量（分量外）でもんで水で洗い、水けをよくふく。めかじきは 3 等分に切り、塩、こしょうをふる。玉ねぎは薄切りにする。

2 鍋にオリーブオイルを中火で熱し、玉ねぎを 2 ～ 3 分炒める。少ししんなりしてきたら、むきえび、めかじき、A を加えて中火で沸騰させ、ふたをして弱火で 10 分煮る。

3 2 にココナッツミルクを加え、もう一度中火で沸騰させ、3 ～ 5 分煮てドライパセリをふる。

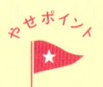

やせポイント

ココナッツミルクは糖質が低く、加えるだけで甘みとコクがプラスされて満足感が高いスープに。

ピリ辛のゆずこしょうをきかせて香りよく。

鶏肉とキャベツの和風ポトフ

`冷蔵3～4日` `冷凍2週間` `レンジで温める`

材料（4回分）

鶏もも肉……1枚
キャベツ……1/8個
玉ねぎ……小1/2個
にんじん……1/3本
サラダ油……小さじ1
塩、粗びき黒こしょう
　……各少々
だし汁……2と2/3カップ
A｜しょうゆ……大さじ1
　｜ゆずこしょう
　｜　……小さじ1/4
　｜塩……少々

作り方

1 キャベツは大きめのざく切り、玉ねぎはくし形切り、にんじんは4cm長さに切ってから縦6～8等分に切る。鶏肉は皮と脂を除いて、3cm角に切り、塩、粗びき黒こしょうをふる。
2 鍋にサラダ油を中火で熱し、1を3～4分炒める。全体に油が回ったら、だし汁を加えて、中火で沸騰させてアクを取り、ふたをして弱火で15～20分煮る。
3 2にAを加えて味をととのえる。

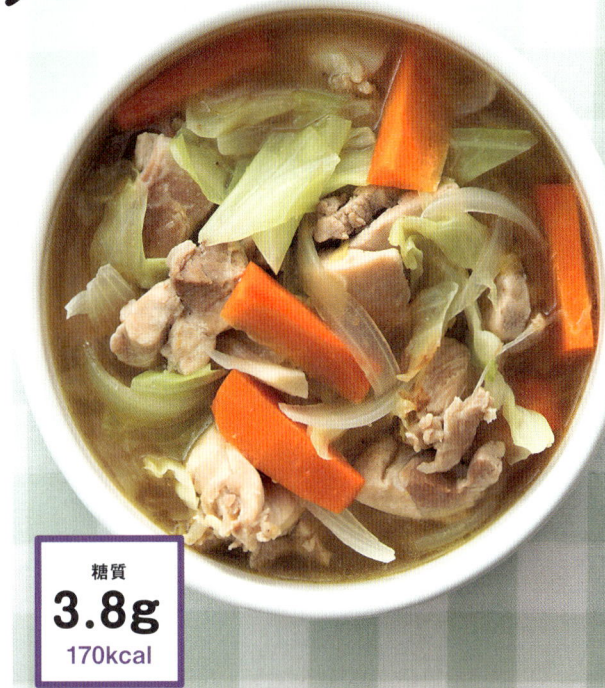

糖質
3.8g
170kcal

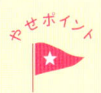
やせポイント　鶏肉は皮と余分な脂肪を除けばカロリーダウン！ スープもすっきりして味もランクアップ。

食べるみそ汁でおなかも心も満足！

鮭と長ねぎのみそバタースープ

`冷蔵3日` `冷凍2週間` `レンジで温める`

材料（4回分）

生鮭……2切れ
長ねぎ……2本
かぶ……2個
塩、こしょう……各少々
バター……4g
だし汁……2と2/3カップ
A｜みそ……大さじ2弱
　｜しょうが（すりおろし）
　｜　……小さじ1/2
　｜バター……2g

作り方

1 鮭は皮を除き、塩、こしょうをふる。長ねぎは斜め薄切りにし、かぶは皮をむいてくし形切りにする。
2 鍋にバターを中火で熱し、鮭以外の1を炒める。全体に油が回ったら、だし汁を加えて沸騰させ、ふたをして弱火で6分煮る。さらに鮭も加えて4～5分煮る。
3 2にAを加えて味をととのえる。

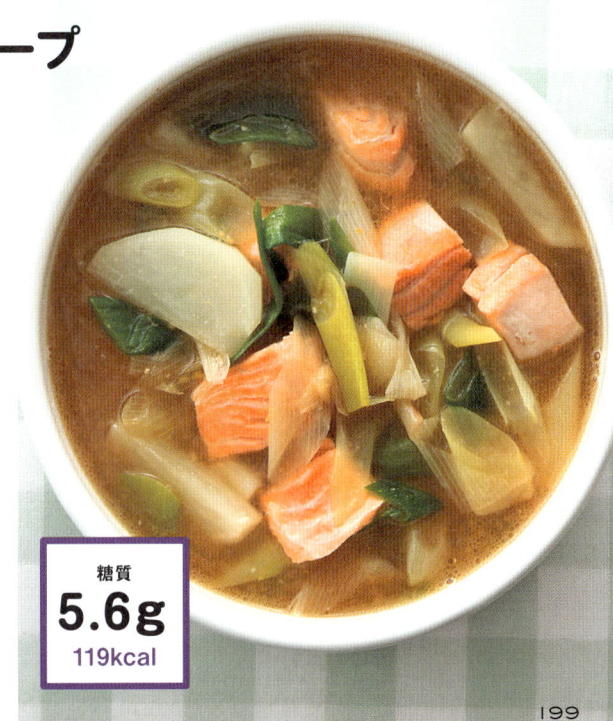

糖質
5.6g
119kcal

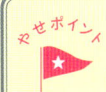
やせポイント　しょうがを少量でも加えると代謝がアップして血行がよくなり、やせやすい体に近づきます。

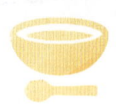 # お湯を注ぐだけ！スープの素

お弁当に持っていくときは電子レンジでスープの素を軽く温めてから（30秒〜1分）スープジャーに入れ、熱湯を150〜160ml注ぎます。

人気の豚汁もお弁当に持っていけます。

きのこたっぷり豚汁の素

`冷蔵2〜3日` `冷凍2週間` `レンジで軽く温めて湯を注ぐ`

材料（4回分）

豚薄切り肉（3cm長さに切る）……100g
しいたけ（石づきを除いて薄切り）……6枚
キャベツ（ざく切り）……2枚
長ねぎ（小口切り）……⅓本
ごま油……小さじ1
A｜ しょうが（すりおろし）……小さじ1
　｜ みそ……小さじ8
　｜ 顆粒和風だし……小さじ2

作り方

1 フライパンにごま油を中火で熱し、豚肉、しいたけ、キャベツ、長ねぎの順に入れ、4〜5分炒める。
2 ラップかシリコンカップに1、Aを4等分にして入れ、冷蔵または冷凍保存する。

糖質 **3.6g**
109kcal

これで保存！

彩りもよく、お子さんにもおすすめです。

ほうれん草の卵スープの素

`冷蔵2〜3日` `冷凍2週間` `レンジで軽く温めて湯を注ぐ`

材料（4回分）

ほうれん草……½束
玉ねぎ（薄切り）……¼個
スライスベーコン（1cm幅に切る）……1と½枚
溶き卵……1個分
オリーブオイル……小さじ1
塩、こしょう……各少々
顆粒コンソメスープの素……小さじ4

作り方

1 ほうれん草は塩ゆで（分量外）し、流水にさらして水けを絞り、2cm長さに切る。
2 フライパンにオリーブオイルを中火で熱し、玉ねぎ、ベーコンを2〜4分炒める。フライパンの端に寄せ、空いているところに溶き卵を入れてスクランブルエッグを作り、塩、こしょうをする。
3 ラップやシリコンカップに1、2、コンソメスープの素を4等分にして入れ、冷蔵または冷凍保存する。

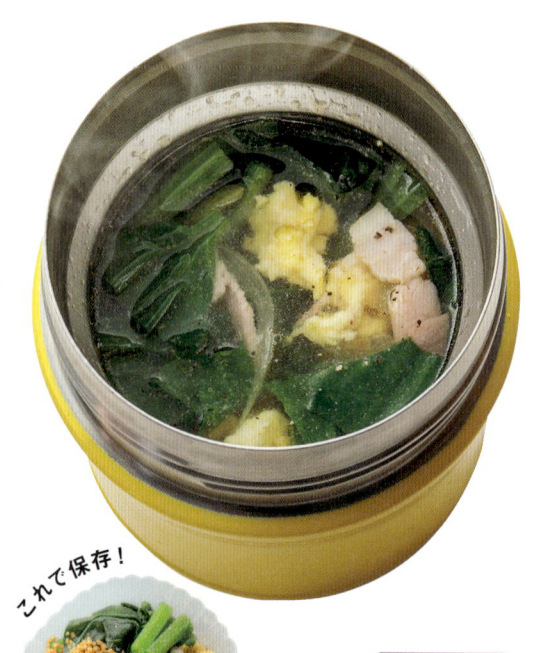

これで保存！

糖質 **1.1g**
68kcal

玉ねぎを茶色になるまで炒めるのがコツ。

オニオンスープの素

`冷蔵2〜3日` `冷凍2週間` `レンジで軽く温めて湯を注ぐ`

糖質 5.7g
98kcal

これで保存！

材料（4回分）
玉ねぎ（薄切り）……1と½個
にんにく（みじん切り）
　……小さじ½
バター……10g
A　顆粒コンソメスープの素
　　……小さじ4
　　塩、こしょう……各少々
溶けるチーズ……60g

作り方
1 鍋にバターを中火で熱して玉ねぎ、にんにくを入れ、弱火〜中火で6〜10分炒める。
2 ラップやシリコンカップに1、Aを4等分にして入れる。チーズも4等分にして入れ、冷蔵または冷凍保存する。※お弁当に持っていくときは、チーズを入れて湯を注ぐ。

レンチンして保存するだけ！

キャベツとハムの春雨スープの素

`冷蔵2〜3日` `冷凍2週間` `レンジで軽く温めて湯を注ぐ`

材料（4回分）
キャベツ（せん切り）……4枚
ハム（細切り）……3枚
春雨（乾燥・カットタイプ）……20g
A　顆粒鶏ガラスープの素、
　　しょうゆ……各小さじ4
　　ごま油……小さじ2
　　いりごま（白）……小さじ1

作り方
1 キャベツとハムは耐熱容器に入れ、ふんわりとラップをかけ、電子レンジで1〜2分加熱する。
2 春雨は長ければキッチンばさみで切る。
3 ラップかシリコンカップに1、2、A、ごまを4等分にして入れ、冷蔵または冷凍保存する。

これで保存！

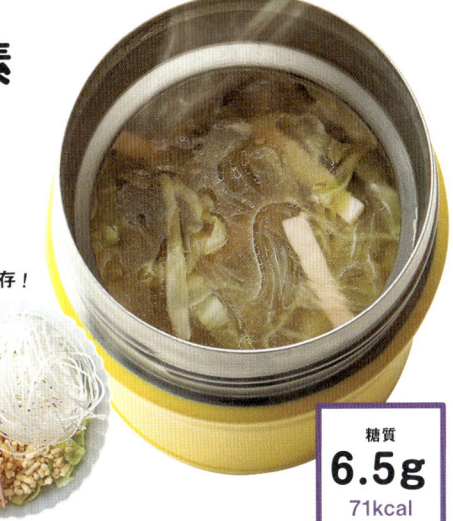

糖質 6.5g
71kcal

糖質 2.6g
41kcal

これで保存！

低糖質&低カロリー！磯の香りがg ood！

白菜とのりの中華スープの素

`冷蔵2〜3日` `冷凍2週間` `レンジで軽く温めて湯を注ぐ`

材料（4個分）
白菜（せん切り）……2枚
にんじん（せん切り）……¼本
あおさのり……適量
A　顆粒中華だしの素
　　……小さじ6
　　しょうゆ……小さじ4
　　ごま油……小さじ2
　　いりごま（白）小さじ1

作り方
1 白菜とにんじんは耐熱容器に入れ、ふんわりとラップをかけて電子レンジで5分加熱する。粗熱がとれたら、水けを絞る。
2 ラップかシリコンカップに1、Aを4等分にして入れ、上にあおさのりをひとつまみずつのせ、冷蔵または冷凍保存する。

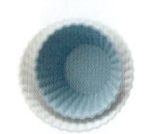

お弁当につめたいおかずを探せる！

素材別 INDEX

使いたい食材からおかずを探すときに役立ててください。★は作りおきのアレンジです。

—— profile ——

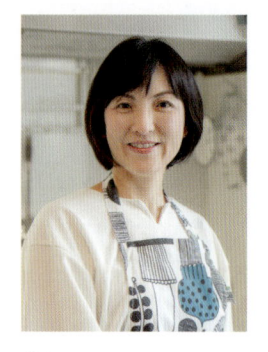

料理研究家・栄養士。

獨協大学外国語学部フランス語学科、淑徳短期大学食物栄養学科卒業。外食大手企業、無農薬・有機野菜・無添加食品の宅配会社などを経て独立。現在は書籍、雑誌、インターネット、企業販促用のレシピ開発、食育関連講習会などで活躍中。食べる人にも作る人にもやさしい料理を心がけ、ていねいでわかりやすいレシピと、ほっとする味わいが好評。『園児のかわいいおべんとう』『料理のきほんLesson』『とっておきのお持ちよりレシピ』『決定版お持ちよりレシピ』（以上新星出版社）のほか、『かわいい子どものおべんとう』（朝日新聞出版）、『冷凍つくりおき ラク早弁当』（主婦と生活社）、『材料＆調味料まとめて 冷凍おかず』（日本文芸社）などの著書、料理監修の『糖質オフのやせる作りおき』（新星出版社）など多数。夫、2人の女の子との4人家族。

著者

阪下千恵（さかした・ちえ）
Chie Sakashita

—— staff ——

本文デザイン・アートディレクション	小椋由佳	栄養価計算	眞崎恵美
表紙・カバーデザイン	門松清香（杉山デザイン）	イラスト	渡邉美里（うさみみデザイン）
撮影	尾田学	校正	高柳涼子
スタイリング	鈴木亜希子	構成・編集・文	倉橋利江
調理アシスタント	佐藤香織　吉野清美　種田宏美	器協力	UTUWA

本書の内容に関するお問い合わせは、**書名、発行年月日、該当ページを明記**の上、書面、FAX、お問い合わせフォームにて、当社編集部宛にお送りください。**電話によるお問い合わせはお受けしておりません。**また、本書の範囲を超えるご質問等にもお答えできませんので、あらかじめご了承ください。

　FAX：03-3831-0902
　お問い合わせフォーム：https://www.shin-sei.co.jp/np/contact.html

落丁・乱丁のあった場合は、送料当社負担でお取替えいたします。当社営業部宛にお送りください。
本書の複写、複製を希望される場合は、そのつど事前に、出版者著作権管理機構（電話：03-5244-5088、FAX：03-5244-5089、e-mail：info@jcopy.or.jp）の許諾を得てください。
JCOPY ＜出版者著作権管理機構 委託出版物＞

朝つめるだけ！作りおきのやせる！お弁当389

2018年2月25日	初版発行
2025年3月15日	第16刷発行

著　者	阪　下　千　恵
発行者	富　永　靖　弘
印刷所	公和印刷株式会社

発行所　東京都台東区　株式　新星出版社
　　　　台東2丁目24　会社
　　　　〒110-0016 ☎03(3831)0743

ISBN978-4-405-09355-3